ro
ro
ro

rororo

Bernd Gottwald (Hg.)

Men'sHealth

Der ultimative Männerguide

- *Gut aussehen: Der Pflege- und Styleguide*
- *In Bestform: Der Workoutguide*
- *Heiße Erotik: Der Sexguide*
- *Wampe weg: Der Ernährungsguide*

Rowohlt Taschenbuch Verlag

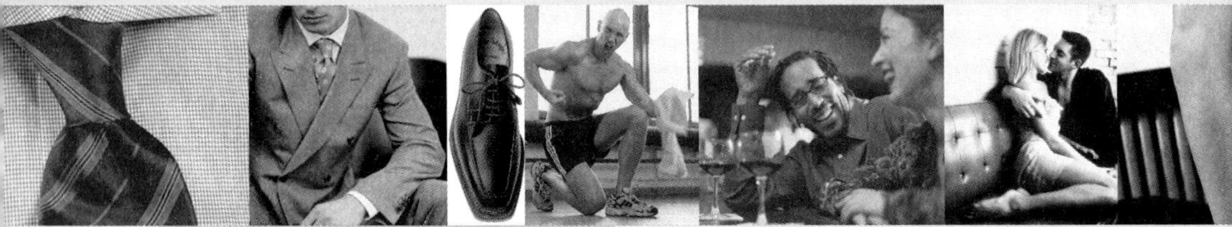

rororo Men'sHealth

Sonderausgabe | Veröffentlicht im Rowohlt Taschenbuch Verlag, Reinbek bei Hamburg, Oktober 2004 | Umschlaggestaltung any.way, Cordula Schmidt | (Foto: Folio – ID) | Satz Chantilly PostScript (QuarkXPress) | Gesamtherstellung Clausen & Bosse, Leck | Printed in Germany | ISBN 3 499 61674 2

Inhalt

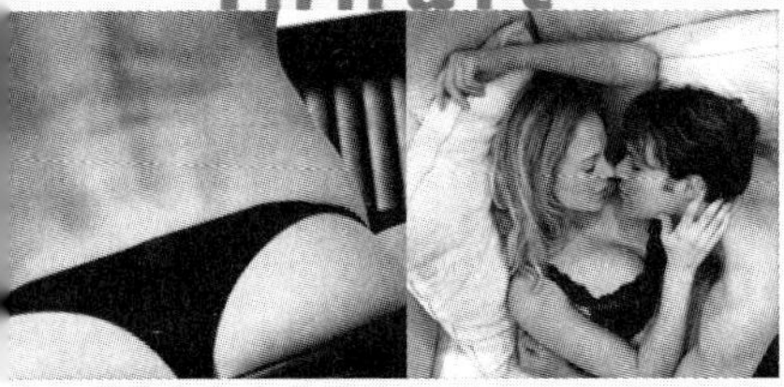

Du siehst gut aus?

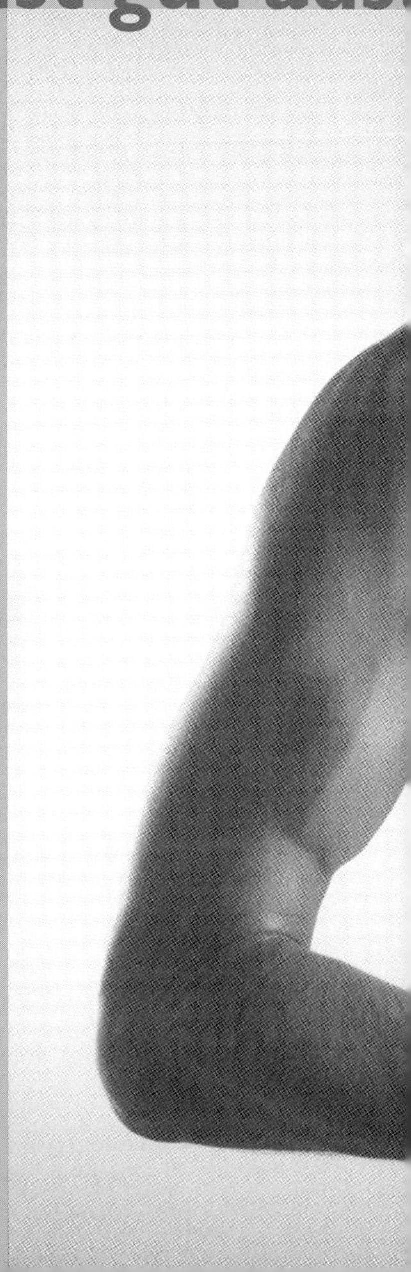

Der Pflege-Guide

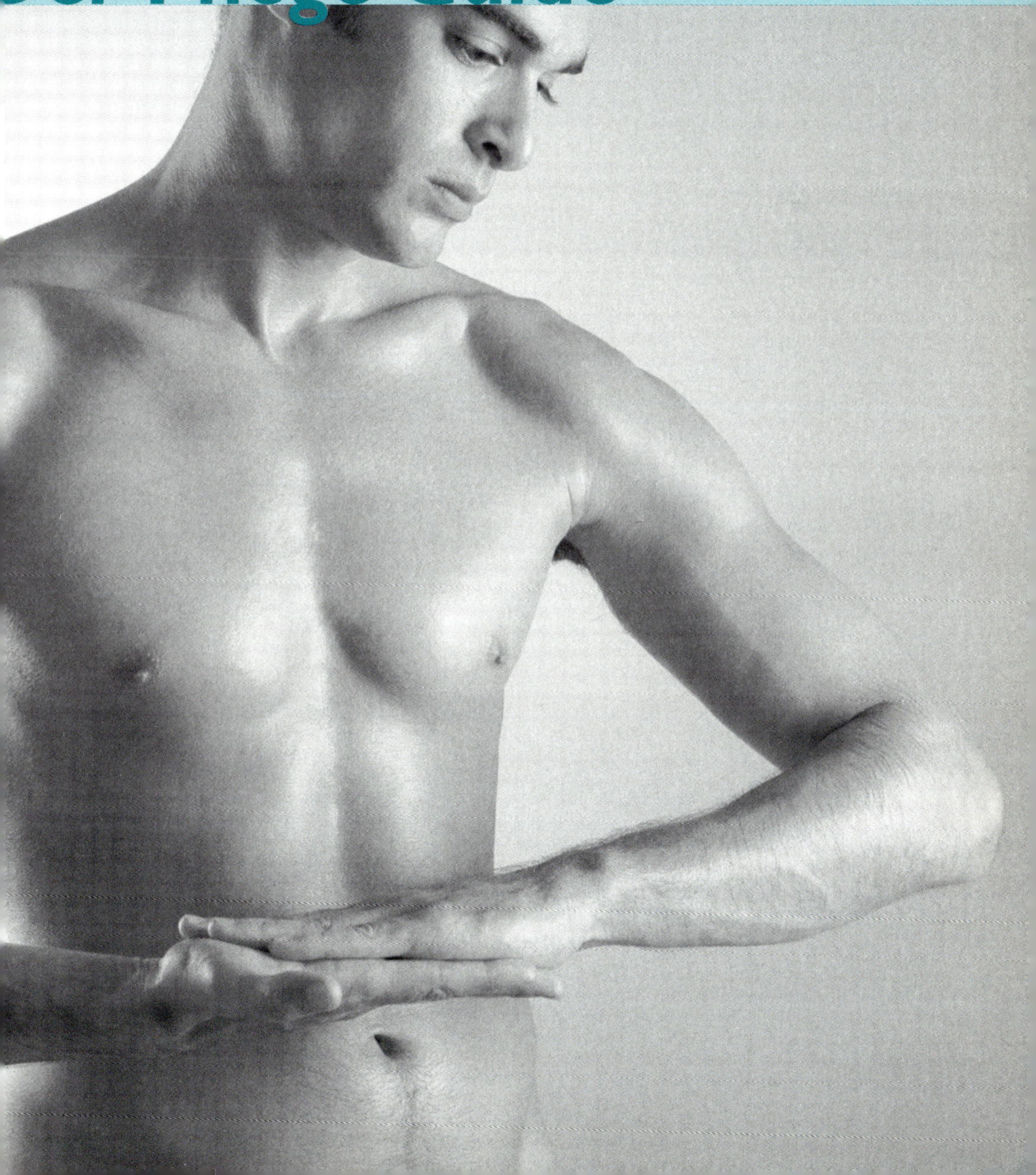

Das Gesicht

Sie ahnen gar nicht, wie frisch und glatt Ihre Haut aussehen kann! Und Sie ahnen gar nicht, wie einfach es ist, die kleinen Geheimnisse der Schönheit für sich zu nutzen. Ein paar Basis-Infos vorweg, und dann kann es losgehen:

Haut ist nicht gleich Haut. Jeder Mensch hat eine andere. Im Sommer fühlt die Haut sich anders an und braucht andere Pflege als im Winter. Die Gesichtshaut ist anders als die am Körper und ohnehin ein Kapitel für sich. Glänzend auf der Nase, trocken an den Wangen, insgesamt hochsensibel – das ist normal. Denn das Gesicht ist ohne schützende Kleidung das ganze Jahr über Licht, Sonne, Feuchtigkeit und auch den Luftverhältnissen in der Wohnung oder am Arbeitsplatz ausgesetzt.

Hinzu kommen eine Vielzahl innerer und äußerer Faktoren, die den Zustand der Haut insgesamt verändern. Beispiele: Kälte, Hitze, Wind, Klimaanlagen, Heizungsluft, Strahlung, Luftfeuchtigkeit, Schlaf, Ernährung, Genussmittel, Medikamente, Gesundheitszustand, psychische Verfassung, Stress, Alter, Sport, Pflegeweise und -produkte.

Zu mindestens zwei Dritteln werden die Stoffwechselprozesse und damit das Aussehen der Haut von der Ernährung, der Lebensführung sowie Umwelteinflüssen bestimmt. Das Wunderbare dabei: Diese Wirkungen können Sie selbst ganz wesentlich beeinflussen – schaffen Sie sich Ihre Traumhaut! Es lohnt sich, die «Hautpflege von innen» ernst zu nehmen. Reine «Oberflächenwartung», mag sie auch perfekt sein, reicht für Wohlbefinden und ein frisches Aussehen nicht aus.

Hauttypen: Von fett bis trocken

Fettreiche / ölige Haut

Der häufigste Hauttyp bei Männern, auf einen Blick am Glanz zu identifizieren. Fettige Haut sieht meist glatt aus und hat wenig Falten. Dafür neigt sie zu Unreinheiten (Mitesser, Pickel) und großen Poren. Wichtig ist vor allem regelmäßige, gründliche Reinigung und eine leichte Feuchtigkeitscreme.

Normale Haut

Ein Geschenk! Normale Haut ist glatt, frisch … einfach toll. Kinder sind damit gesegnet, mit zunehmendem Alter ist sie das Ergebnis erstklassiger Pflege. Wichtig: ausreichend Feuchtigkeit zuführen.

Dickes Fell

Männerhaut ist im Allgemeinen eher fettig und robust. Die Talgdrüsensekretion (sprich: Fettproduktion) ist im Schnitt deutlich höher als bei Frauen. Deshalb neigt die Haut der meisten Männer eher zu Unreinheiten, aber weniger zu Falten. Genauer gesagt: Männer bekommen ihre Falten später – ab 40 bis 45 ist es so weit – dafür aber rapide. Die Haut altert dann sogar schneller als bei Frauen.

Mischhaut

Zu erkennen an einer fettreichen «T-Zone» (Stirn, Nase, Kinn) und einer trockeneren Wangen- und Augenpartie. Auch dieser Hauttyp kommt häufiger vor. Pflegetipp: Das «ölige» Gebiet mit leicht alkoholhaltigem Gesichtswasser nachreinigen, die «Trockenregionen» mit Pflegecreme versorgen.

Trockene, empfindliche Haut

So eine Haut braucht Zartgefühl! Sie spannt leicht, etwa nach dem Waschen oder bei Kälte, neigt zum Juckreiz und schuppt zeitweise. Einzelne Partien – häufig die Region, die täglich rasiert wird – sind leicht gerötet und gereizt und brennen. Mögliche Ursachen sind falsche Pflege, aggressive, äußere Einflüsse, die sogar robuste Männerhaut aus dem Lot bringen (extreme Kälte, Sonne, Klimaanlagen u. a.), oder auch eine angeborene Neigung zu Hauterkrankungen wie zum Beispiel Neurodermitis. Eine wichtige Rolle spielen auch die «inneren Einflüsse».

Menschen mit trockener Haut bekommen früher Falten, haben aber seltener Probleme mit Pickeln oder Mitessern, weil die Haut sehr feinporig ist.

Empfindliche Haut braucht hautberuhigende, feuchtigkeitsspendende, seltener leicht fetthaltige Spezialprodukte ohne Reizstoffe wie Parfüm, Alkohol und Konservierungsmittel.

Allergische Haut

Ein Problem, das immer häufiger auftritt, weil die Menge der Chemikalien und anderen Substanzen, mit denen wir täglich in Berührung kommen, ständig steigt. Allergische Reaktionen (Reizung, Rötung, Hautjucken u. a.) können zum Beispiel durch die Wirksubstanzen von Kosmetika und Pflegemitteln, vor allem aber durch Zusatz- und Hilfsstoffe ausgelöst werden. Dazu gehören alle Arten von Duftstoffen (chemische wie natürliche), optische Aufheller (z. B. in Seifen) sowie Farb- und Konservierungsstoffe.

Allerdings ist nicht jede Rötung oder Reizung der Haut eine Allergie. Ob Sie gegen eine bestimmte Substanz allergisch sind – das kann übrigens auch ein Wirkstoff sein, den Sie bisher immer problemlos vertragen haben –, lässt sich durch einen Test beim Hautarzt feststellen.

Das beste Gegenmittel bei Allergien: die «schuldige» Substanz nach Möglichkeit meiden. «Abhärten» hilft nicht, sondern macht es nur noch schlimmer.

Achten Sie auf regelmäßige Hautpflege – auch und vor allem «von innen». Mit gesunder Ernährung, ausreichend Bewegung und Zurückhaltung beim Rauchen, beim Alkohol sowie anderen Genussmitteln tun Sie auch Ihrer Haut etwas Gutes.

Was außerdem hilft: Alltagsstress abbauen und seelische Belastungen nicht verdrängen, sondern sich geeignete Hilfe holen, eventuell auch von Profis. Viele Menschen mit empfindlicher Haut haben auch sonst kein «dickes Fell». Stehen Sie dazu und sehen Sie's positiv: Diese «Warnfunktion» Ihres Körpers gibt Ihnen immer rechtzeitig Bescheid, wenn Sie sich überfordern.

Bei sensibler Haut

Viele Hersteller haben für empfindliche und allergische Haut besonders milde Präparate entwickelt, die als «hypoallergen» oder «dermatologisch getestet» ausgewiesen sind. Aber selbst diese Produkte können (auch wenn das selten vorkommt) die Haut reizen, weil letztlich jeder Mensch anders reagiert. Dann sollten Sie die Packung sofort umtauschen.

Allgemein gilt: Je weniger verschiedene Substanzen ein Produkt enthält (die Inhaltsstoffe stehen auf der Packung), desto geringer die Wahrscheinlichkeit, dass es die Haut reizt. Unparfümierte Artikel bergen ein geringeres Risiko, und Pflegemittel in Tuben enthalten grundsätzlich weniger Konservierungsstoffe. Der Grund:

Wegen der kleineren Öffnung hält sich das Produkt besser als in einem offenen Tiegel.

Wenn Sie unsicher sind, welche Art der Pflege und welche Produkte für Ihre Haut geeignet sind, lassen Sie sich beraten, zum Beispiel von einem spezialisierten Hautarzt, einer medizinischen Kosmetikerin oder einem Heilpraktiker, der sich mit Hautproblemen auskennt. Solche Fachleute können eine genaue Hautanalyse erstellen, spezielle Produkte empfehlen und geben (hoffentlich!) auch Hinweise zur ganzheitlichen Hautpflege.

Pflegeprodukte: Richtig einkaufen

Die handelsüblichen Pflegeprodukte werden jeweils für die verschiedenen Hauttypen angeboten. Wenn Sie normale oder eher fettige Haut haben, sind meist Produkte, die lediglich «für Männer» (und nicht z. B. extra «für fettige Haut») deklariert sind, goldrichtig. Auch davon gibt es allerdings eine ganze Menge. Deshalb lassen Sie sich am besten beraten, zum Beispiel in einer Parfümerie oder in einem guten Kaufhaus. Reformhäuser und Apotheken sind besonders zu empfehlen, wenn Sie spezielle medizinische Produkte für sehr empfindliche Haut suchen.

Am günstigsten einkaufen können Sie in Drogeriemärkten; eine Beratung bekommen Sie dort aber normalerweise nicht.

Beipackzettel

Wichtig: Bevor Sie ein neues Produkt kaufen, lesen Sie die Gebrauchsinformation des Herstellers und schauen Sie auch vor der ersten Anwendung noch einmal hinein. Die Packungsbeilage enthält wichtige Informationen, etwa über die Zusammensetzung des Produkts, seine optimale Einwirkzeit (entscheidend zum Beispiel bei Masken und Ampullen) und eventuelle «Gegenanzeigen». (Manche Produkte sollen etwa bei Akne oder sehr empfindlicher Haut nicht angewendet werden.)

Blitzprogramm: Die drei täglichen Pflegeschritte

Achtung, jetzt kommt das Top-Geheimnis für eine frische Haut. Das Blitzprogramm, geeignet für jeden Hauttyp, umfasst ganze drei Schritte und lässt sich mühelos in die tägliche Routine einbauen – genau wie Zähneputzen und Duschen!

1. Schritt: Reinigen

Das ultimative Erfolgsrezept für eine klare, glatte, gut aussehende Haut! Am besten zweimal täglich anwenden. Mit einer Reinigung nach dem Aufstehen befreien Sie Ihre Gesichtshaut von den «Altlasten», die über Nacht an die Oberfläche gekommen sind (im Schlaf aktiviert die Haut ihr Entgiftungsprogramm).

Tagsüber machen sich dann Schmutz, Schweiß und Hautfette auf Ihren Poren breit. Damit die Haut atmen und sich regenerieren kann, ist zur Nacht eine weitere Reinigung angesagt. Hinzu kommt, dass eine pflegende Gesichtscreme auf der gereinigten Haut intensiver wirkt.

Wasser allein reicht nicht zum Säubern der Haut. Nehmen Sie ein mildes Reinigungsgel, eine -creme oder eine -seife speziell für das Gesicht. Finger weg von Duschgel oder Körperseife – beides ist viel zu aggressiv für die zarte Gesichtshaut! Und so geht's:

- → Gesicht und Hals anfeuchten,
- → eine kleine Menge (hochwertige Produkte sind extrem ergiebig) in die saubere, feuchte Handfläche geben,
- → mit den Fingern der freien Hand aufschäumen,
- → den Schaum gründlich, aber sanft in das Gesicht und den Hals einmassieren. Die Augenpartie unbedingt aussparen (etwa einen Fingerbreit Platz lassen) – sonst brennt's!
- → Sorgfältig lauwarm oder kalt abspülen – Seifenreste bedeuten Stress für die Haut. Eine kalte Gesichtsdusche zum Schluss tut gut, weil sie die Poren schließt und die Durchblutung fördert.
- → Mit einem sauberen Gesichtshandtuch abtrocknen. Dabei nicht rubbeln, sondern tupfen.

Das Ganze dauert nicht länger als 40 Sekunden. Zeitsparer können diese Art der Reinigung gleich beim Duschen erledigen.

Schonwaschgang

Für **trockene und/oder empfindliche Haut** eignet sich eine milde **Reinigungsmilch**. Sie braucht kein Wasser: Jeweils einen Spritzer auf ein Wattepad geben und gründlich über das Gesicht wischen – fertig! Bei Akne und Unreinheiten bitte ein besonders mildes Mittel nehmen und nicht zu stark reiben, damit die Haut heilen kann.

2. Schritt: Tonisieren

Gesichtswasser (Tonic) ist kein Luxus, sondern unentbehrlich für eine gesunde Haut! Mit dieser Erfrischung stellen Sie nach der Wäsche den natürlichen pH-Wert der Haut wieder her. Dieser Säuremantel der Haut bindet Feuchtigkeit und wirkt wie ein Schutzschild gegen Belastungen von außen. Außerdem beseitigt ein Tonic hautreizende Wirkstoffe aus dem Leitungswasser wie zum Beispiel Kalk und Salze. Und so geht's:

→ Einige Tropfen Tonic auf ein Wattepad geben und über das ganze Gesicht verteilen (Augenpartie wieder auslassen). Zeitaufwand: 15 Sekunden.

Bei trockener, empfindlicher Haut Tonics mit Alkohol meiden. Bei Akne und Unreinheiten ist ein desinfizierendes Tonic ratsam.

3. Schritt: Feuchtigkeit zuführen

Brauchen Männer Gesichtscremes? Darüber streiten die Experten. Einige finden, Wasser und Luft seien für eine robuste Männerhaut Pflege genug (mehr hatten die Cowboys schließlich auch nicht – oder?!).

Andere Fachleute meinen: Schaden kann Hautpflege auf gar keinen Fall (wenn man die richtigen Mittel nimmt), die Haut sieht toll aus und fühlt sich gut an.

Fazit: Entscheiden Sie selbst. Sinnvoll ist das Cremen auf jeden Fall, wenn Ihre Haut empfindlich, trocken und/oder gestresst ist, zum Beispiel durch Sonne, Salzwasser oder Kälte.

Männerhaut braucht ein reines **Feuchtigkeitsprodukt**, keine Fettcreme. Bloß nicht die Bodylotion für das Gesicht «mitbenutzen». Wegen ihrer gröberen Zusammensetzung würde sie die empfindliche Gesichtshaut reizen.

Feuchtigkeitsmilch oder -creme morgens und/oder abends nach dem Reinigen und Tonisieren sanft einmassieren. Wenn die Haut leicht spannt, können Sie sich ruhig auch mehrmals täglich eincremen. Zeitaufwand: 15 Sekunden.

Forever young?

So bleibt Ihre Haut lange glatt:

Die menschliche Haut ist ein Phänomen: Sie glättet sich immer wieder aufs neue, hat ständig einen Vorrat an Feuchtigkeit und Fett parat und repariert kleine Schäden in kurzer Zeit ganz von allein. Leider, leider verlieren sich diese Fähigkeiten mit der Zeit. Spätestens ab 40 ist das deutlich zu sehen: Die Haut wirft Falten; «Charakter-Furchen» tun sich auf und verschwinden nicht wieder.

Schicksal? Nein – heute gibt es eine Vielzahl von Wirkstoffen und biochemischen Formeln, mit denen sich die natürliche Elastizität der Haut deutlich länger erhalten lässt. Vitamine, Sauerstoff und andere wichtige Nährstoffe können zum Teil sogar bis in die tieferen Hautschichten «geschleust» werden.

Wer seine Haut bereits in jungen Jahren vor Sonne schützt und gut pflegt, bremst den natürlichen Alterungsprozess. Aber auch, wer erst später anfängt, sich um seine Haut zu kümmern, kann dann noch viel wieder gutmachen: Die Feuchtigkeit und die pflegenden Wirkstoffe in den Cremes und Lotionen glätten Trockenheitsfältchen, versorgen die Hautzellen mit Nährstoffen und können schädigende Umwelteinflüsse abwehren.

Hautcremes: Produkte für Männerhaut

Wie gesagt, Männerhaut braucht vor allem Feuchtigkeit. Aber soll es nun eine **Lotion**, ein **Moisturizer**, ein **Fluid**, ein **Gel**, eine **Männer-Tagespflegecreme** oder eine **Emulsion** sein? Sie haben die freie Wahl. Denn mit all diesen Begriffen ist in etwa dasselbe gemeint: Produkte, die vor allem Feuchtigkeit enthalten.

Dagegen sind **Salben** reines Fett, und das sollten Sie lieber meiden. Männerhaut enthält normalerweise genügend Fett. Eine Überversorgung durch allzu fette Cremes führt langfristig zu Unreinheiten, Pickeln und zur Trockenheit (!) tieferer Hautschichten.

Wenn Sie ohnehin leicht glänzende Haut haben, nehmen Sie am besten eine mattierende **Feuchtigkeitspflege** und/oder eine **Anti-Glanz-Tinktur** (z. B. in Parfümerien); damit sind Sie den Glanz für einige Stunden los. Die Tinkturen eignen sich außerdem hervorragend für glänzende Kopfhautpartien.

Pflegecremes für Frauen sind für Männerhaut meist nicht geeignet. Vergessen Sie also die heimliche Selbstbedienung an den Tiegeln der Freundin und kaufen Sie sich lieber selbst ein gutes Pflegeprodukt für Männer. So eine Creme oder Lotion liefert Ihrer Haut neben Nährstoffen hauptsächlich Feuchtigkeit; sie zieht sofort und spurlos ein. Wetten, dass Sie damit gut aussehen?!

Fehlgriff

Wenn Sie die falsche Creme erwischt haben («zur Vorbeugung» beraten lassen), werden Sie das ganz schnell merken: Bleibt nach dem Eincremen ein Glanzfilm auf der Haut zurück, enthält die Creme zu viel Fett. Fühlt sich die Haut schon zwei Stunden nach dem Eincremen wieder trocken an und spannt, ist der Fettgehalt wahrscheinlich zu gering.

Peeling: Sanfte Runderneuerung

Die Haut erneuert sich ständig. Abgestorbene Zellen werden auf der Oberfläche abgelegt. Beim Reinigen des Gesichts entfernen wir immer nur einen Teil dieser «Abfälle». Wenn die restlichen Zellen zu lange auf der Hautoberfläche liegen bleiben, verhornen sie und legen die frische Schicht lahm.

Ein Peeling unterstützt den natürlichen Reinigungsprozess der Haut: Abgenutzte Zellen werden behutsam abgeschliffen und dann zusammen mit dem Peeling abgespült. Das sanfte Rubbeln wirkt zugleich durchblutend wie eine Massage.

Der Effekt der Behandlung: Frische, klare, weiche Haut kommt zum Vorschein, Unreinheiten sind weniger zu sehen oder verschwinden sogar ganz. Die Haut nimmt Feuchtigkeit und Pflegeextrakte wieder besser auf. Bei der Nassrasur gleitet die Klinge problemlos über die Wangen.

Peelings werden als Pasten in Tuben oder Tiegeln angeboten. Verzichten Sie auf Produkte mit scharfkantigen Schleifmitteln wie Sand oder Kernteilchen – sie reizen die Haut!

Sanfte Alternativen für empfindliche Haut sind **Enzympeelings**, die gar keine Schmirgelstoffe enthalten, oder aber **Reinigungsmasken**. Sie werden ohne Reiben aufgetragen und bleiben fünf bis zehn Minuten auf der Haut.

So wird's gemacht

→ Ein Peeling möglichst abends nach der Reinigung anwenden – niemals direkt nach der Rasur. Auch hier gilt: Augenpartie unbedingt aussparen!

- → Gesicht und Hals mit etwas Wasser anfeuchten.
- → Eine hasel- bis walnussgroße Menge des Produkts verteilen. Um die Augen jeweils etwa zwei Fingerbreit frei lassen.
- → Das Peeling mit sanften (!), kreisenden Bewegungen der Fingerspitzen einrubbeln. Je sorgfältiger Sie arbeiten, desto sensationeller das Ergebnis!
- → Mit reichlich kühlem Wasser abspülen, dabei unbedingt die Augen schließen, damit keine Schleifpartikel eindringen.
- → Anschließend tonisieren (Seite 20), eincremen und genießen.

Alles in allem brauchen Sie für ein Peeling nicht mehr als fünf Minuten.

Sparsam schmirgeln

Peelings sollten möglichst regelmäßig angewendet werden, aber nicht häufiger als ein- bis höchstens zweimal im Monat. Denn auch das sanfteste Peeling reizt die empfindliche Gesichtshaut, die bei den meisten Männern bereits durch das tägliche Rasieren strapaziert wird. Hinzu kommt: Allzu häufiges Schmirgeln kurbelt die Fett- und Hornproduktion an. Statt des erhofften glatten Teints kann es dann unreine Haut geben.

Masken und Ampullen: Schönheitskur zu Hause

Sie haben einen anstrengenden Tag hinter sich, sind völlig übermüdet – und möchten bei einem entscheidenden Date dennoch blendend aussehen? Mit einer Maske oder Ampulle und maximal einer halben Stunde Zeit ist das kein Problem!

Aber auch ohne speziellen Anlass sollten Sie sich so eine «Schönheitskur zu Hause» gelegentlich gönnen. Wer die wunderbaren Elixiere erst einmal kennengelernt hat, wird nicht mehr darauf verzichten wollen. Die Anwendung und ihr wohltuendes «Drumherum» sind übrigens ein Genuss für sich.

Masken gibt es für jeden Hauttyp und jedes Bedürfnis: **Feuchtigkeitsmasken** sind für normale und trockene Haut geeignet. Für strapazierte Haut in Stressphasen gibt es spezielle Produkte mit beruhigenden Substanzen. Masken mit **Tiefenreinigungseffekt** helfen gegen Unreinheiten und große Poren; eine Maske mit **Lifting-Effekt** gibt matter Haut ihre Frische zurück. **Schaummasken** sind extrem einfach in der Anwendung – sie ziehen spurlos in die Haut ein.

Eine Maske können Sie ein- bis zweimal im Monat auflegen. Am besten wirken die pflegenden Substanzen, wenn Sie sich dabei schön entspannen. Also: Anzug aus, eine CD mit sanfter Musik einlegen, Beine hoch, Augen zu ... Oder auch schön: Ab in die Badewanne! Zu zweit, an einem faulen Sonntag, macht die Pflege mit der Schönheitsmaske natürlich noch mehr Spaß. Wie wäre es mit einer gegenseitigen Gesichtsmassage als krönendem Abschluss?

So werden Pflegemasken angewendet

→ Nehmen Sie sich 15 bis 30 Minuten Zeit.
→ Das Gesicht gründlich reinigen. Optimal wirkt die Maske nach einem Peeling.
→ Das Produkt großzügig auf dem Gesicht verteilen, Augenpartie auslassen.
→ Die Maske mit sanften, kreisenden Bewegungen der Fingerkuppen gründlich einmassieren.
→ Füße hoch, entspannen!
→ Nach 10 bis 15 Minuten mit reichlich lauwarmem Wasser abspülen oder die Reste mit einem weichen Papiertuch abnehmen. Der Effekt: Die Haut sieht sofort besser aus, ist spürbar glatter, und diese Wirkung hält mindestens einige Tage an.

Ampullen sind hochkonzentrierte Wirkstoffwunder und dementsprechend kostbar. Als Kur, z. B. zweimal jährlich genutzt, wirken sie als wahre Jungbrunnen für die Haut. Beste Zeitpunkte: im Frühjahr nach Heizungsstress und Kälteschocks und zum Herbstbeginn, um Sonnenschäden zu reparieren, außerdem nach langen Flugreisen oder anderen Stressphasen. Erhältlich in Parfümerien oder im Beauty-Salon.

Do it yourself

Maske gegen trockene Haut: Eine dicke Schicht Pflegecreme auftragen und 10 Minuten wirken lassen, Reste mit einem Papiertuch abnehmen.

Selbst gemachte Maske für straffere Haut: Ein Eigelb und zwei Teelöffel Honig mit etwas Sahne und einem Esslöffel Quark verrühren. Auftragen, 20 Minuten wirken lassen, abwischen.

Tipps und Tricks für das Gesicht

Zu blass?

Die besten Mittel für gut durchblutete Gesichtshaut:

- **Kaltes Wasser:** Morgens das Gesicht kalt abspülen oder (als Ganzkörper-Erfrischung) kalt duschen.
- **Eis:** Zwei bis vier Eiswürfel kreisend über das Gesicht reiben, bis sie zerschmelzen. Dieser Frischekick wirkt gleichzeitig abschwellend – besonders zu empfehlen, wenn Sie am «Morgen danach» topfit aussehen wollen.
- **Sauerstoff:** Raus an die frische Luft, sooft es nur geht. Besonders gut wirkt diese Kur in Verbindung mit
- **Bewegung:** Morgens vor dem Job eine Runde joggen, alternativ vielleicht ein paar Tai-Chi-Übungen im Park oder den Sonnengruß aus dem Yoga!
- Auch **gesunde Ernährung**, regelmäßige **Entspannung** und **Verzicht aufs Rauchen** bringen Frische in den Teint.

Mogeln können Sie mit **Selbstbräuner** (manche Produkte tönen die Haut schon nach einer Stunde). Am besten wirken die Lotionen nach einem Peeling am Vorabend. Selbstbräuner dünn und gleichmäßig auftragen. Zum Hals hin immer sparsamer werden, die Hände gleich anschließend mit Wasser und Seife gründlich reinigen.

Als Soforthilfe eignen sich **Bronze- oder Tonerdepuder** (Terrakotta); beides gibt's zum Beispiel in Parfümerien. Verlangen Sie hartnäckig nach glanz- und glitterfreien Farben, damit Ihre Bemalung nicht nach Fasching aussieht. **So erzielen Sie einen natürlichen Effekt:**

- Gesicht mit farblosem Puder vorbehandeln (sonst gibt's leicht Flecken),
- den Puderpinsel seitlich und nicht frontal aufsetzen,
- «Sonnenpunkte» auftragen: Wangenknochen, Kinn, Stirn und Nasenrücken sparsam (!) mit dem Pinsel betupfen (diese erhöhten Gesichtspartien bräunen an der Sonne zuerst),
- den Pinsel ausklopfen und die Arbeit mit farblosem Puder fixieren, Ränder mit pudrigen Fingern verwischen.

Trockene Lippen

Die Oberhaut der Lippen ist dünn und wenig widerstandsfähig gegen Einflüsse von außen. Außerdem bildet sie keinen natürlichen Schutz gegen Sonnenlicht.

Wenn Sie ständig spröde Lippen haben, prüfen Sie, ob Sie genügend trinken.

Bloß nicht dauernd die Lippen lecken – Verdunstung entzieht noch mehr Feuchtigkeit!

Spezielle **Lippenpflegemittel** mit Heilstoffen wie Kampfer, aber wenig Fett (zum Beispiel in Apotheken und Reformhäusern) ziehen sofort ein und besänftigen die Haut.

Bei schuppenden Lippen hilft ein **Lippenpeeling** (Apotheke, Parfümerie) oder ein preiswertes **Hausmittel:** 1/4 Teelöffel Honig sanft einmassieren (evtl. mit der Zahnbürste). Am besten wirkt diese «Maske» über Nacht (wenn sie niemand wegnascht).

Vaseline oder **Lipgloss** (auch diskret getönt erhältlich) bringt Glanz auf die Lippen.

Bei Sonne und Kälte brauchen die Lippen **Extraschutz.** Im Urlaub, am Strand oder im Schnee regelmäßig einen Fettpflegestift mit Breitband-UV-Filtern benutzen.

Bei Kälte

Im Winter ist die Haut immer trockener als im Sommer, vor allem im Gesicht. Solange Sie sich vorwiegend drinnen aufhalten, genügt eine gute Feuchtigkeitscreme. (Die allerdings gefriert ab etwa -10° Celsius auf der Haut. Deshalb: Bei solchen Temperaturen frühestens 20 Minuten nach dem Auftragen das Haus verlassen.)

Wenn Sie auch sonst sehr trockene Haut haben, können Sie im Winter für draußen auch eine Creme mit Fettanteilen benutzen.

Sinnvoll ist eine Fettsalbe auf jeden Fall für den Körper, denn sie schützt vor Kälte und Wind. Je kälter es ist und je länger Sie draußen bleiben wollen, desto gewissenhafter sollten Sie vorbeugen: Füße, Hände und Lippen gründlich einsalben. Baby-, Fuß- oder Körperpuder in den Socken saugt den Schweiß auf und hält die Füße warm.

Auf Flügen

In Flugzeugen herrscht Wüstenklima, das den ganzen Körper regelrecht austrocknet. Das beste Gegenmittel: Viiiel trinken. Keinen Alkohol natürlich, sondern Mineralwasser, als Faustregel: einen Liter pro eine bis zwei Flugstunden. So bleiben Sie fit.

Äußerliches Emergency-Programm für die Haut: alle paar Stunden Feuchtigkeitslotion, Lippenbalsam, eventuell auch Handcreme auflegen. Zur weiteren Versorgung von Gesicht, Hals und Händen können Sie pflegende Mineral- oder Thermalsprays (Parfümerien) aufsprühen – der Frische-Effekt ist phänomenal.

Gegen das Austrocknen der Augen hilft künstliche Tränenflüssigkeit (Apotheke, Optiker).

Augen: Ganz schön empfindlich

Um die Augen ist die Haut extrem dünn – diese Region offenbart alle Sünden gegen die Gesundheit. Jedes Fältchen, jede Rötung erzählt Geschichten: Die halbe Nacht online statt im Bett verbracht, zu viele Zigaretten geraucht, doch ein Bier mehr getrunken, Ärger im Büro, viel zu lange nicht an der frischen Luft gewesen … So können Sie die Haut von außen besänftigen:

Eine **feuchte Kompresse** entspannt zusätzlich die Augen selbst. Spezielle Kompressen gibt es in Parfümerien, andere ganz billig in Ihrem Vorratsschrank: Zwei Teebeutel (z. B. Grün-, Schwarz- oder Pfefferminztee) mit lauwarmem Wasser anfeuchten und auf die Lider legen. 10 bis 15 Minuten sitzen oder liegen bleiben und relaxen oder kurz schlafen.

Je entspannter Sie sind (Musik kann das unterstützen), desto besser wirkt die Kompresse. Eine sanfte **Klopfmassage** (mit den Fingerspitzen von außen nach innen um die Augen) im Anschluss steigert die wohltuende Wirkung.

Keine Teebeutel im Haus? Dann legen Sie zwei Teelöffel in den Kühlschrank und anschließend für ein paar Minuten auf Ihre Augen. Eine **Coolpack-Augenbrille** (z. B. in Parfümerien) ist für alle Fälle gedacht: Immer im Kühlschrank bereitliegen haben – bei Kopfschmerzen hilft die Augenbrille übrigens auch.

Auch bei **trockenen Augen** sind Kompressen eine Wohltat. Was außerdem hilft:

- → Trinken, trinken, trinken (vor allem Mineralwasser),
- → häufig mit den Lidern «klimpern» (viele tun das zu selten, vor allem am Computer),
- → Kontaktlinsen (vor allem weiche) nicht zu lange drin lassen, zwischendurch auch mal die Brille nehmen,
- → öfter mal herzhaft gähnen,
- → regelmäßig lüften (Heizungsluft trocknet aus),
- → Klimaanlagen nach Möglichkeit meiden,
- → spazieren gehen,
- → Augentropfen («künstliche Tränen», Optiker) benutzen.

Wenn all das nichts bringt, gehen Sie sicherheitshalber zum Augenarzt. Trockene Augen sind manchmal ein Symptom für Allergien; vielleicht brauchen Sie auch eine andere Brille.

Zur schnellen **Augen-Entspannung im Büro** bilden Sie mit beiden Händen Schalen und legen diese lichtdicht für 30 bis 60 Sekunden auf die geschlossenen Augen. Unauffälliger ist der «Blick ins Grüne», am besten auf Wiesen oder Bäume. Wer bloß Häuser vor dem Fenster hat, kann ersatzweise einen beliebigen grünen Gegenstand nehmen, der in einiger Entfernung stehen sollte. Schauen Sie 10 bis 30 Sekunden lang hin, ohne einen Punkt zu fixieren, und entspannen Sie die Augenmuskeln.

Schwellungen in der Augenregion klingen schneller ab, wenn Sie viel Wasser oder Kräutertee (z. B. Brennnessel) trinken. Zur Vorbeugung abends nach Möglichkeit auf extrem salzhaltige Speisen und Alkohol verzichten. Mit leicht erhöhtem Kopf schlafen.

Augenpflege: Die passenden Produkte

Kleine Falten glättet eine leichte, feuchtigkeitsspendende **Augencreme**, die Sie morgens und abends auftragen. Gehen Sie behutsam vor: Eine erbsengroße Menge auf die Fingerkuppe geben und leicht um die Augen einklopfen, niemals reiben. Tragen Sie die Creme nicht zu dicht an den Augenlidern auf (1 cm auslassen). Denn durch die Körperwärme breiten sich die Substanzen aus und können dann die Augen reizen. Besonders lästig ist das für Kontaktlinsenträger.

Auch Ihre Gesichtscreme eignet sich für die Augenpflege; eine reine Augencreme ist aber meist angenehmer und wirkt noch besser.

Zusätzlich gegen Schwellungen und «müde Augen» nach langer Bildschirmarbeit oder kurzen Nächten hilft ein **Augengel.** Es ist besonders erfrischend, wenn

Sie es im Kühlschrank lagern. So wird's gemacht: Das Gel von den äußeren Augenwinkeln zur Nase hin sanft einklopfen. So wird der Lymphfluss (das ist der Abtransport körpereigener «Schlackenstoffe» über die Lymphbahnen unter der Haut) unterstützt, und das Abschwellen wird beschleunigt.

Augenpflegeprodukte kosten zum Teil deutlich mehr als andere Gesichtskosmetik. Der Grund: Die Cremes und Gele enthalten teure Spezialwirkstoffe für die sensible Augenregion. Doch der hohe Preis ist relativ, da Sie immer nur eine kleine Menge brauchen und mit einem Tiegel sehr lange auskommen.

Rückstand

Lassen Sie sich nicht irritieren, wenn Ihnen in einer Parfümerie oder Apotheke Produkte für die Augen empfohlen werden, die Sie möglicherweise aus dem Schrank Ihrer Freundin kennen. Der Grund dafür: In Deutschland wächst das Kosmetikangebot für Männer noch. Doch Geduld: In Japan zum Beispiel haben Männer bereits eine ähnlich große Auswahl wie die Frauen – und es kann nicht mehr lange dauern, bis dieser Trend auch uns erreicht.

Tipps und Tricks rund um die Augen

Augenschatten

Bei «schwarzen Ringen» denkt doch jeder zuerst an durchzechte Nächte, oder?! Ungerecht, denn möglicherweise ist die Ursache schlicht anatomischer Art: Tief liegende Augen und/oder besonders dünne, helle Haut sind nun mal angeboren und lassen sich allenfalls kaschieren: Markante Augenbrauen lenken ab (eventuell nachfärben lassen). Mit einem teintgleichen Abdeckstift (Concealer) können Sie die Ringe vertuschen: Sparsam, mit der Fingerspitze eintupfen, nicht wischen. Aber unter uns: Schlafen Sie ausreichend? Essen Sie genügend und vernünftig? Und wie sieht es mit dem Rauchen aus?

Zusammengewachsene Augenbrauen

Wenn die überzähligen Haare Sie stören, zupfen Sie sie einfach aus – das ist weniger schmerzhaft, wenn Sie sich regelmäßig immer nur einige zur Zeit vornehmen.

Kaufen Sie sich eine Spezialpinzette (z. B. Apotheke). Die ist ab sofort für das Augenbrauenzupfen reserviert und gehört absolut nicht in Ihre Werkzeugkiste. Am besten funktioniert das Zupfen nach der Gesichtsreinigung:

→ Die Haut mit den Fingern der freien Hand nach oben straffen,
→ das Härchen mit der Pinzette fassen,
→ ausatmen und ruckartig ziehen.
→ Nicht zu viel entfernen: Die Augenbraue sollte direkt über dem inneren Augenwinkel beginnen.
→ Zum Schluss einen Tropfen leicht alkoholhaltiges Gesichtswasser oder Aftershave auf ein Wattepad und die gepeinigte Region abtupfen – das beruhigt die Haut.

Je nachdem, in welcher Wachstumsphase Sie das einzelne Haar erwischen, hält die Prozedur zwei bis vier Wochen vor. Elektroepilation kann unerwünschte Behaarung dauerhaft beseitigen.

Ohren: Pflegen ohne Risiko

Vergessen Sie Wattestäbchen! Bloß nicht in die Ohren damit! Das «Ohrenschmalz» sorgt für den Abtransport von Schmutz und abgestorbenen Hautschuppen aus dem Gehörgang. Wenn Sie dieses Sekret immer wieder per Wattestäbchen zurückschieben und dabei noch verdichten, provozieren Sie eine «never ending story», die womöglich in eine Entzündung ausartet. Deshalb: Wattestäbchen ab sofort nur noch zum Säubern der Ohrmuschel oder des Bauchnabels verwenden (oder für das Reinigen von Tonköpfen). Die richtige Methode:

Für **garantiert saubere Ohren** reiben Sie die Ohrmuscheln täglich beim Duschen mit dem kleinen Finger aus. Oder ein Wattepad bzw. ein Papiertuch mit Tonic tränken und die Ohrmuscheln damit auswischen. So verschwindet auch der aus dem Gehörgang hinaustransportierte Schmutz.

Falls Sie bemerken, daß die **Härchen** an den Ohrmuscheln mehr geworden und gewachsen sind, ist das leider ganz normal: Bei allen Menschen verstärkt sich die Körperbehaarung im Lauf des Lebens (während die Haare auf dem Kopf weniger werden).

Wenn's zu viel wird, schneiden oder rasieren Sie die Härchen in den Ohren von Zeit zu Zeit ab. Das geht ganz ohne Verletzungsrisiko mit einer abgerundeten Spezialschere (Kaufhaus, Apotheke, Parfümerie). Damit lassen sich außerdem die Exemplare kurz halten, die eventuell aus den Nasenlöchern lugen. Kosmetikerinnen entfernen übrigens bei einer Gesichtsbehandlung alle lästigen Härchen gleich mit.

Reflexzonen

Wie sensibel die Ohren sind, wissen Sie längst. Schließlich gehören diese zu den wichtigsten erogenen Zonen. Und auch bei anderer Aufregung können Sie feststellen, dass die sonst so pflegeleichten Organe hochempfindlich reagieren. Dann werden sie nämlich knallrot.

Die Ohren stellen sozusagen eine stark verkleinerte Ausgabe unseres gesamten Organismus dar. An den Ohrmuscheln liegen die Reflexpunkte für den gesamten Körper – von den Füßen, die an den Ohrläppchen stimuliert werden können, bis zum Kopf, dessen Reflexpunkte am anderen Ende der Ohrmuschel liegen. So können Akupunkteure zum Beispiel die inneren Organe durch gezieltes «Nadeln» der Ohrmuscheln behandeln.

Hochempfindlich ist außerdem die Haut auf den Ohren – bloß nicht vergessen, auch diese Region mit einem Sonnenschutzmittel einzureiben.

Pickel, Unreinheiten, Akne

Die gute Nachricht: Unreinheiten und Akne im Gesicht sind nicht ansteckend. Trotzdem gilt: Finger weg! Wenn Sie Pickel und Mitesser vor dem Spiegel «ausquetschen», sich kratzen oder an den unreinen Stellen herumreiben, wird alles nur viel schlimmer. Pickel dehnen sich weiter aus, Entzündungen werden provoziert, aus vorübergehenden Rötungen entstehen womöglich Narben. Deshalb lassen Sie generell die Hände aus Ihrem Gesicht – auch wenn's schwer fällt.

Pflegetipps:

→ Keine fetthaltigen Gesichtscremes verwenden.

→ Unreine Haut zweimal täglich gründlich, aber schonend säubern.

- → Bei einzelnen Unreinheiten und Pickeln hilft regelmäßiges Peeling mit einem hautschonenden Produkt (Seite 15).
- → Starke Unreinheiten und Akne nach Möglichkeit einmal im Monat von einer Kosmetikerin behandeln lassen. Das professionelle «Ausreinigen» lässt die Haut sofort klarer aussehen und bewirkt auch langfristig eine Besserung.
- → Reinigungsstrips für die Nase, die Stirn oder die Wangen nehmen Unreinheiten von der Oberfläche auf. Eine Tiefenreinigung bei der Kosmetikerin können sie jedoch nicht ersetzen.
- → Akne grundsätzlich nicht selbst behandeln. Spezialisierte Hautärzte, Kosmetikerinnen und Heilpraktiker können individuell unterstützen, geeignete Pflegemittel empfehlen, zum Beispiel antiseptische Reinigungspräparate sowie Pflegecremes mit Vitamin A oder Fruchtsäure, und ganzheitliche Empfehlungen geben.
- → Aknehaut auch nach Abklingen der Symptome immer gründlich reinigen! Gehen Sie behutsam vor: Nicht reiben, nicht reizen, schonende Syndets und ein beruhigendes, desinfizierendes Tonic verwenden.
- → Wenn Ihre Haut zu starker Akne neigt, ist akribische Hygiene wichtig: Verwenden Sie Einmaltücher (kein Handtuch) und desinfizieren Sie Ihren Rasierapparat regelmäßig.

Akne-Auslöser

Zu den Ursachen von Akne gibt es viele Vermutungen, aber wenig Beweise.
Irgendwann im Alter zwischen 12 und 25 muss sich fast jeder mit der «Pubertätsakne» herumschlagen: Schwarze Poren (Mitesser), Pickel, Entzündungen im Gesicht und am Oberkörper. Auslöser sind die aufschießenden Hormone, meist beruhigt sich die Haut von allein wieder.

Bei manchen Menschen tritt die Hautkrankheit auch in den späteren Lebensjahren auf. Die Ursachen sind noch nicht vollständig geklärt. Für die These, dass bestimmte Lebensmittel wie zum Beispiel Schokolade oder Kartoffelchips die Symptome verstärken, gibt es keine wissenschaftlichen Beweise. Faktoren, die eine Rolle spielen, sind Inhaltsstoffe von Pflegemitteln und Kosmetika (zu viel Fett, Konservierungsstoffe), Gifte und seelischer Stress. (Bei einer «Industrie-Akne» durch Schadstoffe am Arbeitsplatz haben Sie Anspruch auf Entschädigung.)

Mögliche Auslöser von Akne sind bestimmte Medikamente wie Cortison, Substanzen für den Muskelaufbau (Doping!), überdosiertes Vitamin B6 oder B12 (z. B. als

«Sportsupplement»). Industrie-Chemikalien wie Halogen und Chlor können – abgesehen von den anderen möglichen Gesundheitsschäden – Akne am ganzen Körper auslösen.

Einzelne Pickel: Praktische Soforthilfen

Pickel mögen Fett. Also ist das wichtigste Gegenmittel: Ausdörren! Der rigorose Fett-Entzug ist risikolos und hilft zudem viel besser als das beliebte «Ausquetschen».

Antiseptische **Pickelstifte**, **Cremes** oder **Pflaster** trocknen den Herd aus und beschleunigen die Heilung.

Wenn Sie den Pickel «übermalen» wollen, nehmen Sie einen getönten, antiseptischen **Abdeckstift**, möglichst genau Ihrem Hautton entsprechend. Ein gelblicher Ton passt meist besser als ein rosiger. Sparsam mit der Fingerspitze eintupfen, die Ränder verwischen.

Was außerdem hilft: Reines Teebaumöl oder Ringelblumentinktur mehrmals täglich mit einem Wattestäbchen auftupfen. Alle Präparate in Apotheken, Parfümerien und Kaufhäusern zu haben.

Als erste Hilfe **nach Ladenschluss** können Sie einen Tropfen Isoprophylalkohol auftupfen oder den bewährten Zahnpastatrick probieren (über Nacht auftragen).

Zum **Abdecken** größerer Flächen eignet sich zum Beispiel Kompakt-Make-up (Parfümerie). Es wird mit dem beiliegenden Schwamm in die Haut eingedrückt – nicht wischen! Möglichst exakt die Farbe Ihres Teints einkaufen (im Tageslicht am Hals testen) und lieber zweimal dünn übereinander auftragen als einmal zu dick. Bevor Sie das Haus verlassen, überprüfen Sie unbedingt Ihr Werk im Tageslicht, und verwischen Sie etwaige Ränder mit dem Finger. Bei Infektionen den Schwamm jeweils nachher desinfizieren. Dose zum «Nacharbeiten» mitnehmen.

Kosmetikbehandlung: Angebote und Preise

Einfach daliegen und genießen, während die Gesichtspflege «wie von selbst» vor sich geht – immer mehr Männer gönnen sich einmal im Monat diese Schnellkur für Haut und Seele. Das Schöne dabei: Es wirkt sofort! Wenn Sie wissen wollen, wer aus Ihrer Umgebung bereits Stammkunde im Kosmetiksalon ist, schauen Sie den Herren einfach ins Gesicht: Die klare Haut entlarvt den Kenner!

Jede gut ausgebildete Kosmetikerin ist in der Lage, auch Männerhaut zu behandeln. Nur wenige Schönheits-Fachkräfte (auch Männer üben diesen Beruf aus) werben extra damit. Ein Kosmetikstudio in Ihrer Nähe finden Sie im Branchenbuch. Oder, noch besser, Sie bitten einen Freund oder eine Kollegin um einen Tipp!

Viele Hotels, Fitnesscenter und Friseursalons haben heute auch einen «Beautysalon». Ein- bis mehrtägige Luxus-Pflegeprogramme – wunderbar erholsam! – werden auf «Beautyfarmen» angeboten – auch für Männer. Schon etwa ein Drittel der Kundschaft in den Schönheitstempeln sind Männer, die etwas für ihre Haut tun, gepflegt aussehen oder vor allem entspannen wollen.

Kosmetikerinnen und Beautysalons bieten eine breite Palette von Behandlungen an. Einige Beispiele (die Preise sind jeweils nur Richtwerte):

Grundbehandlung mit Hautanalyse, Peeling bzw. Reinigungsmaske, antiseptischer Ausreinigung (Entfernen von Pickeln und Mitessern), Pflegemaske sowie einer äußerst entspannenden Gesichtsmassage, auf Wunsch auch mit einer ausführlichen Beratung zur Pflege (inklusive Verkauf von Produkten) zu Hause: Dauer eine bis anderthalb Stunden, Preise zwischen ca. 56 und 72 €,

Maniküre: ca. 18 €,

Pediküre: inkl. Fußbad: ca. 20 €,

Enthaarung, zum Beispiel des Rückens: je nach Dauer ab ca. 20 €,

Wimpernfärben: ca. 9.50 €,

Augenbrauen zupfen und färben: ca. 10 €.

Angeboten werden u. a. auch Nacken-, Hand- oder Fußmassage, Aromatherapie sowie Lymphdrainage.

Wichtig ist natürlich auch, daß Sie sich bei der Behandlung und im Ambiente des Salons (da gibt es gewaltige Unterschiede) wohl fühlen und entspannen können. Am besten, Sie probieren einfach mal ein Angebot aus.

Schöne Zähne: Die besten Mittel

Wussten Sie, dass die traditionelle chinesische Medizin jeden einzelnen Zahn mit bestimmten Funktionen des Organismus in Verbindung bringt? Störungen an den Zähnen geben hier Hinweise auf organische und seelische Dysbalancen.

Zahnärzte sagen: «Gesundheit fängt im Mund an.» Sie haben Recht. Denn der Mund ist der Eingang zum gesamten Organismus – nicht nur für die Nahrung, sondern unter Umständen auch für Krankheitserreger. Zahnbelag, kariöse Zähne, angegriffenes Zahnfleisch und beschädigte Füllungen bieten Bakterien die Möglichkeit, sich sofort einnisten. Dadurch entstehen langfristig nicht nur weitere Zahnschäden, sondern der Organismus insgesamt wird beeinträchtigt. Die beste Vorbeugung: gewissenhafte Zahnhygiene.

Richtig putzen: So geht's

Besitzen Sie die optimale **Zahnbürste**? Ideal sind elektrische Bürsten mit rotierenden Borsten. Ansonsten gilt: Je kürzer der Kopf der Zahnbürste, desto besser. Die Borsten sollen parallel stehen und an den Enden abgerundet sein. Gelenke im Stiel der Bürste und anderer Schnickschnack sind allenfalls werbewirksam, aber ansonsten überflüssig.

Am besten zwei- bis dreimal täglich die Zähne putzen, und zwar jeweils drei Minuten lang.

Machen Sie aus dieser Zeit eine Meditationsübung und putzen Sie bewusst und systematisch (!). Jeden einzelnen Zahn mit kreisenden Bewegungen schrubben: erst die Vorderseiten, dann die Rückseiten, schließlich die Kauflächen.

Zahnbelag sitzt im Zahnfleischrand, in den Zahnzwischenräumen und in den Zahngrübchen. Deshalb nicht bloß die Mitten schrubben, sondern den halben Bürstenkopf auf das Zahnfleisch legen.

Um die Zahnzwischenräume ganz sauber zu bekommen, nehmen Sie **Zahnseide**, und zwar vor dem Putzen. Für Brücken und Kronen gibt es Spezialseide inklusive Reinigungsschwämmchen.

Bei Teilprothesen und Brücken sollten Sie zusätzlich eine **Interdentalbürste** (Apotheke, Kaufhaus) benutzen – die beste Vorbeugung gegen erneute Schäden.

Ölkur

Dieses simple Hausmittel wirkt zuverlässig gegen Zahnfleischentzündungen und Zahnstein und macht die Zähne fester: Einen Teelöffel kaltgepresstes Sonnenblumenöl (Reformhaus, Bioladen) vor dem Zähneputzen fünf bis zehn Minuten lang durch die Zähne saugen. Ausspucken und dann nicht nur den Mund, sondern auch das Waschbecken reinigen. (Das ist wichtig, weil das Öl sämtliche Bakterien aufnimmt.)

Tipps und Tricks für Mund und Zähne

Gelbe Zähne

Manche Menschen haben von Natur aus und schon in der Kindheit eher gelbliche als weiße Zähne. Die Färbung der Zähne wird aber auch von äußeren Faktoren beeinflusst wie zum Beispiel Rauchen, Kaffee-, Cola-, Tee- oder Rotweinkonsum. Zu Verfärbungen kann es auch kommen, wenn die Zähne nicht richtig gereinigt werden. Vorsicht mit Zahncremes, die hellere Zähne versprechen. Manche enthalten Substanzen, die den Zahnschmelz angreifen.

Zahnärzte beseitigen den Oberflächen-Gilb heute schonender mit Salzstrahlgeräten (Air-Flow). Home-Bleaching-Produkte, die über Nacht einwirken, können den Zahn sogar von innen aufhellen. Auch lästige Verfärbungen toter Zähne können die Dentalzauberer heute mit Bleichmitteln behandeln.

Sonderbehandlung

Extras wie eine Air-Flow-Behandlung (siehe oben) sind natürlich keine Kassenleistungen. Doch Zuzahlen lohnt sich – schließlich geht es um Ihr persönliches Image! Weitere (kostenpflichtige) Maßnahmen für schöne und gesunde Zähne:

- → **Fehlstellungen der Frontzähne** werden durch aufgesetzte Porzellanscheibchen (Veneer) kaschiert.
- → **Amalgam-Sanierung:** Gold, Keramik, Kunststoff und andere alternative Materialien schaffen Gesundheit im Mund.

Kostenlos ist dagegen eine Zahnkontrolle zweimal im Jahr, eventuell mit Zahnsteinentfernung. Viele größere Schäden (und teure Behandlungen) lassen sich dadurch abwenden.

Mundgeruch

Mundgeruch kommt meist direkt aus dem Mund (und nicht, wie viele glauben, aus dem Magen). Auslöser sind die Bakterien im Mundraum, die alles zersetzen, was sie erwischen – und das riecht. Wenn der Speichelfluss nachlässt und Trockenheit entsteht, also zum Beispiel in der Nacht oder wenn wir zu wenig trinken, wird die Duftnote noch stärker. Das ist der Grund für das morgendliche Muffeln. Also vor dem ersten Kuß lieber einen Schluck Wasser nehmen oder schnell die Zähne putzen.

Hartnäckiger Geruch geht zurück, wenn Sie Zahnseide benutzen, die Zähne möglichst bis in den letzten Winkel reinigen und notfalls sogar Ihre Zunge schrubben. Auch Zahnpflegekaugummis und Spülungen mit antibakteriellem Mundwasser reinigen die Luft.

Bewährte Hausmittel: einige Tropfen Pfefferminz oder Anisöl, Fenchelsamen (lange und gründlich kauen, zu haben in Reformhäusern, Apotheken, Bioläden), Vitamin-C-haltige Früchte (z. B. Äpfel).

Falls der Geruch doch aus dem Magen kommt, achten Sie auf Ihre Ernährung und seien Sie zurückhaltend mit Zwiebeln und Knoblauch. Eine gute Soforthilfe gegen solche Ausdünstungen sind Chlorophylltabletten aus der Apotheke. Sollte all das nicht helfen, lassen Sie zur Sicherheit Ihre Gesundheit checken.

Die Hände

Maniküre: Feilen statt Schneiden

Die wörtliche Übersetzung ist Handpflege, aber vor allem Nagelpflege ist gemeint. Wenn Sie das Feilen, Cremen und Nagelhautschieben in Ihre tägliche Routine aufnehmen, können Sie sich aufwendige Zeremonien mit vorherigem «Einweichen» sparen.

Fingernägel richtig pflegen

Die ideale Form: an der Spitze gerade, an den Seiten leicht oval. Der Nagel soll nicht über die Fingerkuppe hinausragen. So geht's:

1. Feilen

Bei **Überlängen** zuerst mit Nagelschere oder -knipser vorarbeiten – aber nur an der Spitze, nicht an den Seiten. Besser: Die Nägel regelmäßig (ein- bis zweimal die Woche) mit einer biegsamen **Sandblattfeile** in Form halten (die grobe Seite zum Abhobeln nehmen, die feine Seite zum Entgraten). Zuerst die Spitze, danach die Seiten designen. Vorsicht mit Metallfeilen: Sie erzeugen große Hitze; es kann Schrammen geben, und die Nägel werden leicht brüchig.

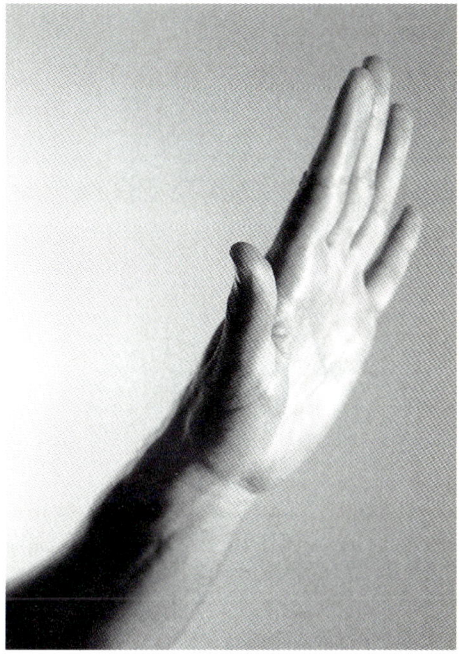

2. Säubern

Die **Spitze eines Rosenholzstäbchens** mit einem Papiertuch umwickeln, um den Schmutz unter dem Nagel zu entfernen. **Spitze Metall- oder Plastikkratzer** erzeugen schmutzfangende Furchen, unter Umständen auch kleine Verletzungen.

3. Polieren

Die fettfreie Nagelplatte mit einer Polierfeile glänzend reiben. In Amerika tragen nicht wenige Business-Männer stattdessen farblosen Nagellack (Klarlack) auf. Modebewusste Kerle stylen sich mit (einzelnen) farbigen Fuß- und/oder Fingernägeln.

Fingerspitzengefühl

Die Hände, vor allem die Fingerkuppen, sind unser sensibelstes Fühlorgan. Das beweist z. B. das folgende **Experiment**: Zwei dünne Nadeln, die im Abstand von wenigen Millimetern auf der Fingerkuppe stecken, werden von Probanden mit geschlossenen Augen exakt lokalisiert. Führt man denselben Test am Rücken durch, werden beide Nadeln als eine wahrgenommen – sogar bei zwei Zentimeter Abstand.

So wächst die Nagelhaut langsamer

Die Nagelhaut nicht schneiden, sondern schieben! Sonst wuchert sie umso doller und schneller; womöglich entzündet sich die Haut. Gewöhnen Sie sich an, täglich (z. B. nach der Dusche) das feuchte Nagelbett sanft mit einer Nagelbürste und Seife zu bürsten, oder schieben Sie die Hautranken nach jedem Händewaschen sanft per Daumennagel zurück. Das macht alles Weitere überflüssig.

Andernfalls erst mal für drei bis fünf Minuten ein warmes Fingerbad mit einem Spritzer Zitrone, Duschgel oder Badeöl nehmen. Die eingeweichte Haut mit einem Nagelhuf aus Gummi oder Holz mit sanftem Druck zurückschieben. Danach Fettcreme oder Öl in den Nagel und das Nagelbett einmassieren.

Nagelanalyse

Was die Nägel über Ihre Gesundheit verraten:

- → **Weiße Flecken:** Lufteinschlüsse in der Hornhaut, meist aufgrund winziger Verletzungen der Nagelhaut, z.B. durch ruppiges Beschneiden oder Zurückschieben. Seltener ein Hinweis auf Eisenmangel.
- → **Längsrillen** sind unter Umständen Anzeichen für einen Mineralien- oder Vitaminmangel (Vitamine A und B). Sie können außerdem auf eine Schwäche von Magen, Darm oder Leber hinweisen.
- → **Gelbe Verfärbung:** Rauchen Sie?! Hören Sie auf und/oder probieren Sie, dem Gilb mit der Polierfeile zu Leibe zu rücken. Eine Gelbfärbung kann auch durch farbige Nagellacke entstehen: Werden sie ohne Unterlack aufgetragen, färben sie ab. Seltener sind gelbe Nägel Anzeichen einer Erkrankung.
- → Brüche und Spalten der Nägel gelten in der chinesischen Medizin als ein Anzeichen von Ungleichgewicht im Organismus.

Tipps und Tricks für Hände und Fingernägel

Raue Hände

So wird die Haut wieder weich: Mehrmals täglich (nach dem Waschen und bei Bedarf) **Handcreme** auftragen. Geeignet ist jede Fettcreme, spezielle Handcremes ziehen jedoch besonders schnell ein und hinterlassen keinen lästigen Schmierfilm. Besonders wirksam: Harnstoffhaltige Salben aus der Apotheke abends extradick einreiben. Beim Arbeiten in Schmutz, Staub, Wasser und Chemikalien prophylaktisch Handschuhe oder eine Handschutzcreme (Apotheke) tragen. Wenn es Sie mit schlimmen Rissen erwischt hat: Zur Nacht dick Salbe auftragen, Plastik- oder Baumwollhandschuhe drüber.

Schwielen

Hornhaut entsteht durch Druckbelastung bei der Arbeit oder beim Sport. Also gleich mit Handschuhen vorbeugen, sonst kommen die Schwielen immer wieder. Zum Entfernen die Hände einweichen und vorsichtig mit einem Bimsstein bearbeiten.

Brüchige Nägel

Sind die Hände strapaziert, sind's auch die Nägel. Die besten Gegenmittel:

→ Mehrmals täglich **Fettcreme** einmassieren – das hält die Nägel elastisch.

→ Bei schweren und schmutzigen Arbeiten sowie Kontakt mit aggressiven Reinigungsmitteln **Schutzhandschuhe** tragen.

→ Ausschließlich **Sandblattfeilen** oder Profifeilen (Nagelstudios) verwenden, keine Metallinstrumente.

→ Die Nagelspitzen gerade formen. Täglich Olivenöl einmassieren oder Nagelhärter gegen Spliss auftragen.

→ **Nagelpflege von innen:** Zwei bis drei Monate lang Mineralien plus Vitamine für die Nägel einnehmen (Apotheke, Kosmetikstudios). Noch besser: Gesund ernähren (Seite 243).

Gut angezogen
Der Style-Guide

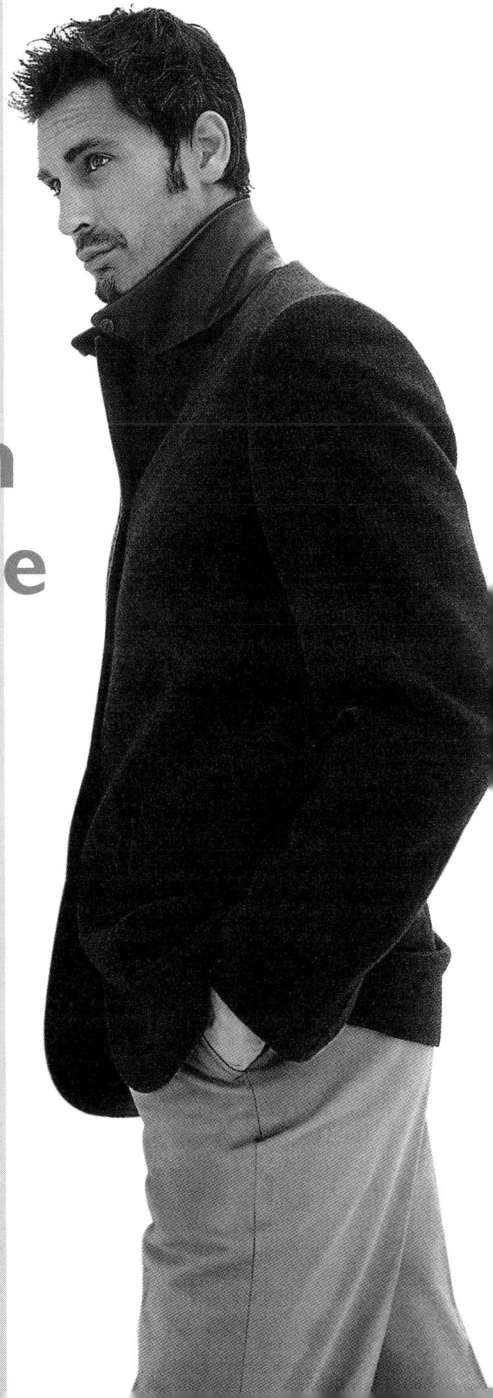

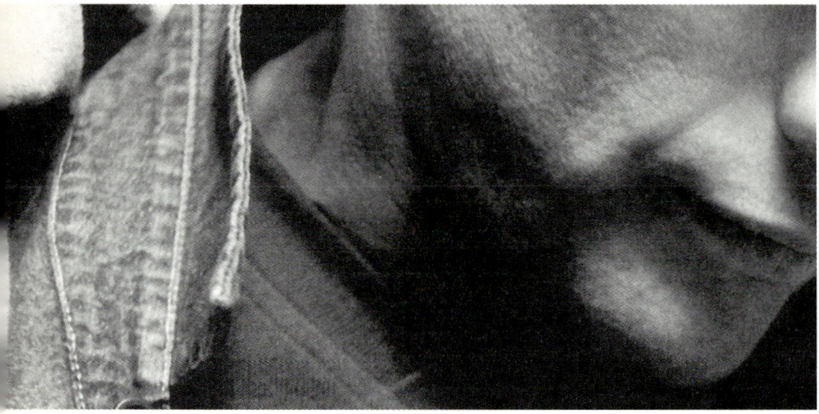

Ob es einem nun gefällt oder nicht: Mann kann heute anziehen, was er will. Natürlich gibt es immer noch bestimmte Anlässe, bei denen Anzug und Krawatte angesagt sind. Wenn jemand trotzdem ohne Binder aufläuft, hat das aber kaum Konsequenzen. Schlimmstenfalls denkt die Umwelt, dass sich der Krawattenmuffel nicht für Kleidung interessiert.

Vor hundert Jahren sah das noch ganz anders aus. Da gab es für jede Tageszeit und alle Anlässe genaue Vorschriften für das richtige Outfit. Jedenfalls für die Leute, die sich eine große Garderobe leisten konnten. Beim Durchschnitt ging es dagegen immer schon ein bisschen lockerer zu. Allein deswegen, weil bei körperlicher Arbeit feine Klamotten nur stören.

So schön die Freiheit in Sachen Mode auch ist, sie hat einen großen Nachteil. Wenn die Klamotten nach Lust, Laune und Bequemlichkeit ausgewählt werden, bleibt das stilvolle Outfit oft auf der Strecke. Insofern hatten die strengen Regeln schon was für sich. Anzug mit Weste, Hut und Spazierstock waren vielleicht nicht so lässig wie T-Shirt, Bermudas und Sneakers. Elegant war diese Kombi aber allemal.

Die Uhr zurückdrehen zur guten alten Zeit? Bitte nicht. Denn die Moden und Dresscodes der Vergangenheit hatten ihre Tücken. Vom steifen Vatermörderkragen bis zum Verbot, im Büro bei Sommerhitze die Jacke abzulegen. Es geht heute nur darum, das Niveau ein bisschen anzuheben. Das heißt nicht, dass Sie ständig in Anzug und Krawatte rumrennen sollen. Ist gar nicht nötig. Genauso wenig, wie zum Mode-Junkie zu mutieren. Sie sollen sich einfach nur von Ihrer besten Seite zeigen. Auch im Freizeit-Dress.

Shorts und Flipflops sind im Urlaub okay, im Sterne-Restaurant aber voll daneben. Wann welches Outfit angesagt ist und welche Looks und Farben am besten zusammen funktionieren, das muss und kann jeder wissen. Schwer zu lernen ist es jedenfalls nicht. Wenn Sie es am Ende doch anders machen, ist das Ihre Entscheidung. Die Sie bewusst treffen, nicht einfach nur nach dem Zufallsprinzip.

Was «Mann» heute trägt

Gucken Sie auch so gern in die perfekt gestylten Schaufenster der Nobel-Ausstatter? Kleidung, Schuhe und Accessoires perfekt und appetitlich angerichtet. Fragt sich nur, wer diese Klamotten eigentlich anzieht. Klar, Anzugträger laufen ohne Ende durch die Straßen. Aber leben sie diese Art von Stil auch rund um die Uhr? So richtig mit Frühstück im seidenen Morgenmantel, dreiteiligem Anzug, handgemachten Schuhen, Hemd, Krawatte, Mantel und Schirm? Und abends im Smoking zum Essen im Restaurant?

Tatsache ist: 99 Prozent der Männer tun es nicht. Sie tragen den lieben langen Tag einen bequemen Mix aus Sport- und Freizeitklamotten, der je nach Alter, Geschmack, Geldbeutel und Jahreszeit variiert wird. Im Prinzip sind es aber immer Hemd, T-Shirt und Pullover, dazu eine Baumwollhose, Lederschuhe oder Sneakers. Im Winter kommt noch was zum Schutz gegen Kälte und Regen dazu, egal ob nun Trench, Jacke oder Anorak. Hemd, Krawatte, Sakko, Stoffhose, Lederschuhe, Mantel – vielleicht sogar noch Hut – tragen nicht mal die Leute konsequent die ganze Woche über, die so was zuhauf im Schrank haben. Früher oder später erwischen Sie nämlich auch den größten Dandy in Poloshirt, Jeans und Tod's.

Aber so schön und bequem Casualwear auch sein mag, es gibt eben auch noch etwas anderes: Sakkos, Anzüge, Krawatten, schöne Schuhe, Mäntel. Also die klassische Garderobe. Früher bediente sich der Mann aus ihr, weil es nichts anderes gab. Oder weil er musste. Solche Zwänge gibt es zwar heute auch noch, in den meisten Büros geht es aber locker zu. Dass die Läden trotzdem voll sind mit Business-Outfits, handgenähten Schuhen und sogar Abendgarderobe, kann nur eins bedeuten: Die Leute tragen das freiwillig. Weil sie merken, dass Eleganz Spaß macht. Aber nicht, wenn die Krawatte aus Zwang umgebunden wird, sondern aus purer Lust aufs edle Material.

Grundregeln fürs gute Outfit

Nie war das Angebot an Kleidung größer. Umso schwerer fällt es vielen Männern, sich durch den Dschungel aus tausend verschiedenen Stilrichtungen, Qualitäten und Preislagen zu kämpfen. Viele resignieren und bleiben beim Altbewährten, andere probieren wild herum und wechseln ihren Stil mit jedem neuen Trend. Das ist aber gar nicht nötig. Denn gutes Aussehen hat nur wenig mit Mode zu tun. Viel wichtiger ist es, die Outfits richtig zusammenzustellen. Richtig für den Anlass und richtig für den eigenen Typ. Unsere Grundregeln sagen, wie es geht:

1. Alles zu seiner Zeit

Cowboyboots und Jeans beim Vorstellungsgespräch in der Bank? Das ist genauso daneben wie Smoking und Lackschuhe bei der Strandparty. Das Outfit muss zum Anlass passen, sonst ist die ganze Mühe für die Katz.

2. Es muss zum Typ passen

Der Papst im Raver-Look käme uns genauso ulkig vor wie der Bundespräsident im Jogginganzug. Das Styling muss zu dem passen, wie wir als Typ rüberkommen.

3. Es muss zum Körper passen

Ein enges Muskelshirt sieht am trainierten Oberkörper besser aus als auf der Hühnerbrust. Hänflinge sollten es also besser im Schrank lassen. Denn es gilt: Immer nur das anziehen, was Mängel neutralisiert und Vorzüge unterstreicht (das ist auch das Schönheitsgeheimnis vieler Mädels).

4. Die Größe muss stimmen

Es klingt banal, doch viele Outfits sind zu groß oder zu klein und sehen deshalb automatisch daneben aus. Genauso wichtig wie die korrekte Größe ist die Passform im Detail: Ärmel- und Hosenlängen, Kragen- und Bundweite.

5. Die Proportionen müssen stimmen

Kleine, schlanke Männer wirken mit körperbetonten Outfits drahtig. Ein Anzug im Oversized-Look lässt sie dagegen einfach nur abgebrochen erscheinen.

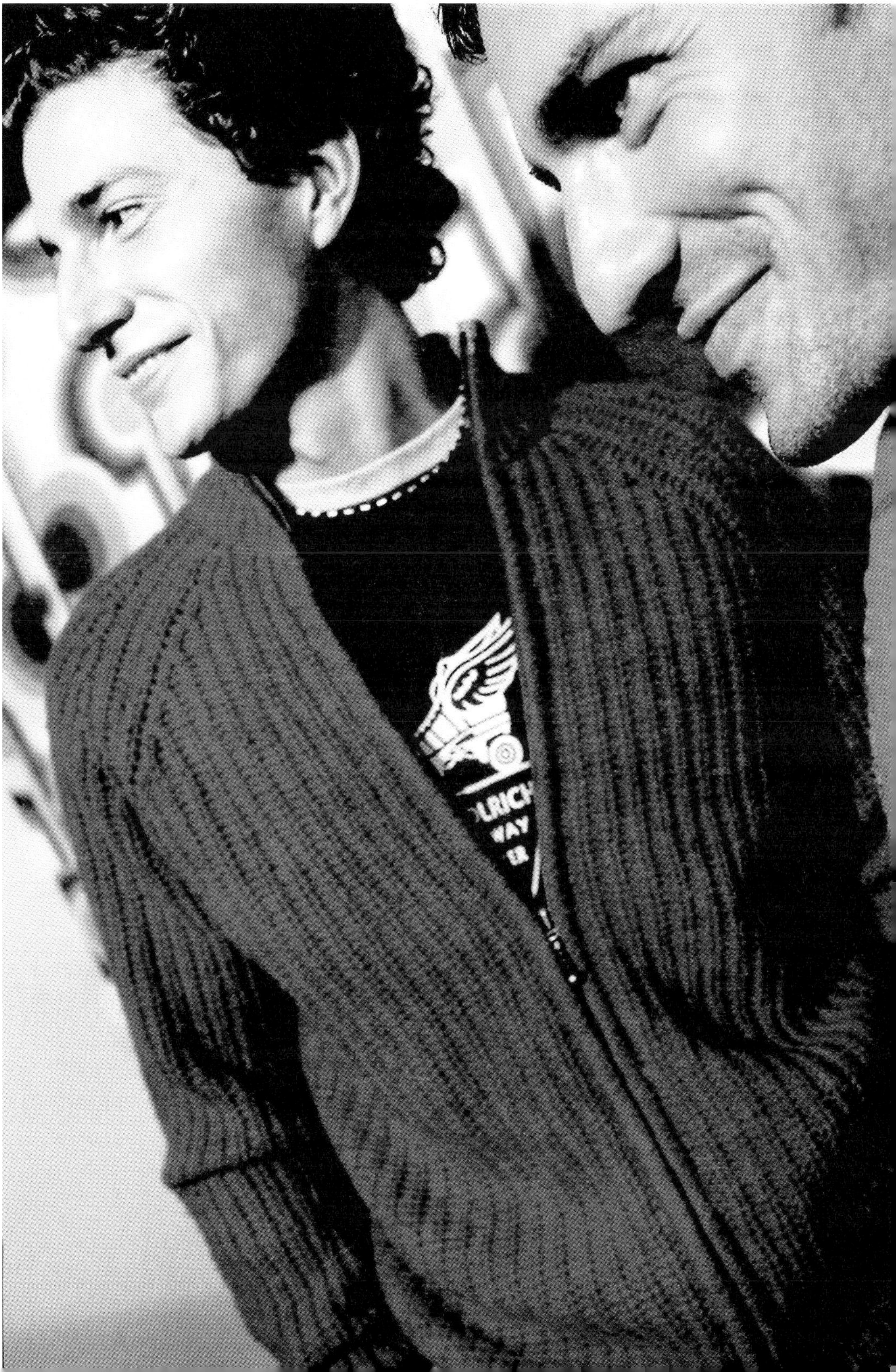

6. Es muss ein Hingucker drin sein

Gemeint sind nicht gewollt witzige Accessoires wie Mickymaus-Socken. Die wirken bei Erwachsenen einfach nur peinlich. Sondern gewollte Stilbrüche, modische Überraschungen. Wie die braune Kaschmirkrawatte zum blauen Nadelstreifen oder ein Denimhemd zum Marineblazer.

7. Stilwelten erkennen und richtig kombinieren

Wenn ein Outfit nicht hinhaut, obwohl eigentlich alles passt, liegt es oft an kollidierenden Stilwelten. Man kann Klassik und Design, Streetwear und Tracht zwar mixen, das erfordert aber Fingerspitzengefühl. Und zuallererst ein gutes Auge, um die Heimat der einzelnen Teile zu erkennen.

8. Casual heißt lässig, nicht nachlässig

Viele Männer kriegen mit der Zeit einen ganz passablen Business-Look hin. Dunkler Anzug, Hemd, Krawatte, schwarze Schuhe. Das richtige Outfit für die Freizeit fällt dagegen vielen schwer. Was ist noch lässig, was schon nachlässig? Das große Vorbild sind die Italiener. Ihr Auftritt ist stilvoll und locker zugleich.

9. Gutes Styling kostet Zeit und Geld

Ein Händchen für Kleidung hat man oder hat man nicht. Unsinn! Stil können Sie lernen. Aber das kostet Zeit und Geld. Eigentlich logisch, denn zum Weinkenner sind Sie auch nicht von heute auf morgen geworden.

10. Auf Frisur und Schuhe achten

Pierce Brosnan wäre mit Frisur und Oberlippenbart à la Rudi Völler kein überzeugender James Bond. Genauso wenig, wenn er zum Brioni-Anzug Cowboystiefel tragen würde. Merke: Das Styling ist erst dann perfekt, wenn von Kopf bis Fuß alles stimmt.

Der Anzug

Anzug ist in! In den Seventies war unter jungen Leuten eins noch völlig klar. Wer cool sein wollte, zog freiwillig keinen Anzug an. So was trugen nur Politiker, Schlagerfuzzis und Kapitalisten. Jeans und T-Shirt waren angesagt und sonst nichts. Heute ist das ganz anders. Da finden es die Kids völlig normal, dass ihre Stars zur Grammy-Verleihung perfekt gestylt im Gucci-Outfit erscheinen. Mit ausgelatschten Cowboystiefeln und gammeligen Jeans à la Bob Dylan locken die modernen Pop-Ikonen keinen Fan mehr hinterm Ofen vor.

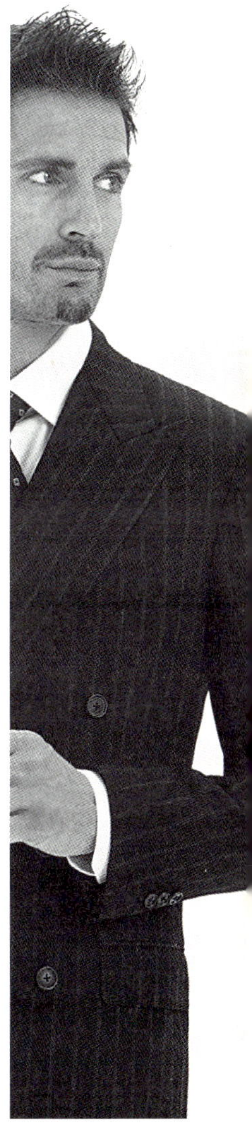

Die neue Lust auf Styling begann in den Neunzigern. Da schickten die Designer ihre Models plötzlich in schmal geschnittenen Einreihern auf die Laufstege und machten so den Anzug wieder attraktiv. Mit der neuen schlanken Silhouette, die den Kasten-Look der Eighties ablöste, kam auch ein neues, pures Styling. Plötzlich war es hip, zum Anzug nur ein T-Shirt und Designersandalen zu tragen, Krawatte und Hemd traten in den Hintergrund. Auch farblich, denn der Binder wurde zur grauen Eminenz.

Auf den Simpel-Schick folgte dann zu Beginn des neuen Jahrtausends die Rückkehr der Eleganz. Der Anzug war nach wie vor gefragt, doch auch die Kombination war bei den Designern wieder ein Thema. Genau wie Farben und Dessins – colour is beautiful! Alle, die sich gerade an den Purismus gewöhnt hatten, müssen nun wieder mit der kompletten Farbpalette zurechtkommen. Bloß wie? Wer jahrelang nur hellgraue Hemden mit mittelgrauen Krawatten zu dunkelgrauen Anzügen kombiniert hat, ist mit dem Regenbogen aus Unis, Streifen und Karos einfach überfordert.

Höchste Zeit also, das kleine Einmaleins der Eleganz zu wiederholen – oder ganz neu auf den Lehrplan zu bringen. Aber keine Angst, es ist leichter als Kopfrechnen und macht viel mehr Spaß.

Das Grundwissen

Wer Weinkenner werden möchte, muss eine Menge Wissen speichern. Beim Thema Anzug können Sie dagegen schon mitreden, wenn Sie nur fünf Fakten kennen:

1. Was ist ein Anzug?

Die Definition des Anzugs lautet: Jacke und Hose (manchmal auch Weste) aus ein und dem gleichen Stoff. Das ist seit gut 100 Jahren so. In den Jahrhunderten davor trugen die Männer meistens Jacken, Westen und Hosen aus verschiedenen Materialien.

2. Die Grundformen

Für die Anzugjacke kennen wir nur zwei Grundformen: Einreiher und Zweireiher. Der Einreiher hat meistens drei Knöpfe, von denen nur die oberen beiden geschlossen werden. Der Zweireiher kommt mit vier oder sechs Knöpfen daher, das obere Knopfpaar dient immer nur zur Zierde (und nicht zum Zuknöpfen).

3. Schlitze

Die Optionen für die Jacke lauten: zwei Seitenschlitze, ein Mittelschlitz oder gar kein Einschnitt an der Rückseite. Beim Einreiher sind alle drei Varianten möglich, Zweireiher haben zwei Seitenschlitze oder schließen glatt ab.

4. Die Hose

Die Anzughose können wir mit oder ohne Bundfalten wählen, mit Gürtelschlaufen oder verstellbarer Bauchweite (regulierbar durch kleine Schnallen) und Knöpfen für Hosenträger. Ob man Bundfalten mag, ist Geschmackssache, ohne sie sehen Hosen aber nur bei flachem Bauch gut aus. Gürtelschlaufen sind heute die Regel, da nur wenige Männer Hosenträger vorziehen.

5. Die Kombination

Wenn das Sakko aus einem anderen Stoff gemacht ist als die Hose, sprechen wir von einer Kombination. Beispiel: Tweedjacke und Cordhose. Die Kombination ist eine Alternative zum Anzug, ersetzt ihn aber nicht, denn sie wirkt immer etwas legerer.

Die wichtigsten Anzugvokabeln zum Mitreden

Ärmelknöpfe

→ Ungefähr da, wo aus dem Sakkoärmel die Uhr herausschaut, sitzen drei oder vier Knöpfe. Bei den meisten Anzügen von der Stange sind sie nur aufgenäht,

Knopflöcher gibt es keine. Denn wenn die erst mal in den Stoff geschnitten sind, können Sie die Ärmellänge nicht mehr ändern lassen.

Armloch

→ Das Armloch ist das, was bei zu engen Jacken manchmal unter den Achseln kneift. Es gilt die Faustregel: Je kleiner und höher das Armloch, desto eleganter der Anzug.

Besatz

→ Der Stoff an der Außenseite der Revers reicht bis an die Innentaschen, ihn nennt der Schneider Besatz. Beim Smoking nimmt er dafür nicht den Oberstoff, sondern geriffelten Seidenrips oder Satin.

Brustabnäher

→ Bei den meisten Sakkos geht von den Seitentaschen eine Naht senkrecht nach oben, links endet sie kurz unter der Brusttasche. Das sind die Brustabnäher. Mit ihnen wird das Sakko tailliert.

Crochetnaht

→ Der Übergang zwischen Revers und Kragen heißt Crochetnaht. Je nach Schnitt und Stil des Sakkos kann sie steil ansteigen oder eher in die Waagerechte tendieren. Kenner wissen: Je steiler und höher die Crochetnaht, desto aufwendiger war das Sakko in der Herstellung.

Einlage

→ Mit der Einlage wird der Anzug nicht zum Gesellschafter einer GmbH. Gemeint ist eine am fertigen Sakko unsichtbare Stoffschicht (meistens Leinen, manchmal mit eingewebtem Rosshaar) zwischen Oberstoff und Futter. Die Einlage sorgt dafür, dass sich das Revers elegant rollt.

Futter

→ Das Futter ist der seidige Stoff an der Innenseite und in den Ärmeln. Es dient zur Zierde und erleichtert das Anziehen des Sakkos. Bei manchen Sommeranzügen wird es am Rücken weggelassen, um das Teil luftiger zu machen.

Tasche

→ Das Sakko hat normalerweise drei Außentaschen. Zwei große in Hüfthöhe und eine kleine über der Brust (immer auf der linken Seite). Die großen Taschen werden in der Regel mit Klappen gearbeitet (manchmal auch Patten genannt), die Brusttasche meistens ohne.

Kragen

→ An der Crochetnaht geht das Revers in den Kragen über. Er wird aus einem Extrastück Stoff zugeschnitten und in Form gebügelt. Bei guten Sakkos ist er mit Filz unterlegt. Wichtig: Seine Innenseite muss ganz glatt sein, der Stoff darf sich in der Halsrundung nicht wellen.

Paspeltaschen

→ Wenn Sie die Klappen in die großen Taschen reinstecken, wird am oberen und unteren Rand der Tasche ein ganz schmaler Stoffstreifen sichtbar: die Paspel. Sie ist der Saum der Tasche.

Revers

→ Die vordere Kante des Sakkos biegt sich nach oben hin um und wird dann eckig abgeschnitten. Dieser umgedrehte Teil nennt sich Revers, manchmal auch Fasson. Wenn es wie beim Zweireiher in einer Spitze ausläuft, reden wir von einem steigenden Revers, beim Einreiher von einem fallenden Revers.

Schlitz

→ Der an der Hose ist nicht gemeint. Sondern vielmehr die Schlitze am Sakko. Entweder gibt es zwei Seitenschlitze oder einen in der Mitte – es sei denn, das Sakko kommt ohne aus. Seitenschlitze gelten als englisch, der Mittelschlitz als amerikanisch. Ohne Schlitze schneidern vor allem die Europäer.

Umschlag

→ Die Hose von Anzug und Kombination wird meistens mit Umschlag getragen, also mit umgeklapptem Stoff am Saum. Umschläge sehen nicht nur gut aus, sie beschweren das untere Ende der Hose auch ein wenig. Dadurch fällt das Beinkleid besser. Beim Smoking sind Umschläge tabu.

Welcher Anzug soll's denn sein?

Was ein Anzug ist, wissen wir jetzt. Das sagt uns aber noch nichts darüber, wie wir das Angebot sortieren sollen. Denn wenn Sie im Laden sagen, dass Sie einen Zweireiher suchen, dann hilft das dem Verkäufer wenig. Er muss mehr wissen, um Ihnen das Richtige anbieten zu können.

Bis vor wenigen Jahren teilten sich die Anzüge in drei Gruppen auf: englisch, europäisch, amerikanisch. Diese Kategorien haben wegen der Globalisierung leider fast komplett ausgedient. Denn das Anzugangebot gleicht sich mittlerweile überall fast bis aufs Haar, egal ob Sie in London, Mailand oder New York shoppen. Die alten Unterschiede gelten nur noch in der obersten Preislage bei handgemachten Teilen. Die Einteilung heißt heute: klassisch, modisch oder handgemacht.

Klassisch

Als klassisch bezeichnet der Handel Ein- oder Zweireiher mit zwei Seitenschlitzen, leichter Taillierung und wenig Schulterpolstern. Die Hosen dazu haben meist zwei oder vier Bundfalten (also eine oder zwei je Hosenbein) und Gürtelschlaufen. Wenn das Teil aus deutscher Produktion stammt, fällt das Sakko etwas kastiger aus (da die Teutonen einen leichten Oversized-Look vorziehen). Briten und Italiener arbeiten etwas mehr auf Figur.

Modisch

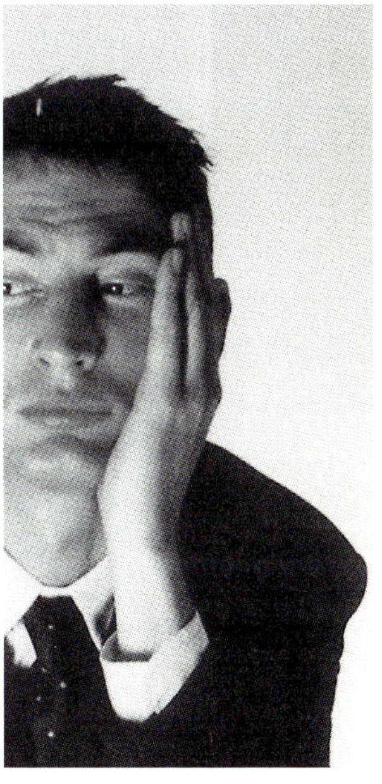

Modisch ist immer das, was gerade im Trend ist. In den Neunzigern waren das körpernah geschnittene Anzüge, hoch geknöpft mit schmalen Revers, Mittelschlitz und Hosen ohne Bundfalten. Ab dem Jahr 2000 wurden die Revers wieder etwas breiter und die Hosen dank der Bundfalten wieder voller im Bein.

Die Sakkos im modischen Sortiment sind heute generell weicher und weniger strukturiert, sie tragen sich mehr wie eine bequeme Strickjacke. Zum modernen Anzug wird neben Hemd und Krawatte auch T-Shirt getragen oder ein Hemd in auffälligen Farben ohne Binder.

Handgemacht

Was hat handgemacht damit zu tun, wie der Anzug aussieht? Eine ganze Menge. Wir nennen die drei wichtigsten Merkmale.

Erstens: Da handgemachte Kleidung teuer ist, soll sie länger getragen werden. Modisches Design ist hier deshalb nicht gefragt, zu schnell wäre das Verfallsdatum erreicht. Zweitens können sich junge Leute die handgeklöppelten Teile meist noch nicht leisten, deshalb sollen die Stoffe die ältere Zielgruppe ansprechen. Farben und Muster fallen dementsprechend eher zurückhaltend aus. Drittens finden wir beim handgearbeiteten Anzug Details, die nur ein Schneider mit Nadel, Faden und Bügeleisen hinkriegt. Einige davon sieht nur der Experte, spüren kann die Handarbeit aber jeder, der so ein Teil probiert.

Modisch oder klassisch – Welcher Anzug ist richtig für mich?

Bevor Sie ins Geschäft rennen, müssen Sie sich über eines klar werden: Welcher Anzug ist richtig für Sie? Gemeint ist nicht Einreiher oder Zweireiher, sondern der Stil. Klassisch oder modisch? Das können Sie nur beantworten, wenn Sie Ihre Stilwelt kennen. Wer sich darüber noch nie Gedanken gemacht hat, sollte sich ein paar einfache Fragen stellen: Wie will ich aussehen, was möchte ich darstellen, in was für Klamotten laufe ich am liebsten herum, wer ist mein Vorbild in Sachen Mode?

Der eine sieht sich in einem coolen Loft in New York, der andere schwärmt für mediterrane Lebensart. Ein Dritter wäre gern ein englischer Lord, wohingegen Kandidat Nummer 4 am liebsten Party macht und von einem Job bei MTV träumt. Und dann gibt es auch noch den Normalo, der sich nur für Arbeit, Familie, Haus und Auto interessiert.

Der Typ mit dem Loft sollte sich Modisches von einem Newcomer aus Antwerpen zulegen, der Freund von Carpaccio und Chianti holt sich ein handgemachtes Teil von einer italienischen Manufaktur, der Englandfan einen klassischen Nadelstreifen aus dem Land der Teetrinker, und der zukünftige Video-Ansager geht im Anzug von H & M zum Casting. Mr. Durchschnitt braucht das alles nicht. Er holt sich einfach was aus dem Kaufhaus.

Das Traumpaar – Sakko und Hose

In den Nineties war sie bei jungen Leuten völlig out: die Kombination aus Sportsakko (oder Blazer) und Flanellhose. Gegen die coolen neuen Anzüge wirkte diese

Paarung irgendwie nur noch bieder und altbacken. Doch als das neue Jahrtausend da war, erschien sie wieder in den Modejournalen zusammen mit den lange belächelten Karos. Heute ist die Kombi wieder voll im Trend.

Drei Arten von Sakkos eignen sich dafür. Die authentische Tweedjacke aus England, das elegante italienische Sakko und der Blazer. Die Tweedjacke ist sozusagen das Original, die Briten haben sie mal als Weekend-Outfit erfunden. Die Italiener machten das Landei stadtfein, indem sie den rauen Tweed gegen feines Kammgarn, Kaschmir oder Leinen austauschten. Da der zweireihige Blazer ursprünglich bei der Marine zu Hause war, kommt er meist in Dunkelblau daher. Die einreihige Variante diente ursprünglich als Clubuniform bei Rudervereinen, deswegen wird sie oft aus verrückt gestreiften Stoffen geschneidert. Beide Blazertypen glänzen häufig mit Goldknöpfen.

Der große Vorteil der Kombination ist ihre Vielseitigkeit. Denn ein und dasselbe Sakko wirkt mit jeder Hose ganz anders. Beispiel dunkelblauer Blazer. Das Teil, einreihig oder zweireihig geschnitten, kann mit diesen Hosen getragen werden: dunkelgraue Wolle, hellgrauer Flanell, beigefarbener Gabardine, Khaki-Chino, weinroter Cord, hellblaues Moleskin, rosa Twill oder Denim. Das ergibt acht Looks mit einem Sakko! Und wir haben noch lange nicht alle Farben durchgespielt.

Tweed bietet noch mehr Möglichkeiten. Schließlich gibt es das rustikale Streichgarngewebe in zahllosen Farben und Dessins. Das potenziert die Kombi-Möglichkeiten mit den Hosen. Aber Vorsicht: In einfallslosen Zusammenstellungen kann so ein kariertes Tweedteil reichlich bieder aussehen. Das gilt auch für den Marineblazer mit Goldknöpfen. Wenn Sie nicht aufpassen, sehen Sie damit aus wie die Karikatur eines Playboys. Das passiert garantiert nicht, wenn Sie unsere Tipps zur perfekten Kombination beherzigen:

Tipps für die perfekte Kombination

1. Bei Tweed authentische Teile kaufen

Ob nun aus dem Secondhandladen oder vom englischen Herrenausstatter – Tweedsakkos müssen authentisch sein. Pseudo ist bei den Teilen ganz fatal. Authentisch bedeutet leicht tailliert, Schlitz (in der Mitte) oder Schlitze (an den Seiten), drei Knöpfe aus Horn, leicht angeschrägte Taschen. Der Stoff ist rau und so hart im Nehmen, dass Sie ihn im Leben nicht abnutzen.

2. Vorsicht mit Anzugjacken

Im Prinzip ist nichts dagegen zu sagen, eine graue Anzugjacke zur Chino oder schwarzen Wollhose anzuziehen. Traditionalisten schütteln da zwar den Kopf, als moderne Version der Kombination ist so was aber okay. Aber Vorsicht bei Nadelstreifen, die wirken so businessmäßig, dass sie zu einer Casualhose überhaupt nicht aussehen. Deshalb die Faustregel: Einfarbige Stoffe und Karos sind problemlos zu kombinieren, Streifen dagegen gefährlich.

3. Das sieht spießig aus!

Was ist spießig, was nicht? Darüber lässt sich lange streiten. Über die folgenden Punkte gibt es aber keine Diskussion: zweireihige Karosakkos, Blazer in Petrol, Senfgelb und Dunkelviolett, nagelneue Tweedjacken mit Lederflicken an den Ellenbogen, eingestickte Wappen auf Blazer-Brusttaschen, blaue Schalkragenstrickjacken mit Goldknöpfen. Nicht spießig, aber potenziell bieder sind Marineblazer mit dunkelgrauen Flanellhosen, seidene Halstücher, gelbe V-Ausschnitt-Pullover und weiß abgesetzte Hemdkragen.

Checkliste für den Anzugkauf

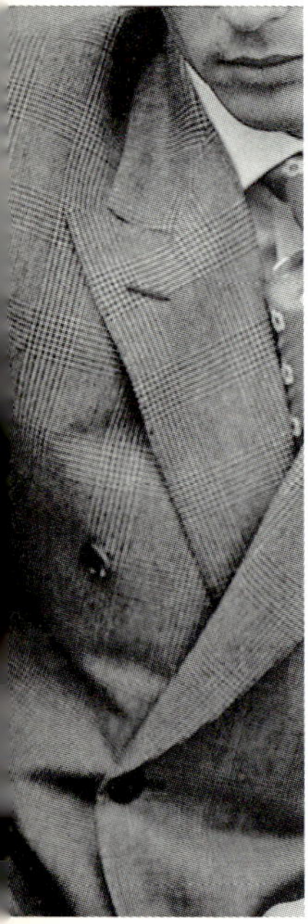

Je genauer Sie Ihren Bedarf kennen, desto besser. Deshalb sollten Sie erst auf Shoppingtour gehen, wenn der Traumanzug vor dem inneren Auge sichtbar geworden ist. Wenn Sie sich mit diesen Fragen ins Gebet genommen haben, ist das garantiert der Fall:

1. Wann will ich ihn tragen?

Ist der Anzug Berufskleidung (denn Sie sind Banker oder Bestatter)? Oder besteht Anzugbedarf, weil Sie zu einer Hochzeit eingeladen sind? Gilt es Dresscodes zu beachten?

Antwort: Wer den Anzug im Job tragen muss, braucht was Klassisches in dunklen Blau- oder Grautönen. Auch unauffällige Muster sind okay.

2. Ist er für draußen oder drinnen?

Sitze ich in einem überheizten Büro oder einem zugigen Altbau? Muss ich mich beim Job viel bewegen oder werkele ich nur mit dem Kopf? Bin ich öfter draußen unterwegs oder verläuft der Arbeitsweg Wohnung – Auto – Büro – Auto – Wohnung?

Antwort: Stubenhocker sollten was Leichtes bis Mittelschweres nehmen. Wer ständig rein- und rausmuss, braucht eine mittlere Gewichtsklasse. Wichtig: Das Gewebe sollte locker und offen gewebt sein, das macht es luftdurchlässiger.

3. Wie oft will ich ihn anziehen?

Ist er für jeden Tag ins Büro oder für einmal in der Woche zum Ausgehen? Trage ich ihn ein einziges Mal bei der eigenen Hochzeit oder will ich damit bei einer Quizsendung auftreten?
Antwort: Je feiner der Stoff, desto empfindlicher. Das heißt umgekehrt: Je seltener das Teil zum Einsatz kommt, desto weniger muss es abkönnen. Wer den Anzug also nur einmal im Monat trägt, darf zum kapriziösen Luxus-Zwirn greifen.

4. Wie viele Anzüge habe ich schon, wie viele werden es sein?

Erstehen Sie den Anzug zusätzlich zu drei Dutzend Outfits, die schon im Schrank hängen, oder besitzen Sie noch gar keinen? Brauchen Sie ein Allround-Teil oder werden noch weitere dazukommen?

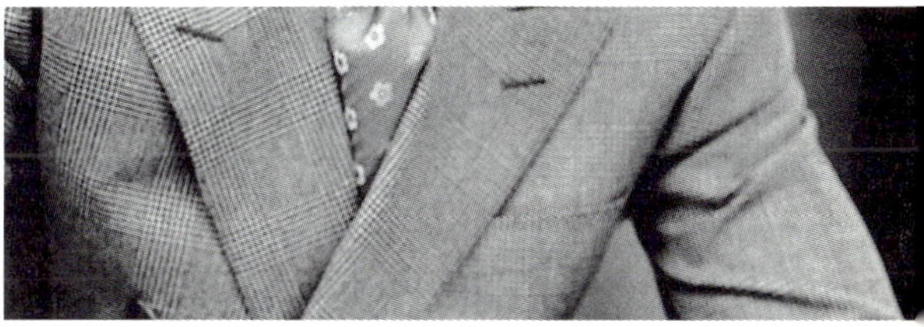

Antwort: Wer täglich Anzug trägt, braucht auf die Dauer fünf Stück, vorausgesetzt, er will jeden Tag ein anderes Outfit. Sonst tun es auch drei Teile. Bis die zusammen sind, sollten vielseitige Grundtöne auf der Einkaufsliste stehen. Danach kann es auch mal ein reiner Sommeranzug sein, aus Baumwolle oder Leinen. Oder ein Smoking.

5. Was kann und will ich anlegen?

Muss jeder Euro dreimal umgedreht werden oder können Sie einen Lottogewinn verpulvern? Kostet Ihre Anzugsammlung den Nachwuchs das Studium oder spielt Geld keine Rolle? Mit anderen Worten: Müssen Sie Kompromisse machen oder darf es vom Feinsten sein?
Antwort: Wer Klassik sucht, sollte immer versuchen, maximale Qualität fürs Geld zu bekommen. Das geht am besten im Ausverkauf beim Edelausstatter oder im Exklusiv-Secondhand. Für das mikroskopische Budget ist der Sale im Kaufhaus noch besser. Wer auf modische Eintagsfliegen aus ist, kommt am billigsten weg, da tut es z. B. H & M.

6. Brauche ich ihn sofort, bald oder in drei Monaten?

Muss ich in dem Teil morgen beim Vorstellungsgespräch glänzen oder geht es um das Outfit für Omas goldene Hochzeit im nächsten Herbst? Müssen Sie den Anzug in der Viertelstunde bis Ladenschluss finden oder ist Zeit für eine Sonderbestellung?

Antwort: Zeitdruck macht nervös und zwingt zu faulen Kompromissen. Deshalb so früh wie möglich auf die Suche gehen, dann können Sie in Ruhe das Angebot vergleichen oder sogar Maßkonfektion bestellen. Ist die Deadline schon bedrohlich nah, ab zum gut sortierten Ausstatter. In seinem Angebot werden Sie am ehesten auf Anhieb fündig.

7. Wo werde ich am besten beraten?

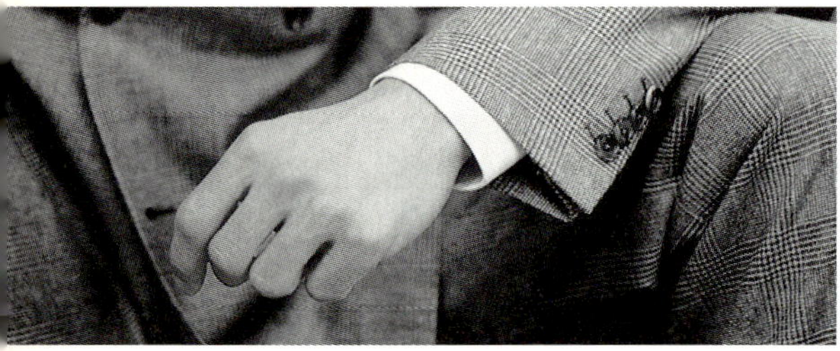

Gibt es in Ihrer Nähe ein gutes Fachgeschäft in der passenden Preislage? Oder nur einen Luxusausstatter für Millionäre? Sind die Verkäufer im besten Haus am Platze inkompetente Nervensägen oder haben sie was drauf?

Antwort: In der Wupper wird man nie ein Nugget finden und in der Modewüste keinen guten Anzug. Provinzler kommen deshalb um die Einkaufsreise nicht herum. Je nach Lage des Wohnorts kann dafür auch das benachbarte Ausland angesteuert werden. Rheinländer zieht es beispielsweise nach Antwerpen, Bayern nach Mailand.

8. Wen kann ich zum Shoppen mitnehmen?

Ist der beste Freund eine Niete in Sachen Styling? Nervt der Kollege durch Besserwisserei und dumme Kommentare oder sind Sie mit einer Freundin gesegnet, die wirklich Ahnung von Mode hat? Fragen Sie sich vor allem: Gönnen es Ihnen die Berater, wenn Sie am Ende besser aussehen?

Antwort: Zu zweit shoppen kann die Hölle sein, wenn der Begleiter weder Lust noch Ahnung hat. Deshalb nur jemanden mitnehmen, der geschmacklich auf der gleichen Wellenlänge liegt und zum Bummeln Zeit und Lust hat. Sonst rät er irgendwann aus Genervtheit zum Kauf, nur um endlich aus der Boutique rauszukommen.

Looks und Styling

Looks gibt es natürlich auch bei Anzügen. Hier die drei wichtigsten für den Anzug aus dem klassischen Sortiment:

1. Global Player

In der VIP-Lounge am Airport ist jeden Tag Modenschau. Auf dem Laufsteg Business-Looks aus aller Welt. Die Provenienz des Outfits ist meistens leicht zu erkennen. Jedenfalls dann, wenn das Styling typisch ist – typisch deutsch, englisch oder italienisch. Schwierig wird es erst, wenn die Kandidaten im Look der Global Player daherkommen. Ihn pflegen Vielflieger, die überall gut angezogen sein müssen. Ob nun in New York, Singapur, Moskau oder Zürich, bei Kälte, Regen oder Hitze. Ihr Erfolgsrezept: Ia-Stoffqualität, diskrete Farben, neutraler Schnitt.

Einreiher mit zwei Seitenschlitzen, keine Weste.

→ **Schnitt:** Sakko mit schmaler Silhouette, klarer Schulterlinie, leicht tailliert. Elegante Hosen, gerade geschnitten, mit zwei Bundfalten (eine je Hosenbein) und Gürtelschlaufen.

→ **Stoff:** Feines Kammgarn in Mittelgrau oder Taubenblau, wenn überhaupt gemustert, dann extrem dezent.

2. Business à la Italia

Ein Mythos sei vorweg gekillt: Stilbewusste Italiener lassen sich nie in Versace blicken. Der italienische Business-Look ist grundsätzlich extrem konservativ. Pfiff und Raffinesse stecken in Details, die nur Eingeweihte sehen: handgenähte Knopflöcher, Futter aus reiner Seide. Also Understatement pur. Und noch was muss gesagt werden: Italien liebt in Sachen Mode «made in England». Deswegen stammt der edle Zwirn ganz oft von englischen Webstühlen in Huddersfield.

Einreiher ohne Weste oder Zweireiher (mit Seitenschlitzen oder auch ohne).

→ **Schnitt:** Körperbetont, natürliche Schultern, schmale Hüften. Elegante Hosen mit Gürtelschlaufen und zwei Bundfalten.

→ **Stoff:** Anthrazit oder dunkelblau, schwarzes Seidenfutter oder halb gefüttert.

3. Klassisch britisch

James-Bond-Fans sind regelmäßig enttäuscht, wenn sie das erste Mal nach London kommen: Die Männer sehen ja gar nicht alle so aus wie Pierce Brosnan! Stimmt, der Durchschnittsengländer glänzt nicht gerade durch einfallsreiches Styling oder weltmännische Eleganz. Die Formel für das Outfit lautet nämlich bei 90 Prozent der Briten: Dunkelblauer Anzug, hellblaues Hemd, dunkelblaue Krawatte und schwarze Schuhe. Einziger Lichtblick sind die Sloane Rangers mit ihren gelben Hosenträgern und grell gestreiften Hemden sowie die paar Snobs, die sich noch einen vernünftigen Schneider leisten. Sie zeigen uns den klassisch britischen Look:

Einreihiger Anzug mit Weste oder Zweireiher. Der Einreiher oft mit langem Mittelschlitz, beim Zweireiher meistens Seitenschlitze.

→ **Schnitt:** Sanduhrförmig, also abgerundete Schultern, stark tailliert und betonte Hüften durch rockartig ausgestellte Schöße. Die Hosen beginnen in der Taille und enden in Knöchelhöhe, vom Bund zum Saum laufen sie trichterartig zu. Das leicht ausgebeulte Beinkleid hängt an farbigen Trägern aus Filz.

→ **Stoff:** Dunkelblau mit weißen Nadelstreifen, das Futter leuchtet knallrot.

4. Modernes Anzugstyling

Der belgische Designer Stijn Helsen entwirft Mode im klassischen Gewand. Seine Anzüge sind deshalb beim jungen Business-Einsteiger genauso beliebt wie beim verwöhnten Klassik-Anhänger. Als Sprössling einer alten Schneider- und Ausstatterfamilie ist Stijn Helsen mit Nadel und Faden aufgewachsen, die schneidermäßige Verarbeitung seiner Kollektionen ist ihm besonders wichtig. Sein Tipp fürs Anzugstyling: «Ein moderner Anzug muss ein Allroundtalent sein. Im Büro tragen Sie ihn mit Hemd und Krawatte, zum Ausgehen oder am Wochenende mit offenem Kragen oder T-Shirt. Das geht nur, wenn er weich und natürlich geschnitten ist und sich total Ihrer Persönlichkeit unterordnet.»

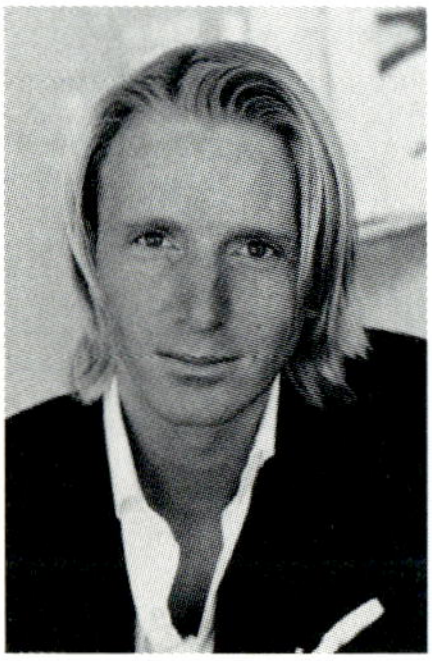

Der Anzug auf dem Prüfstand

Im Schaufenster sieht er toll aus. Aber was taugt er im Alltag? Und vor allem: Ist er sein Geld auch wert? Sie müssen kein Hellseher sein, um das herauszufinden. Es reicht schon, den Anzug genau unter die Lupe zu nehmen und die richtigen Fragen zu stellen.

Die Einstiegsfrage: Wer oder was steht auf dem Label?

Was wohl, natürlich der Name des Produzenten. Irrtum! Die meisten Etiketten nennen nur den Namen der Firma, die den Anzug vertreibt. Nur ganz selten finden wir dort auch den Schriftzug des eigentlichen Konfektionärs. Es macht aber Sinn, Anzüge von dem zu kaufen, der sie schneidert. Dann wissen Sie erstens, wo die Teile herkommen, und sparen zweitens die saftige Marge der Zwischenhändler (sprich der Designerlabels, die nur herstellen lassen).

Wo kommt der Stoff her?

Oft finden wir an der Innenseite des Sakkos mehrere Labels. Eines davon nennt die Marke, ein anderes weist meistens auf die Herkunft des Stoffs hin: «Woven on the British Isles» kann da genauso prangen wie der Name einer italienischen Weberei oder der eines Tuchgroßhändlers. Schwammige geographische Angaben haben wenig Aussagekraft, bekannte Namen wie Loro Piana oder Scabal versprechen dagegen Qualität.

Was ist es für ein Stoff?

Einen Anzug aus Kunstfaser hängen Sie bitte gleich wieder zurück auf die Stange. Wenn Sie auf Synthetik stehen, schneidern Sie sich lieber was aus alten Plastiktüten, so ein Outfit kostet wenigstens nichts. Ansonsten kommen aber nur natürliche Fasern wie Wolle, Baumwolle, Leinen, Seide oder Kaschmir infrage.

Das Mindeste, was man bei Wolle erwarten darf, ist der Hinweis «Reine Schurwolle». Das bedeutet, der Stoff wurde aus frisch geschorener Wolle gewebt und nicht aus recycelten Faserresten und Altkleidern. Genau das bedeutet nämlich das zum Verwechseln ähnliche Prädikat «Reine Wolle».

Die Aussagen «Wolle und Kaschmir» oder «Wolle und Seide» rechtfertigen ohne Prozentangabe keinen höheren Preis. Denn der Anteil der edlen Fasern ist oft verschwindend gering, er kann sich beispielsweise auf den Faden des Nadelstreifens beschränken.

Woraus besteht das Futter?

Synthetikfasern wie Nylon sind beim Futter absolut tabu, es sei denn, Sie wollen sich überflüssige Pfunde runterschwitzen. Besser ist atmungsaktive Viskose.

Lassen Sie sich nicht von dem Begriff «Bemberg-Seide» blenden. Das ist zwar ein sehr schöner Futterstoff, mit Seide hat er aber nichts zu tun. Bemberg ist ein Gewebe auf Zellulosebasis, das sich lediglich wie Seide anfühlt.

Naturfreunde sehen Bemberg-Futter übrigens gar nicht gern, weil seine Herstellung nicht gerade umweltfreundlich ist.

Echte Seide wird bei Kleidung von der Stange so gut wie nie als Futterstoff verwendet, wenn doch, steht irgendwo «Reine Seide».

Wie ordentlich ist das Teil verarbeitet?

Ein wichtiger Qualitätstest in jeder Preislage: das Niveau der Verarbeitung. Das kann gut an der Hose abgelesen werden, denn da verbirgt kein Futter das Innenleben. Am besten das Beinkleid auf links drehen und checken, wie ordentlich Nähte und Säume aussehen.

Die besseren Hosen sind meistens bis zum Knie gefüttert, natürlich mit Baumwolle oder Viskose und nicht etwa Nylon. Der Bund ist innen schön mit Futterstoff ausgekleidet, die Taschenbeutel sind solide aus Baumwolle gearbeitet, und es gibt einen Riegel, der sich innen festknöpfen lässt. Ganz pauschal gilt: Je liebevoller und detailreicher die Hose von innen ausgestattet ist, desto besser die Gesamtqualität des Anzugs. Wenn die Hose eines unverkauften Anzugs nicht versäumt ist, stellt das übrigens keinen Mangel dar. Im Gegenteil, bei besseren Anzügen ist das sogar üblich. Denn die Länge muss fast immer individuell angepasst werden, wozu dann erst die Hose unten umnähen?

Wie verlaufen die Muster?

Heimwerker kennen es vom Tapezieren: Muster machen mehr Arbeit. Schließlich sieht es blöd aus, wenn ein breiter Streifen nicht gleichmäßig rechts und links vom Türrahmen verläuft. Das genau auszutüfteln ist schwierig. Genauso ist es beim Anzug mit Streifen: Die sollen nämlich ohne Abweichung über die Brusttasche verlaufen, die Klappen der Seitentaschen passen optimal ins Musterbild. Bei Karos müssen die waagerechten Balken zwischen Ärmeln und Brust aneinander stoßen. Perfekt kriegen das nur Firmen hin, bei denen von Hand zugeschnitten und genäht wird. Deshalb gilt die Faustregel: Je genauer die Dessins zusammenpassen, desto besser der Anzug.

Geklebt oder pikiert?

Damit das Sakko an der Brust Form bekommt und sich das Revers schön rollt, muss der Stoff vorn durch eine Einlage aus Leinen verstärkt werden. In der unteren und mittleren Preislage wird sie mit dem Stoff verklebt. Von der gehobenen Mittelklasse an aufwärts wird die Einlage dagegen mit dem Oberstoff vernäht, der Fachmann sagt «pikiert». Dadurch bleibt das Sakko vorn schön weich, der Stoff kann besser atmen und locker fallen.

Pikiert wurde früher von Hand, heute gibt es dafür Maschinen. Die erledigen das genauso gut, nur viel schneller. Ob die Einlage pikiert wurde, können Sie ganz leicht erkennen. Unter den Revers sehen Sie bei feinen Stoffen die winzigen Pikierstiche, in Taillenhöhe ist die Einlage zwischen Innenfutter und Oberstoff als dritte, lose Stoffschicht ertastbar. Also, Augen auf und zugegriffen!

Was sind das für Knöpfe?

Den Anzug der gehobenen Qualität schließen wir mit Knöpfen aus Naturmaterialien wie Büffelhorn, Steinnuss oder Perlmutt. Auf niedrigerem Niveau muss das Imitat aus Plastik reichen. Es kann verblüffend echt ausfallen, täuschen muss es Sie aber nicht. Denn beim echten Horn- oder Steinnussknopf sehen Sie am Rand feine Riffelungen.

Handgenähte Knopflöcher?

Bei teuren Sakkos darf der Kunde von Hand umsäumte Knopflöcher erwarten, sonst fehlt dem teuren Stück das Sahnehäubchen. Und wie erkennt man so ein Wunderwerk?

Stellen Sie sich vor, wie Knopflöcher gemacht werden. Beim Anzug aus dem Kaufhaus stichelt die Maschine erst die Kontur des Lochs, dann wird es aufgeschnitten. Diese Reihenfolge können Sie bei genauem Hinsehen an der faserigen Schnittkante erkennen.

Beim handgemachten Anzug geht es umgekehrt. Das Auge des Knopflochs wird mit einem Eisen ausgestanzt, der Schlitz aufgeschnitten und erst dann der Rand umsäumt. Dazu braucht es viele Stiche mit Knopflochseide, bei feinen Stoffen mehr als bei groben.

Sonst noch was von Hand gestichelt?

Eins ist klar: Auch ein Fabriksakko macht ziemlich viel Arbeit. Da gibt es keine Maschine, die vorn den Stoff schluckt und hinten das fertige Teil ausspuckt. Doch beim

Billighersteller sind die Abläufe vereinfacht und rationalisiert, Zeitverlust ist in der knappen Kalkulation nicht drin.

In der Manufaktur geht es natürlich auch nicht mehr zu wie vor 100 Jahren, dennoch bremsen tausend kleine Handgriffe ständig das Tempo. Und jeder Mitarbeiter muss sich mächtig konzentrieren, um nicht zu patzen. Vor allem bei den Nähten, die dem Anzug den letzten Schliff geben. Wir finden sie an der vorderen Kante des Revers oder als Zierstiche an der Brusttasche und den Außennähten. Je mehr von Hand gestichelt wurde, desto teurer das Teil.

Für mehr Stoff-Kompetenz: Das Textil-Abc

Ausrüstung

→ Der Stoff will mit der Ausrüstung nicht auf eine Bergtour gehen, die Rede ist vom abschließenden Veredelungsprozess. Er sorgt für Glanz und schönen Griff, kann das Gewebe bügelfrei machen oder ungenießbar für Motten.

Bindung

→ Der Rhythmus, in dem Kette und Schuss miteinander verkreuzt werden. Es gibt drei Grundbindungen, von denen sich alle anderen Webarten ableiten lassen: Leinwandbindung, Köperbindung und Atlasbindung.

Garn

→ Garn spinnen heißt hier nicht flunkern, gemeint ist das Zusammendrehen von Fasersträngen. Je nachdem, ob sich zwei oder vier Faserstränge vermählen, heißt das Garn zweifach oder vierfach. Zudem wird noch nach Drehrichtung der Faserstränge (rechts oder links) unterschieden.

Kammgarn

→ So heißen Fäden, die aus besonders feinen und langen Fasern gesponnen werden. Kammgarn nennen sich auch die aus diesem Garn gewebten Stoffe. Wegen der Länge der Fasern sind Kammgarngewebe besonders glatt und knitterresistent.

Kette und Schuss

→ Ein Gewebe entsteht durch das Verkreuzen von Längs- und Querfäden (siehe

Bindung). Die straff gespannten Längsfäden heißen Kette, die Querfäden Schuss. Grund: Der Querfaden wird in einem festgelegten Rhythmus über oder unter der Kette «durchgeschossen».

Mikrometer

→ Die heute übliche Maßeinheit für die Stärke von

Fasern und Garn. 1 Mikrometer = $^1/_{1\,000\,000}$ Meter.

Die Fasern der Merinowolle messen bis zu 24,5 Mikrometer, feinste Kaschmirfasern sogar nur 14 bis 16 Mikrometer. Früher war statt Mikrometer der Begriff Micron gebräuchlich, er bedeutet zahlenmäßig dasselbe.

Reine Schurwolle

→ Auf dem Etikett im Anzug sollte das auf jeden Fall stehen. Reine Schurwolle ist nämlich vom lebenden Schaf geschorene Wolle, die erstmals verarbeitet wird. «Reine Wolle» reicht nicht, denn die wird nur aus Produktionsabfällen und Lumpen recycelt.

Streichgarn

→ Streichgarn wird aus kurzen bis mittellangen Fasern gesponnen. Da die nie ganz parallel und glatt zusammengedreht werden können, wirkt das Garn haariger und voller. Typische Streichgarnstoffe sind Tweed, Cheviot oder Saxony.

Stoffgewicht

→ Das Gewicht des laufenden Meters Stoff (gemessen an einer 1,5 m breiten Stoffbahn). Als leicht gelten Stoffe unter 200 g, 300 g liegen im mittleren Bereich, 400 g und mehr sind Schwergewichte. Für einen Anzug braucht der Hersteller etwa 3,5 m der gewünschten Ware, 200 g Unterschied pro Meter fallen da spürbar ins Gewicht.

Super-100

→ Laut Internationalem Wollsekretariat heißt ein Stoff «Super-100», wenn sein Garn aus Fasern von 18 bis 18,9 Mikrometer Durchmesser gesponnen wurde. Viel Fasern dieser Stärke ergeben mehr Garn- und Stoffgewicht, wenig Fasern leichtes Garn und leichte Gewebe. Super-100 steht also nicht automatisch für Sommerstoffe. Deshalb lieber fragen, was der betreffende Zwirn auf die Waage bringt.

Zwirn

→ «Heißer Zwirn» sagen wir zu einem verschärften Stoff. Eigentlich ist Zwirn aber nur ein Faden. Er entsteht durch das Verdrehen von mehreren Garnen, die zusammen mehr Spannkraft haben und weniger knittern.

Stoffkult, Kultstoffe: Kiton

Lust auf Luxus? Dann kommen Sie um Kiton nicht herum. Das Kultlabel aus Neapel liefert handgeschneiderte Anzüge vom Feinsten aus den besten Stoffen der Welt. Dass die nicht zum Discountpreis zu haben sind, dürfte klar sein. Doch wer schaut schon auf den Euro, wenn er sich was Besonderes gönnen will? Immerhin bekommen Sie für Ihr Geld ein Unikat. Denn der Zwirn wird exklusiv für den süditalienischen Edelschneider gewebt. Ciro Paone, Gründer und Inhaber der Kultmarke, erklärt, warum: «Erstens sollen Sie bei mir immer etwas Unverwechselbares bekommen, egal ob Sie nun einen Anzug aus Kaschmir, Baumwolle oder Leinen kaufen. Zweitens sind die normalen Qualitäten nicht gut genug für mich. Wenn eine Weberei mich beliefern will, muss sie sich mehr als für jede andere Manufaktur anstrengen. Dadurch entstehen immer wieder Stoffe, die es vorher noch nie gab.» Die edlen Gespinste tut Ciro Paone bei Expeditionen nach Schottland und England auf, die der leidenschaftliche Autofahrer mit seinem deutschen Repräsentanten und Freund Harry Breidt regelmäßig unternimmt.
Für ihre Fundstücke können sich die beiden Stoff-Freaks wie Kinder begeistern: «Fassen Sie diesen Gabardine mal an. 210 g pro Meter, so leicht gab es so eine Webart noch nie. Oder hier, ein Tropical von nur 160 g, das hat nur Kiton.»

Welche Größe für mich?

Viele Männer kaufen jahrelang Größe 52, bis sie irgendwann mal Maßkonfektion bestellen. Da erfahren sie nach dem Ausmessen, dass sie eine perfekte 102 sind. Schade, dass ihnen das vorher niemand gesagt hat. Deshalb erst korrekte Größe rausfinden, dann shoppen.

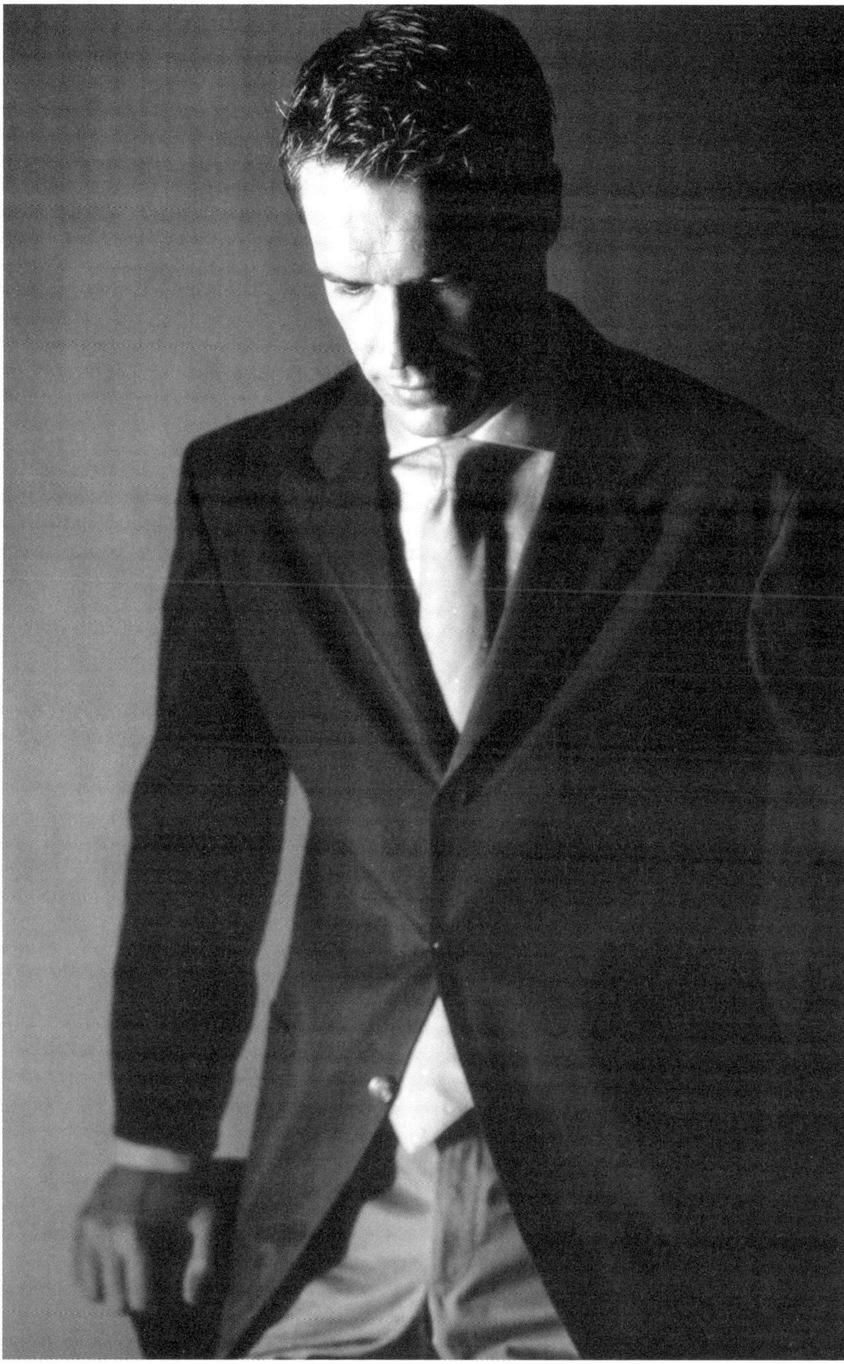

In der deutschen Konfektion richtet sich alles nach dem Brustumfang. Die Formel lautet: Halber Brustumfang = Konfektionsgröße. Aus einem Messwert von 100 cm errechnet sich demnach Größe 50. Aber nur, wenn Sie nicht größer oder fülliger sind als der Durchschnitt. Der Standard geht bei der 50 nämlich von 177 cm Länge und 88 cm Bundweite aus. Wer bei Brustumfang 100 cm 186 cm lang ist, braucht Größe 102. Wenn Sie beim gleichen Brustumfang 92 cm Bundweite statt der «normalen» 88 cm aufs Maßband bringen, verpasst Ihnen die Konfektion die Größe 25.

Bei den Briten und Amis geht das auf den ersten Blick einfacher. Die haben für jeden Brustumfang nur eine Größe, unsere 50 heißt bei denen 40. Unterschiedliche Körpergrößen und Figurentypen werden durch den Zusatz S, M oder L berücksichtigt. Wer also bei uns die 102 bekommen würde, müsste bei Marks & Spencer in London zu 40 L greifen, also der Langversion seiner Größe. Vorteil: Man muss sich nicht so viele Nummern merken. Nachteil: Der große Lange und der kleine Mollige haben ganz andere Proportionen als der Standard. Mit mehr oder weniger Sakkolänge ist ihnen nicht gedient. Das deutsche System ist für lange Kerls und stämmige Kampfkugeln deshalb besser geeignet.

So viel zur Theorie. In der Praxis sieht es aber so aus, dass jeder Hersteller seine eigenen Größen verwendet. Die Faustformel mit dem halben Brustumfang gilt dann zwar immer noch, aber wie sich Sakkolänge, Taillenweite oder die Ärmel dazu verhalten, ist eine ganz andere Frage. Deshalb passt uns eine Größe oft bei einem Label gut und bei dem anderen gar nicht. Da hilft nur Probieren, bis der am besten «passende» Hersteller gefunden ist. Der Handel teilt die Kompetenzen dabei so auf: Der italienische Schnitt ist perfekt für schlanke Idealfiguren, mit Obelix-Statur oder Schwarzenegger-Schultern sollten Sie sich besser an deutsche Labels halten.

Figur und Passform

Die Größe ist es nicht allein, die den Anzug passend macht. Ob er sitzt, hat auch sehr viel damit zu tun, wie wir gebaut sind. Denn selbst wenn die Größe rechnerisch stimmt, kann der Anzug trotzdem blöd an uns aussehen. Welcher Anzug zu welcher Statur passt, sehen Sie hier:

Figurentyp: Groß und schlank, gleichmäßige Proportionen.
Anzugtyp: Alles sieht gut aus.

Figurentyp: Klein bis mittelgroß, schlank, wohlproportioniert.
Anzugtyp: Freie Auswahl.

Figurentyp: Groß und breit, viele Muskeln.
Anzugtyp: Ein- oder Zweireiher, Hauptsache, dicht am Körper liegend, denn breite Schultern, breiter Brustkorb und schmale Hüften müssen nicht vorgetäuscht werden.

Figurentyp: Sumo-Ringer.
Anzugtyp: Auch der beste Maßschneider kann hier nichts verstecken. Ein- oder Zweireiher ist egal, Hauptsache, der Anzug erhöht das Volumen nicht noch zusätzlich durch Schulterpolster oder zu viel Länge und Weite.

Figurentyp: Kurz und breit, muskulös, aber nicht dick.
Anzugtyp: Schmale Einreiher und Zweireiher ohne Schulterpolster, die Hosen so kurz und schmal wie möglich.

Figurentyp: Danny de Vito.
Anzugtyp: Ein- oder Zweireiher, schmal geschnitten, Jacken und Hose lieber einen Tick kürzer, weil zu viel Länge optisch staucht.

Figurentyp: Kampfkugel.
Anzugtyp: Ein- oder Zweireiher, natürlich geschnitten, also ohne Schulterpolster, Hosen auf keinen Fall zu weit und lang.

Ein Tipp vom Altmeister

Ralph Anania, technischer Direktor bei der Manufaktur d'Avenza im norditalienischen Massa Carrara, ist absoluter Profi in Sachen Maßanzug. Mit sechs Jahren gab ihn seine Mutter in die Obhut des örtlichen Schneiders. Dort verdiente sich der kleine Ralph die ersten Lire für seine Bonbons, indem er heiße Kohlen in die Bügeleisen füllte, später durfte er mit Nadel und Faden aushelfen. Als er nach der Schule in die Lehre ging, beherrschte er sein Handwerk schon fast perfekt. Seit den Fünfzigern nimmt der Mode-Dino für d'Avenza bei VIPs aus Europa und den USA Maß und heimst nebenher auch noch reihenweise Design-Trophäen ein, zum Beispiel beim internationalen Modebusinessclub IACDE. Für den Anzug gibt der Altmeister folgende Passformtipps: «Die Schultern sind das Geheimnis. Wenn die zu sehr abfallen, wirken Sie müde und profillos. Eine klar definierte Schulterlinie verleiht dagegen Präsenz. Die Kontur erreichen wir bei einem handgeschneiderten Anzug nicht durch Polster, sondern durch Schnitt und Verarbeitung. Achten Sie bitte auch auf die Weite der Hosen, sie sollten beim Anzug nicht zu schmal sein.»

Das Hemd

Styling ist ein Mosaik: Wenn alles perfekt sein soll, muss jedes einzelne Element stimmen. Natürlich auch das Hemd. Leider wird es oft unterschätzt und vernachlässigt. Dafür gibt es viele Ursachen. Häufig ist zu hören: «Ich verbrauche so viele Hemden, was Teures lohnt sich nicht für mich.» Oder: «Ich habe einen starken Bartwuchs, der ruiniert nach kurzer Zeit den Kragen. Soll ich dauernd teure Hemden wegschmeißen?» Das mag ja alles richtig sein, aber wer kauft schon Billigreifen, bloß weil sie sich abnutzen? Davon abgesehen wird ein gutes Hemd durch die raue Stelle am Kragen nicht unbrauchbar. Im Gegenteil: Betrachten Sie die Kratzspur Ihres Bartes als Patina.

Natürlich kann nicht jeder 180 Euro oder mehr für ein Hemd hinlegen. Muss auch niemand. Es würde reichen, wenn die Summe ein bisschen über dem Durchschnitt liegt. Herr Mustermann berappt nämlich nur magere 10 Euro pro Hemd, das ist gerade mal der Gegenwert von drei Weizenbier im Biergarten. Etwas mehr müsste Ihnen das Hemd aber schon wert sein, wenn Sie Ihr Styling nach vorn bringen wollen. Nämlich mindestens das Zehnfache, also einen Hunderter. Aber das ist wirklich Minimum, richtig Freude haben Sie erst ab 100 Euro aufwärts. Doch die Investition lohnt sich, denn Sie werden besser aussehen! Aber nur, wenn Sie wissen, worauf es beim Hemdenstyling ankommt.

Das Wichtigste sind korrekte Kragenweite und Ärmellänge, wenn die nicht stimmen, geht der Look schnell daneben. Häufigstes Manko: Der Kragen ist zu weit, das Hemd sieht aus, als wäre es vom großen Bruder geliehen. Stylingfehler Nr. 2 ist die falsche Ärmellänge. Reicht sie nicht aus, schaut unterm Sakkoärmel keine Manschette hervor. Ihr Gegenüber wird denken, dass Sie ein spießiges Kurzarmhemd unter dem Anzug tragen. Ist die Länge dagegen zu großzügig bemessen, verschwindet die halbe Hand unter der Hemdenmanschette. Hat Liebling nicht nur die Kinder geschrumpft?

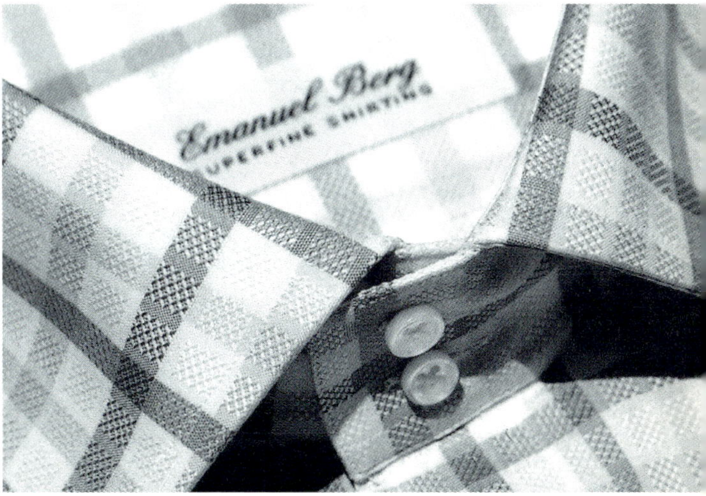

Neben der Weite des Kragens muss aber auch seine Form stimmen. Hier zeigt der Teutone traditionell deutliche Schwächen, denn er entscheidet sich in aller Regel zielsicher für die langweiligste Option. Aber warum? Die Auswahl ist doch so groß wie nie zuvor. Erstens hapert es an der modischen Allgemeinbildung. Wie viel der Kragen ausmacht, wissen nur wenige. Zweitens weigert Mann sich standhaft, auch nur mal zehn Minuten über sein Hemdenstyling nachzudenken: «Für so was habe ich keine Zeit.» Er muss sich nämlich den Kopf über den neuen CD-Player zerbrechen, und ein neues Auto steht demnächst auch an. Kein Wunder also, dass die Hemdenmuffel in Deutschland mit absoluter Mehrheit regieren. Höchste Zeit, das zu ändern. Unsere Stylingtipps bringen hoffentlich die ersehnte Wende:

Der ultimative Qualitäts-Check fürs Hemd

Worauf müssen Sie beim Hemdenkauf achten? Schwer zu sagen, denn bei vielen Merkmalen, die immer wieder genannt werden, geht es mehr um Optik als um Qualität. Und die meisten von ihnen finden wir nur in Preisregionen, die nichts mit dem Durchschnittsbudget zu tun haben. Bestes Beispiel: von Hand umsäumte Knopflöcher (ja, so was gibt es auch bei Hemden). Zwei Dinge gehören aber quer durch alle Preislagen zur Pflicht: ein Stoff, der nur minimal schrumpft, und sorgfältige Verarbeitung. Alles, was darüber hinausgeht, ist die Kür.

Ärmel

Unter dem Ärmel muss das Hemd Farbe bekennen – Durchschnitt oder Elite?

Beim Durchschnittshemd werden Rumpf und Ärmel in einem Schritt zusammengenäht, Seiten- und Ärmelnaht verlaufen in einem Stück durch. Bei der Elite wird erst der Rumpf zusammengefügt, dann der Ärmel eingesetzt. Das ist daran erkennbar, dass die Ärmelnaht ein Stück neben der Seitennaht verläuft. Und noch etwas sehen Sie nur bei handgemachten Hemden: Die Naht rund ums Armloch ist unter der Achsel minimal schmaler als auf der Schulter.

Pflicht oder Kür? Ein Detail für Kenner bei sehr teuren Hemden, deshalb eindeutig Kür.

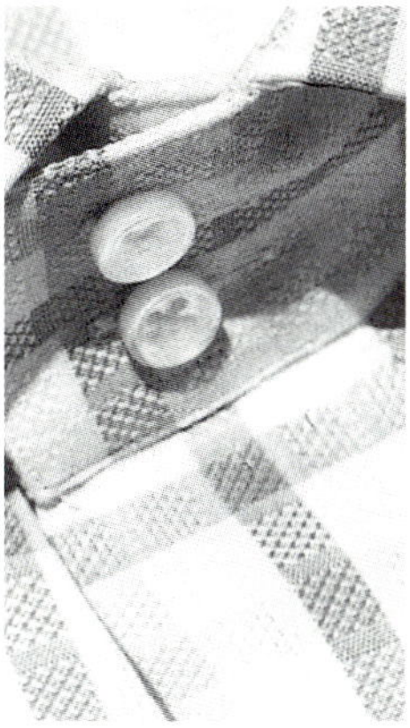

Einlage

Damit Kragen und Manschetten nicht weich herumschlabbern und einknicken, werden sie mit Einlagen aus Leinen verstärkt. Beim Billighemd sind sie entweder hart wie Karton oder fehlen ganz. Gesucht ist der gesunde Mittelweg: fest, aber nicht betoniert, weich, aber nicht labberig. Das Problem dabei: Jeder sieht den Mittelweg bei einem anderen Härtegrad.

Pflicht oder Kür? Pflicht sind Einlagen, die dem eigenen Gefühlsempfinden entsprechen. Hart, mittel oder weich – Sie müssen das Hemd tragen.

Handnähte

Wer näht schöner, die Maschine oder der Mensch? Auch so eine Frage, die Hemdenfreaks beschäftigt. Sie suchen Handarbeit rund um den Ärmeleinsatz, am Saum der Schulterpasse oder an den Knopflöchern. Nüchterne Rechner zahlen bestimmt nicht drauf, nur weil da und woanders von Hand gestichelt wurde. Denn objektiv besser wird das Hemd dadurch nicht. Obwohl die Fans der manuellen Nadelarbeit ja meinen, dass sich der Kragen viel weicher an den Hals schmiegt, wenn man ihn von Hand annäht. Das hält die Maschinenfraktion für Unsinn, sie lässt nur die Zahl der Stiche gelten. Acht Stiche pro Zentimeter sind gut, bei zwölf haben wir es mit Spitzenqualität zu tun. Fazit: Ob Sie für ein Hemd mit handgestichelten Nähten ein Heidengeld bezahlen möchten, ist eine philosophische Frage.

Pflicht oder Kür? Ist Rolls-Royce besser als Mercedes, weil die Briten das Wurzelholz im Cockpit von Hand polieren? Handarbeit am Hemd ist schön. Aber eindeutig Kür.

Geteilte Schulterpasse

Nur ganz einfache Hemden werden ohne Schulterpasse geliefert. Also Finger weg, wenn sie fehlt. Aber muss sie geteilt sein, wie wir es oft bei englischen Hemden finden? Nein, denn durch die Naht in der Mitte der Schulterpasse sitzt das Hemd nicht besser, es bekommt nur eine andere Optik. Bei der durchgehenden Rückenpasse verlaufen eventuell vorhandene Streifen waagerecht, bei der geteilten dagegen pyramidenförmig.

Pflicht oder Kür? Weder noch, es ist einfach Geschmackssache.

Musterverlauf

Generell gilt: Alles, was bei der Herstellung bremst oder mehr Stoff verbraucht, macht das Hemd teurer. Dass sich ein Streifen von der Schulterpasse auf den Ärmel fortsetzt, sehen wir deshalb nur bei Top-Preis-Hemden. Zwei Punkte können Sie dagegen in jeder Preislage erwarten: Streifen müssen genau an den Löchern der Knopfleiste ausgemittelt sein. Die Brusttasche fügt sich so sauber und perfekt in das Muster ein, dass sie kaum zu sehen ist. Das ist zwar auch «nur» Optik, gehört aber zum kleinen Einmaleins der Hemdenmacherei. Wer es nicht beherrscht, liefert Murks.

Pflicht oder Kür? Die Streifen müssen ausgemittelt sein, die Brusttasche darf nicht neben dem Dessin liegen – das ist Pflicht, perfekter Musterverlauf an anderen Stellen schon Kür.

Knöpfe am Ärmelschlitz

Ein kleiner Knopf am Ärmelschlitz gilt oft als Qualitätssiegel. Spötter behaupten aber: Wenn der Ärmel ohne Knopf aufsteht, wurde der Stoff zu knapp bemessen. Ergo: Nur sparsame Hemdenmacher brauchen ihn. Darüber lässt sich streiten, genauso wie über folgende Theorie: Nur wenn das Loch des Ärmelknöpfchens waagerecht zum Längsstreifen liegt, spricht das für Qualität. Wir meinen: Der Knopf sagt an dieser Stelle wenig aus – es sei denn, er ist aus Plastik. Dann ist das Hemd nämlich nicht viel wert.

Pflicht oder Kür? Pflicht mit starker Tendenz zur Kür. Deshalb: unentschieden.

Kragenstäbchen

Bei Hemden mit Anspruch sind die Unterseiten der Kragenspitzen mit kleinen Taschen ausgestattet. Sie bieten Platz für kleine Stäbchen aus Kunststoff. Die biegsamen Plastikteile sollen verhindern, dass sich der Kragen zu sehr nach innen rollt. Tun sie das? Nur bedingt, denn die Stäbchen reichen nicht ganz bis in die Kragenspitze, das letzte Stück knickt immer ein.

Pflicht oder Kür? Pflicht aus Tradition.

Perlmuttknöpfe

Das Prädikat «Perlmuttknöpfe» sagt allein herzlich wenig aus, denn das Muschelmaterial gibt es in guten und in schlechten Qualitäten. Dass sie gute Ware verwenden, wollen die Hersteller oft durch besonders dicke Knöpfe beweisen. Die gibt nämlich nur die massive Mitte der Schalen her, der dünnere Rand wird zu billigeren Knöpfen verarbeitet. Trotzdem kann auch ein hauchdünner Knopf aus teurem australischem Perlmutt bestehen. Aber warum nicht Plastik? Weil Perlmutt härter ist, schöner schimmert und beim Bügeln nicht am heißen Eisen kleben bleibt.

Pflicht oder Kür? Perlmutt sollte es schon sein, muschelige Spitzenqualitäten zählen jedoch eindeutig zur Kür.

Seitennaht

Musterverlauf, Perlmuttknöpfe oder Handnähte? Da winken viele Kenner ab. Sie schauen beim Hemd zuerst auf die Seitennaht. Denn die verrät sofort, ob das Hemd aus gutem Hause stammt. Je schmaler und feiner, desto edler die Adresse. Gerade mal zwei bis vier Millimeter misst sie bei Spitzenteilen aus Italien oder Frankreich (in der Breite). Das ist nur in Handarbeit machbar, deshalb sollten Sie solche Seitennähte bei Massenkonfektion gar nicht erst suchen.

Pflicht oder Kür? Bestimmt keine Pflicht, in der Kür aber unverzichtbar.

Stoff

Nicht das feine Tafelsilber macht den Gourmet-Tempel teuer, es sind die exquisiten Zutaten. Ganz ähnlich beim Hemd. Da ist vor allem der Stoff schuld, wenn Sie deutlich mehr als 150 Euro hinlegen sollen. Denn Luxusgewebe aus der Schweiz, Italien oder England sind so teuer, dass ein Hemd nicht unter 200 Euro kosten kann. Aber die Investition lohnt sich: Gute Stoffe laufen nicht ein, bügeln sich leichter und verlieren nicht nach ein paar Mal Waschen die Farbe.

Pflicht oder Kür? Wenn es das Budget hergibt, sind gute Stoffe Pflicht, ansonsten leider eher Kür.

Zwickel

Die Seitennähte enden unten am Saum in der Ecke zwischen Vorderteil und Rücken. Diese Stelle wird ab der gehobenen Mittelklasse mit einem kleinen Stück Stoff verstärkt, damit dort nichts einreißt. Es ist zwar nur schwer vorstellbar, dass so was passiert, schaden kann der Zwickel aber nicht. Und dekorativ ist er allemal.

Pflicht oder Kür? Hübsch, aber im Grunde überflüssig. Deshalb ganz eindeutig Kür.

Bodystocking oder Zelt – Grundschnitte

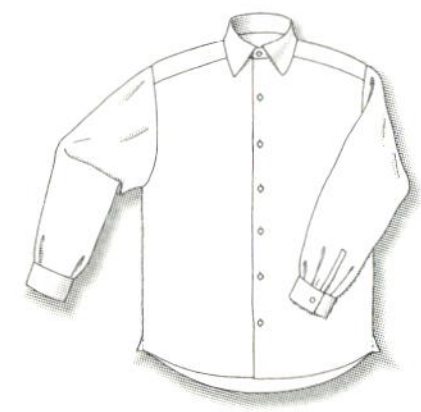

Wenn die Herren im Meeting ihre Sakkos ablegen, kommt es an den Tag: Kaufen sie ihre Hemden in Italien, Deutschland oder England? In jedem Land werden die Hemden anders geschnitten.

Weite Ärmel, großes Armloch, üppig bemessener Rumpf: In **Deutschland** will der Mann Zelt-Ausmaße.

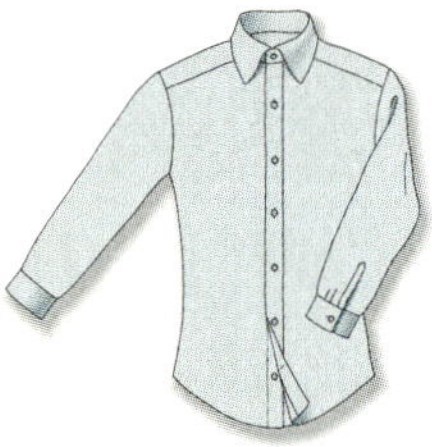

In **Italien** liegt das Hemd in der Taille eng an, das sieht aber nur gut aus, wenn sich nicht zu viel Pasta und Tiramisu auf den Hüften bemerkbar machen.

Britische Hemden verbergen die Konturen äußerst diskret, ein Engländer will im Business auf keinen Fall zu elegant oder gar sexy aussehen.

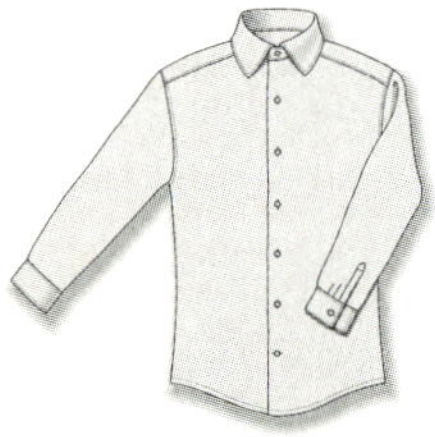

Ob das Hemd weit oder eng ausfallen soll, ist jedoch nicht nur Geschmackssache. Sie sollten auch überlegen, zu welcher Art von Anzug Sie es tragen wollen. Wenn das Hemd fast bis zu den Knien reicht, werden Sie es nur mit Mühe in eine enge Anzughose stopfen können. Schlimmstenfalls tragen die Stoffmassen dann auch noch rund um die Hüften unvorteilhaft auf (vor allem bei leichten Sommerhosen). Und wenn die Ärmel Kimono-Format haben, passen sie unter Garantie nicht in das enge Armloch eines italienischen Sakkos. Deshalb: Weites Hemd zu weitem Anzug, enges Hemd zu engem Anzug. Das ist bequemer, und die Proportionen hauen auch wieder hin.

Kragenformen

Bei der Nahaufnahme im TV sehen wir vom Talkgast nur Kopf, Hals und Schultern. Trotzdem ist auf einen Blick klar: Typ A ist gut angezogen, Typ B nicht. Das liegt am Hemdkragen, der stellvertretend für das ganze Outfit ins Bild rückt. Wenn er gut rüberkommt, sind Bestnoten für das Styling sicher. Das gilt auch im wirklichen Leben, denn meistens sehen wir unserem Gegenüber ins Gesicht – und damit auf den Kragen.

Alle denkbaren Kragenvarianten zu benennen ist fast unmöglich und auch überflüssig. Denn niemand kann sich alle Bezeichnungen merken. Beim Kauf ist es deshalb einfacher, den Kragen zu beschreiben. Wenn Sie beispielsweise einen Kragen mit «ganz weit auseinander stehenden Spitzen» verlangen, kriegen Sie automatisch das Richtige vorgelegt. Wer dagegen mit Begriffen wie «Turndown» oder «Eaton» um sich wirft, erzeugt regelmäßig Missverständnisse. Denn der Verkäufer meint damit oft etwas ganz anderes als der Kunde. Vielleicht sogar zu Recht, denn verbindlich definiert ist kein Kragentyp, nicht einmal die gängigen Grundformen:

Haifisch

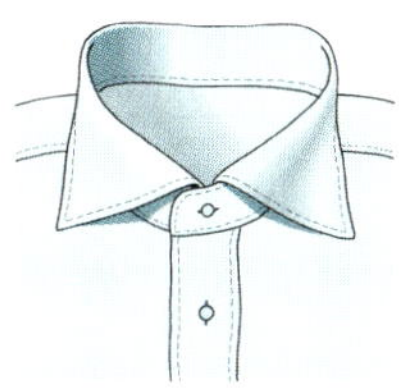

- → **Die Form:** Die Spitzen stehen weit auseinander, der Krawattenknoten hat viel Platz – Ihr Outfit profitiert in jedem Fall von diesem Kragen.
- → **Wozu passt er?** Klassische Anzüge, Kombination und ohne Binder zum Smart Casual.

Breiter Umlegekragen

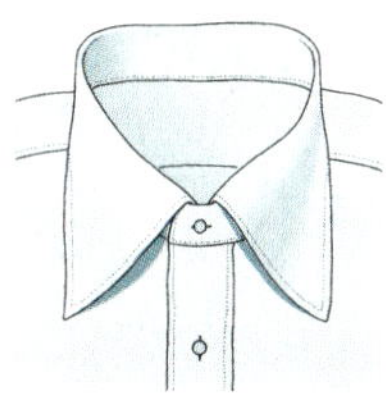

- → **Die Form:** Seine Spitzen liegen dichter zusammen als beim Haifisch. Wichtig: Der Kragen muss schön breit sein, die Einlage darf ruhig weicher ausfallen.
- → **Wozu passt er?** Business-Outfit, Kombination und Smart Casual.

Polo

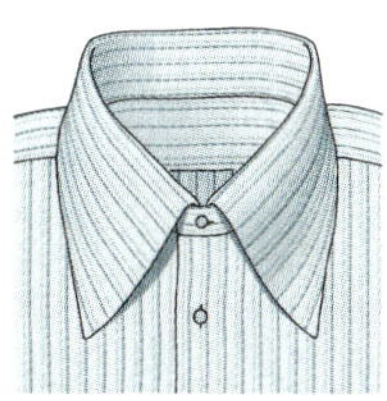

- → **Die Form:** Flexibler Kragen mit langen, dicht zusammenliegenden Spitzen. Bei den Amis ist er Inbegriff der Eleganz, in Europa erlebt er derzeit eine Renaissance.
- → **Wozu passt er?** Klassischer Anzug im amerikanischen Stil, Zweireiher mit langen Revers.

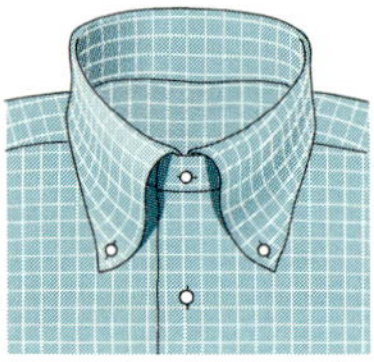

Buttondown

→ **Die Form:** Umlegekragen mit extrem weicher Einlage, die Spitzen können festgeknöpft werden. Ganz wichtig: Der Kragen muss groß bemessen sein, sein Clou: Er sieht mit und ohne Schlips gleich gut aus.

→ **Wozu passt er?** Einreihige Businessanzüge, Kombination, Smart Casual.

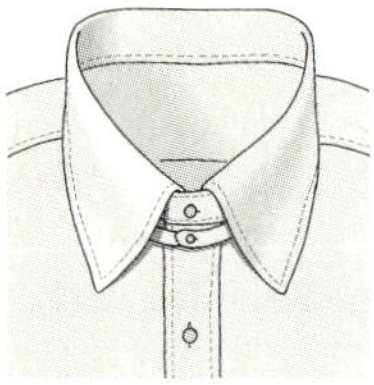

Tab

→ **Die Form:** Weicher Umlegekragen, der unter dem Krawattenknoten zusammengeknöpft wird. Ohne Krawatte sieht er blöd aus, deswegen ist er nur für Businesshemden brauchbar. Und: Schleifenträger müssen auf ihn verzichten, denn der Tab macht nur beim Langbinder Sinn.

→ **Wozu passt er?** Zu Anzügen und der Kombination.

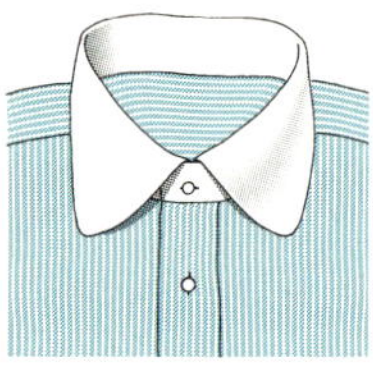

Eaton

→ **Die Form:** Umlegekragen mit abgerundeten Spitzen – oft weiß abgesetzt bei gestreiften Hemden. In Europa unüblich, beliebt vor allem in den USA.

→ **Wozu passt er?** Anzug und Kombination.

Farben und Muster – Die müssen Sie haben

Hellblau

Ganz oben auf der Liste, denn Hellblau ist die vielseitigste Hemdenfarbe überhaupt. Sie passt zum Business-Outfit genauso gut wie zu Jeans, Chino oder Cord, zu beinahe jeder Krawatte und schmeichelt allen Hauttypen.

Weiß

Pur, rein und frisch – kein anderer Ton ist so symbolträchtig und perfekt für klare, kontrastreiche Stylings. Und im Sommer trägt sich nichts kühler. Nachteil der Farbe: Helle Haut wirkt noch blasser, rosige Wangen werden zu Rotbäckchen.

Rosa

Leider oft verschrien als Yuppie-Farbe, dabei ist Rosa fast genauso vielseitig wie Hellblau – wenn man den richtigen Ton zu seiner Haut gefunden hat. Aber zwischen Marshmallow-Pink und Magenta findet jeder Typ seinen Partner.

Streifen

Streifen in dunklen Businessfarben wie Blau oder Grau wirken auf Weiß eher streng, auf Hellblau oder Rosa schwächen sich die Kontraste wohltuend ab.

Richtig bunt wird es dann mit Multi-Color-Streifen, wie die Briten sie lieben.

Karos

Karos ersetzten in den Nineties zeitweise das Streifendessin als die beliebteste Alternative zum einfarbigen Hemd. Aber Vorsicht mit Würfelmustern à la Tischdecke, die können unter dem dunklen Anzug zu leger rüberkommen.

Die Krawatte

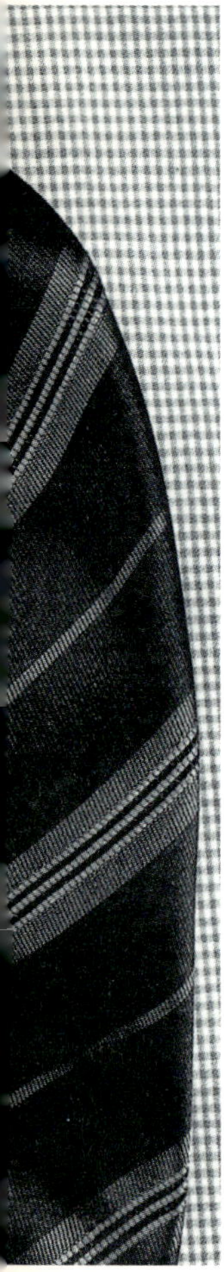

Frauen werden nie ganz verstehen, warum sich manche Kerle ständig neue Krawatten zulegen: «Du hast doch schon einen ganzen Haufen davon.» Ja, aber so eine noch nicht. Und schon wieder wird die Kreditkarte gezückt. Ganz klar, Krawatten können süchtig machen. Warum, das versteht der Krawattenhasser genauso wenig wie die Mädels: «Was ist denn schon dran an diesen blöden Seidendingern?» Antworten auf diese Frage bietet unsere Liste der acht ultimativen Gründe, Krawatte zu tragen:

1. Krawatten verhindern Kriege
Wenn Politiker beim Gipfeltreffen erst mal ihre Binder vergleichen, lockert das die Atmosphäre auf.

2. Krawatten sorgen für besseren Sex
Das Vorspiel dauert länger, weil Ihr Date erst mal den Knoten lösen muss.

3. Krawatten bringen Geld
Mit einer guten Krawatte um den Hals steigen die Chancen auf eine Gehaltserhöhung.

4. Krawatten entlasten das Arzneimittelbudget
Der Schlips wärmt im Winter den Hals, die Gefahr von Erkältungen sinkt.

5. Krawatten schützen vor Rheuma
Täglich Knoten schlingen hält die Fingergelenke geschmeidig.

6. Krawatten machen satt
Ohne Binder kommen Sie in manche Restaurants nicht rein.

7. Krawatten senken den Cholesterinspiegel
Geschäftsleute verzichten auf das Frühstücksei, weil sie Eigelbspritzer fürchten.

8. Krawatten verbessern die Leberwerte
Wer viel Geld für Krawatten ausgibt, lässt weniger in der Kneipe.

Was jeder über die Krawatte wissen sollte

Die Formen

→ Es gibt drei Arten von Krawatten: den Langbinder, die Schleife und den Plastron. Mit anderen Worten Schlips, Fliege und dieses altmodische Ding, das die Männer in alten Filmen mit Vatermörderkragen zum Cut tragen.

Das Material

→ Das beste Material für Krawatten ist Seide, bedruckt oder gewebt. An zweiter Stelle rangieren Wolle, Kaschmir und Mischgewebe, zum Beispiel Seide mit Baumwolle. Zudem werden Binder gestrickt, aus Seide, Wolle und allen anderen Fasern. Synthetik war in den Sechzigern und Siebzigern ein total angesagtes Material für knallbunte Schlipse, heute kommt Kunstfaser aber nicht mehr in die Tüte.

Die Konstruktion

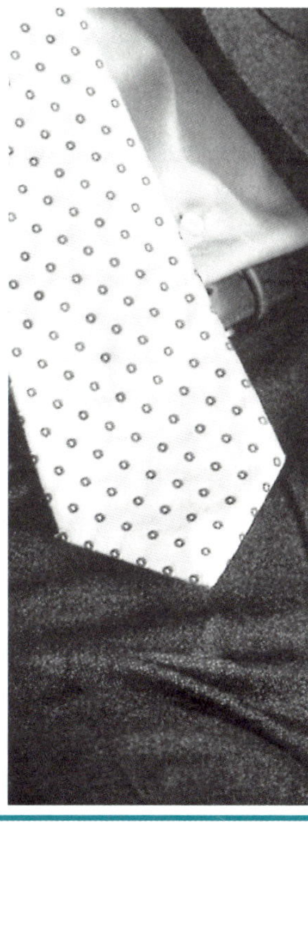

→ Wie entsteht ein Binder? Man nehme ein großes Stück Stoff, vorzugsweise Seide, und falte es in Krawattenform. Damit es diese Form behält, wird der Stoff in der Mitte zusammengenäht. Und weil er an den Schnittkanten sonst ausfranst, werden seine Ränder umsäumt. Das ist alles? Im Prinzip ja. In 99 Prozent der Fälle kommen aber noch drei Komponenten hinzu: Im Inneren eine Einlage aus Baumwolle oder Wolle, das gibt der Krawatte mehr Volumen, an der Spitze ein bisschen Futterstoff und innen an der Breitseite eine Halteschlaufe für das schmale Ende.

Der Preis

→ Der Preis der Krawatte hängt von drei Faktoren ab: Stoffqualität, Herstellungsmethode und Label. Seide ist teurer als Nylon, das ist klar. Doch auch bei der Edelfaser selbst gibt es Unterschiede, deswegen finden wir Seidenkrawatten für 10 Euro und 100 Euro. Das Label ist natürlich auch ein Preistreiber, vor allem bei Designerkrawatten. Eine handgenähte Krawatte aus guter Seide muss nämlich nicht für mehr als 70 Euro verkauft werden. Liegt der Preis sehr weit darüber, zahlen Sie für den Namen.

Die Herstellungsmethode

➔ Es gibt drei Macharten. Sie unterscheiden sich im Wesentlichen dadurch, wie die Krawatte an ihrer Innenseite zusammengenäht wird. Ganz billig macht es die normale Nähmaschine, ihr Nachteil: Die Naht gibt nicht nach. Mittelklassekrawatten bekommen immerhin schon eine flexible Naht verpasst, allerdings auch maschinell. Edelbinder aus der Manufaktur werden von Hand gestichelt.

Fachausdrücke

➔ Eigentlich gibt es nur bei einem Begriff Erklärungsbedarf: Jacquards. So nennen sich Seidenstoffe mit eingewebten Mustern (im Gegensatz zur bedruckten Ware), deswegen heißen die Binder aus diesem Material auch Jacquardkrawatten. Ansonsten können Sie ganz ohne Fachchinesisch eine ausführliche Krawattendiskussion führen. Dass Sie schmale Krawatten mögen und an der Spitze ein auffälliges Futter vorziehen, lässt sich schließlich auch in ganz normalen Worten ausdrücken.

Bindungswillig? Die Knoten

«Schatzi, kannst du mir mal die Krawatte binden?» Die Frage kommt nicht von einem Konfirmanden, ein Enddreißiger steht mit dem Schlips in der Hand vor seiner Verlobten. Höchste Zeit für den Mann, wenigstens den einfachsten Knoten zu lernen. Aber keine Sorge, es geht wirklich ganz leicht. Videorecorder zu programmieren ist jedenfalls viel schwerer.

Am schnellsten beherrschen Sie den einfachen Knoten, auch «Four-in-hand» genannt. Vorteil: Er passt zu allen Krawatten, Kragen und Looks. Um ihn zu lernen, befolgen Sie einfach die Anleitung. Schwierig ist dabei nur, die Länge richtig hinzukriegen. Wenn der Knoten zugezogen ist, sollten beide Enden etwa gleich lang sein und die Gürtelschließe berühren. Beim Lulatsch wird das nicht hinhauen, dafür ist die Krawatte mit durchschnittlich 1,45 Meter Länge zu kurz. Also wird sich al-

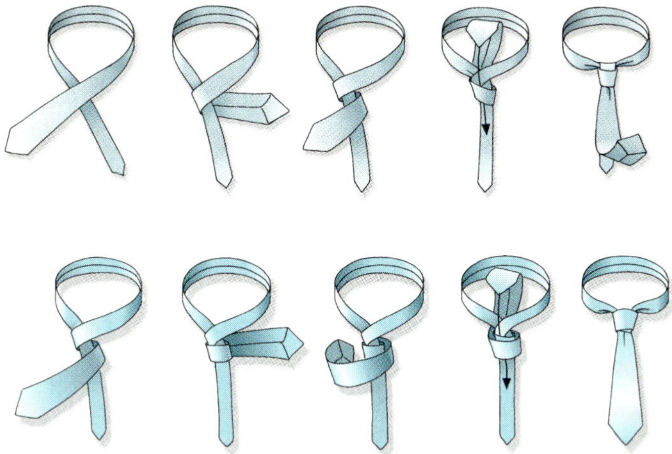

lenfalls die Breitseite des Binders in Bundhöhe einpendeln, das dünne Ende dagegen auf Brusttaschenniveau. Männer im Bonsai-Format kämpfen dagegen meist mit zu langen Krawatten. Sie müssen das breite Ende beim «Four-in-hand» mehrmals herumwickeln, damit der Schlips nicht vorm Hosenschlitz herumbaumelt.

Wenn Sie das Binden knotentechnisch gemeistert haben, geht es an die hohe Schule des Krawattenstylings. Sie verlangt, dass vorm endgültigen Zuziehen eine Delle in das breitere Ende gedrückt wird, und zwar kurz unter dem Knoten. Der Fachmann nennt sie «dimple», was so viel wie Grübchen heißt. Einen sachlichen Grund gibt es dafür nicht, die Seide wirkt durch die kleine Vertiefung einfach üppiger, und der Knoten bekommt einen Hauch von lässiger Eleganz. Bei Krawatten aus bedruckter Seide hält sich der «dimple» nicht, das Material ist einfach zu glatt. Besser geht es bei griffigen Jacquards.

Ob man das schmale Ende nun noch durch die Schlaufe oder das Etikett schiebt, ist eine geradezu philosophische Frage. Der englische Gentleman sagt «yes please», der italienische Dandy «no grazie». Und wer hat Recht? Keiner von beiden, es ist wieder mal Geschmackssache. Doch einiges spricht für die Meinung des Südländers. Denn die Krawatte erinnert mehr an ein verwegen geschlungenes Seidentuch, wenn beide Enden locker aus dem lose gebundenen Knoten ragen.

Doppelte Knoten sind etwas schwieriger, gehören aber nicht unbedingt ins Repertoire. Denn durch das mehrfache Herumwickeln wird der Knoten sehr dick, und die fertig gebundene Krawatte verkürzt sich arg. Das ist nur bei kleineren Männern ein Vorteil, der Nachteil des allzu prominenten Knotens wirkt sich dafür bei einer zierlichen Gestalt umso krasser aus. Gut macht sich der Doppelknoten sowieso nur beim Haifischkragen, ein einfach gebundener Knoten in einem schweren Seiden- oder Kaschmirbinder kommt aber meistens besser.

Den größten Horror haben Männer vor der Schleife. Dabei knotet sie sich genauso leicht wie ein Schnürsenkel. Das können Sie ruhig wörtlich nehmen, denn das Prinzip ist das gleiche. Binden Sie deshalb die Schleife ohne Spiegel wie ein Schuhband. Dann im Spiegelbild das Ganze so lange zurechtzupfen, bis es hinhaut. Ein bisschen Zeit sollte auf jeden Fall eingeplant werden, also nicht erst eine halbe Stunde vor dem großen Ball anfangen. Dass die selbst gebundene Schleife nie ganz perfekt ist, gehört übrigens dazu. Also nicht verzweifeln!

Mach 'ne Fliege

Kennen Sie Herrn Wesp vom Wetterbericht im ZDF? Nein? Das ist der Meteorologe mit der Fliege. Und schon fällt der Groschen. So geht es jedem, der Schleife trägt, er fällt einfach auf. Im Trend waren Querbinder zuletzt in den Fünfzigern, aber auch nur ein bisschen. Es ist sicher praktisch, dass man so ein Teil nur schwer bekleckern kann. Ist das aber Grund genug, wie ein Komiker rumzulaufen? Sie würden sich so ein Teil ohnehin nie umbinden? Das sollten Sie nicht zu laut sagen. Wenn es der Modeteufel will, ist Fliege plötzlich mega-in. Wer jetzt lacht, sollte mal an sich runtergucken. Vielleicht sehen Sie da einen Pullunder. Dass diese Unsäglichkeit aus den Siebzigern je wieder auf dem Laufsteg erscheinen würde, hätte auch niemand gedacht. Also, liebe Fans querer Bindungen, haltet durch, irgendwann seid ihr ganz hip!

Stoff für Krawatten

In manchen Krawatten findet sich ein Etikett mit dem Hinweis «Reine Seide». Das sollte ja wohl selbstverständlich sein! Ist es leider nicht, denn noch immer gehören Nylonbinder zum Angebot der Kaufhäuser. Dass es sie gibt, heißt aber nicht, dass Sie so was kaufen. Denn selbst im kleinsten Budget findet sich genug für eine Krawatte aus Naturfasern.

Seide

Bedruckt oder gewebt, Seide ist der Stoff für Krawattenträume. Die gewebten Jacquardschlipse schimmern edel, lassen sich aber manchmal nicht so gut binden. Trotzdem ziehen Stylingexperten sie meistens vor.

Kaschmir

Seidenglanz bieten sie nicht, dafür sind sie unglaublich weich und schmiegsam – eben Kaschmir. Männer mit Durchblick in Sachen Stil tragen sie fast so oft wie Seidenbinder, vor allem in der kalten Jahreszeit.

Wolle

Noch ein Insidertipp: Wolle ist zwar nicht so edel wie Kaschmir, kann aber genauso raffiniert sein. Einfachheit ist dabei Trumpf. Zum Beispiel dunkelblaue Wollkrawatte zum schiefergrauen Flanellanzug.

Mischgewebe

Typische Mischungen sind Seide und Baumwolle, Seide und Leinen, Kaschmir und Wolle, Wolle und Seide. Je nach Anteil der Garne überwiegt der Charakter des einen oder des anderen Faserbestandteils.

Strick

Strick ist kein Material, sondern eine Machart. Als Garn kommt alles infrage, am gängigsten sind Seide und Wolle. Beim Stichwort Strick denkt jeder zuerst an einfarbige Krawatten (ganz klassisch sind Dunkelblau oder Weinrot), die Strickmaschine gibt aber auch Muster aller Art her.

Die Sieben-Falten-Krawatte: Der Insider-Binder Der Normalo fährt einen Fünfer-BMW, der Freak M 5. Wer bei der Krawatte das Besondere im bescheidenen Gewand schätzt, bindet sich eine Sieben-Falten-Krawatte um. Mit viel Knitter und Knautsch oder Schneewittchen hat der Name nichts zu tun, das Ding heißt so, weil ein großes Stück Seide erst nach siebenmaligem Falten Krawattenform bekommt. Der Gag daran: Der viele Stoff macht den Binder so dick und schwer, dass keine zusätzliche Einlage Volumen geben muss. So ein siebenfaches Wunderwerk besteht wirklich nur aus Seide und ein bisschen Garn. Natürlich ist der siebenfache Binder nicht ganz billig, viel mehr als eine Tankfüllung für den Sportflitzer kostet er aber nicht.

So bleibt die Krawatte länger fit

Der Profitipp Was haben London, Mailand und Paris gemeinsam? Viele Top-Ausstatter der Modemetropolen schwören auf deutsche Krawattenmacherkunst. Deswegen lassen sie ihre handgemachten Binder in Krefeld am Niederrhein nähen – bei der 1908 gegründeten Manufaktur Ascot. Hermann Hasler ist dort Verkaufsleiter und Designer in einer Person, er gilt in der Krawattenwelt als Experte. Sein Rat: «Tasten Sie an den Rändern der Krawatten entlang, dann fühlen Sie, ob die Einlage die richtigen Ausmaße hat. Sie muss den Oberstoff exakt bis an den Rand ausfüllen, ist die Einlage nur einen Tick zu breit, wölbt sich die Krawatte. Ist die Einlage zu schmal, drückt sich der Binder an den Rändern ein. Bei handgenähten Krawatten darauf achten, dass die Stiche an der Innennaht dicht an dicht liegen. Sonst kann sich der Faden nach kurzem Tragen lösen.»

Wenn Sie in das Hosenbein Ihrer Flanellhose jeden Tag einen Knoten machen würden, wäre der Stoff bald hin. Bei der Krawatte erwartet dagegen jeder, dass sie auch nach hundertmal Binden noch so gut wie neu ist.

1. Mit Gefühl binden

Den Riemen um den Koffer, die Schnur am Paket – beide dürfen Sie mit aller Kraft festzurren, je fester, desto besser. Die Krawatte sollten Sie dagegen mit Gefühl binden, das schont nicht nur das Material, der Knoten sieht auch besser aus.

2. Nach dem Tragen Knoten lösen

Bei manchen ist es Faulheit, andere kriegen den Knoten nicht wieder hin. Gründe gibt es genug, den Knoten nach dem Tragen nicht zu lösen. Das Teil als Schlinge über den Kopf zu ziehen ist zwar im Moment bequem, auf Dauer ruiniert es aber jeden Binder. Deshalb immer den Knoten aufbinden, bevor Sie den Schlips weghängen. Am besten so: die Krawatte lockern, über den Kopf nehmen und dann den Knoten öffnen.

3. Rollen statt Bügeln

Das wäre was für «Wetten, dass …?»: Ich bügele ohne Eisen diese Knitterstellen aus der Krawatte. Wie das geht? Ganz einfach, den Binder einfach aufwickeln, über Nacht wird alles wieder glatt. Wenn nicht, Wasser im Topf zum Kochen bringen und die Krawatte kurz in den heißen Dampf halten. Dann verschwinden die letzten Falten. Auf keinen Fall sollten Sie mit dem heißen Plätteisen auf den Binder losgehen. Messerscharf gebügelte Kanten haben bei Krawatten nichts zu suchen.

4. Krawatten sind wasserscheu

Mag ja sein, dass Schatzi ihre Seidensachen immer wäscht, Krawatten sollte man das Vollbad aber nicht antun. Erstens wird das Wasser beim Trocknen hässliche Ränder hinterlassen, zweitens könnte die Einlage schrumpfen. Ist die Krawatte übel besudelt oder völlig verschwitzt, muss sie in die chemische Reinigung (dazu unbedingt die Tipps Nr. 5 und 6 beachten).

5. Gleich weg mit dem Fleck

Von einem Mann aus der Krawattenbranche war zum Thema Flecken folgender Kommentar zu hören: «Binder wegschmeißen und einen neuen kaufen.» Dem schließen wir uns natürlich nicht an. Es sei denn, der Super-GAU ist eingetreten, weil ein Glas Tomatensaft auf der beigefarbenen Kaschmirkrawatte gelandet ist. Bei kleineren Unfällen helfen die patentierten Fleckentfernungstücher von Silk & Clean, manche Ausstatter geben sie gratis zur Krawatte mit. Sie sind wie Erfrischungstücher verpackt und riechen stark nach Chemie, sind aber sehr wirkungsvoll. Ansonsten hilft auch konventionelles Reinigungsbenzin oder Fleckenwasser. Notfalls können Sie den Binder komplett in solche Flüssigkeiten legen. Das hat den Vorteil, dass sich nach dem Trocknen keine Ränder um die behandelte Stelle bilden. Aber Vorsicht: Das Zeug ist brennbar und gesundheitsschädlich, hantieren Sie damit nur am offenen Fenster oder im Freien. Ansonsten ist Vorbeugen die beste Maßnahme. Deshalb auf Reisen oder bei Geschäftsessen Hände weg von heller, bedruckter Seide. Selbst winzige Spritzer stechen auf solchen Bindern extrem ins Auge. Auf dunkler Jacquardseide bleiben kleine Flecken dagegen unsichtbar.

6. Vorsicht vor der chemischen Reinigung

Krawatten niemals in die erstbeste Reinigung geben, denn das könnte ihr frühzeitiges Aus bedeuten. Vor allem hochwertige Stücke sollten Sie nur Betrieben anvertrauen, die sich der Pflege handgemachter Kleidung verschrieben haben.

7. Liegen statt hängen

Es scheint die natürlichste Sache der Welt zu sein, Krawatten hängend aufzubewahren. Auch wenn es üblich ist, die ideale Aufbewahrungsmethode ist das nicht. Binder lagern nämlich am liebsten liegend, am besten aufgerollt in einer Schublade. Das erleichtert erstens den Überblick, und zweitens bleiben die Teile immer schön glatt. Wenn sie dagegen an einem Kleiderbügel zwischen den Anzügen herumhängen, bekommen die Binder schnell Druckstellen ab. Und Strickkrawatten leiern in der Senkrechten sogar aus. Also, ab in die Waagerechte!

Muss ich da Krawatte tragen? Die Checkliste für alle Lebenslagen

Laut einer FOCUS-Umfrage würden 89 Prozent der Männer bei Trauerfeiern Krawatte tragen. Die Mehrheit hätte bei diesem Anlass also die richtige Wahl getroffen. Und Sie? Wenn Sie bei solchen und anderen Gelegenheiten unsicher sind, sollten Sie unsere Checkliste zurate ziehen:

Antrittsbesuch bei den zukünftigen Schwiegereltern

Kommt auf die Verlobte an, denn ihr müssen Sie in dem Moment gefallen. Trägt sie Hermès-Tuch und Barbour, ja, ist sie eher flippig, nein.

Büro

Es gilt die Regel: Nie eleganter als der Boss. Trägt er Krawatte, dann tun Sie es auch, wenigstens bei Meetings und vorm Kunden. Lässt der Chef den Binder konsequent weg, dann sollten Sie auch ohne kommen.

Familienfeste

Hängt von der Familie ab. Ist sie «schrecklich nett» und feiert entsprechend, dann lassen Sie den edlen Binder besser im Schrank. Geht es eher schnöselig zu, herrscht meistens auch Krawattenzwang.

Gericht

Ganz schwierig. Auf der Anklagebank kann ein korrektes Outfit Pluspunkte bringen. Zum Beispiel, wenn Sie wegen Erregung öffentlichen Ärgernisses vor dem Kadi hocken. Wer sich dagegen die Taschen mit fremdem Geld voll gestopft hat, gibt sich besser bescheiden.

Gottesdienst

Den lieben Gott können Sie mit dem Binder nicht täuschen, er weiß alles über Sie! Trotzdem ist Krawatte in Gotteshäusern nicht verkehrt, denn Sie zeigen durch korrekte Kleidung Respekt vor dem Glauben der anderen.

Nobelpreisverleihung

Für den Fall, dass sich Genies unter den Lesern befinden (wovon ich stark ausgehe), hier schon mal die verbindliche Auskunft: Bei der Preisverleihung in Stockholm herrscht strenger Frackzwang, das bedeutet: weiße Fliege.

Restaurant

Als Anhaltspunkt kann die Tischdekoration dienen. Wenn Stoffservietten und Platzteller vor Ihnen liegen, sind Sie mit Binder auf keinen Fall overdressed. Und wenn Sie nach dem Dessert noch einen Heiratsantrag planen, kann die Krawatte auch nicht schaden.

Standesamt

Als Gast oder Trauzeuge richten Sie sich nach dem Bräutigam, Sie dürfen ihn auf keinen Fall an Eleganz übertreffen. Der Bräutigam orientiert sich mit seinem Outfit an der Braut. Erscheint sie im Kostüm, dann wäre Krawatte für ihn ein Muss.

Theater

Setzen Sie sich zu Hause im Smoking vor die Stereoanlage, wenn Sie «Carmen» lauschen? Nein, denn privat können Sie die Musik auch nackt genießen. Im Konzertsaal ist man leider nicht allein (mit sich oder der Freundin), deswegen müssen Sie da schon irgendwas anziehen. Die Krawatte ist jedoch schon seit Jahrzehnten kein Muss mehr. Dennoch macht sie sich im Foyer sehr schön.

Vorstellungsgespräch

Ja! Und wenn es das erste und letzte Mal ist, dass Sie diese Firma mit Binder betreten. Von der Branche sollten Sie sich nämlich nicht täuschen lassen, denn selbst in ganz hippen Berufsfeldern ist der Personalfuzzi oft konservativ gekleidet.

FAQs – Wir liefern Binderweisheit

Frage: *Ich will einem Freund eine Krawatte schenken. Was nehme ich da am besten?*

Antwort: Was haben Krawatten und Reizwäsche gemeinsam? Beides sollten Sie im Freundeskreis besser nicht verschenken. Die Geschmäcker sind bei Bindern sehr verschieden, und niemand weiß genau, was das Geburtstagskind schon im Schrank hängen hat. Wer einem Mitmenschen trotzdem zu einem anständigen Schlips verhelfen will, schenkt Geld oder Gutschein.

Frage: *Mein Vater trägt immer Lederschlipse. Wie kann ich ihm das abgewöhnen?*

Antwort: Wenn er die schön findet, ist wahrscheinlich auch sein übriges Outfit verbesserungswürdig. Laden Sie ihn doch mal zum gemeinsamen Bummel ein, vielleicht gefällt er sich in anderen Klamotten. Wenn nicht, dann lassen Sie ihn in Ruhe. Jeder soll tragen, was er mag.

Frage: *Sind Binder mit kleinen Weihnachtsmännern zur Adventszeit okay?*

Antwort: Wenn Sie lange genug suchen, finden Sie sogar ganz schöne Weihnachtskrawatten. Als Gag beim privaten Advents-Event sind sie auch mal ganz witzig. Fürs Büro oder gar offizielle Anlässe sind solche Binder aber nichts.

Die Schuhe

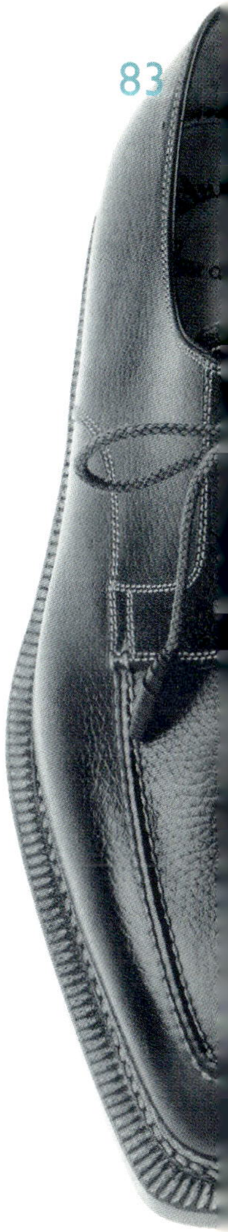

Stil-Gurus predigen: Ohne teure Schuhe kann das Outfit nicht perfekt sein. Stimmt! Nur ist teuer ein sehr relativer Begriff. Der eine schluckt schon beim Schuh für 150 Euro, beim anderen setzt die Kaufhemmung erst ab 600 Euro ein. Wo die Schmerzgrenze liegt, hängt vom Geldbeutel ab und von den Prioritäten. Deshalb lautet der beste Rat: So viel in Schuhe investieren wie möglich. Doch wie viel ist genug?

Laut Hauptverband der Deutschen Schuhindustrie gibt Mann hierzulande pro Jahr weniger als 200 Euro für seine Treter aus. Nicht für ein Paar, sondern gleich für drei. Das reicht natürlich nicht, um in Sachen Stil vorn mit dabei zu sein. Doch die Statistik täuscht, denn die Zahlen sind nur Durchschnittswerte. Enthalten sind darin alle Extreme. Vom Modemuffel, der alle zwei Jahre Schuhe für 50 Euro ersteht, bis zum wohl betuchten Schuhfreak, der regelmäßig Maßschuhe zu zwei Mille das Stück ordert – und das im halben Dutzend! Irgendwo dazwischen muss jeder seine Preisklasse finden.

Discounter-Schuhe werden geklebt. Das geht schnell und kostet nix. Leder hat bei solchen Tretern Seltenheitswert, wenn überhaupt, dann stammt es aus der untersten Schublade. Deswegen riecht es im Schuh-Center immer so schön nach Plastik. Solche Gurken sollte sich niemand antun, sie sind schlecht für die Füße und eine Zumutung fürs Auge. Interessant werden Schuhe leider wirklich erst ab rund 150 Euro. In dieser Preislage sind die Treter zwar höchstens durchgenäht, besser als geklebt ist das aber allemal.

Schuhfreaks können Sie damit leider nicht beeindrucken, sie reagieren nämlich nur auf ein Stichwort: rahmengenäht. Zu Recht, denn diese Machart bietet das Maximum an Passform, Lebensdauer und Formbeständigkeit. Wer sich und seinen Füßen die Krönung der Schuhmacherkunst gönnen will, muss mindestens 300 Euro über die Ladentheke wandern lassen. Da gutes Leder knapp wird und unsere Währung chronisch schwächelt, wird diese Grenze weiter nach oben rutschen. Spitzenprodukte aus England liegen schon jetzt bei satten 600 Euro.

Bei solchen Preisen können die meisten nur den Kopf schütteln. Klar, ein Tausender für Schuhe, das ist ganz schön happig. Doch die Investition lohnt sich. Denn Schuhe sind wichtig, fürs Outfit und als Wellness-Oase für die Füße. Und was den Preis angeht. Der ist längst vergessen, wenn Sie fünf oder zehn Jahre nach dem Kauf in den einst so teuren Schuhen am Schaufenster Ihres Ausstatters vorbeischlendern.

Die Modellpalette

Klassiker

Oxford

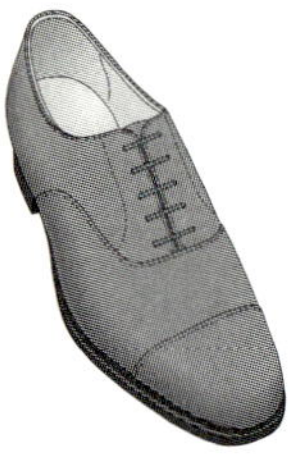

Schwarzes Kalbsleder, gerade Kappe, geschlossene Schnürung, dünne Ledersohle – der Business-Schuh schlechthin. Am besten rahmengenäht aus England oder den USA. Die Ausgabe lohnt sich, denn der Oxford ist seit über 100 Jahren in, unwahrscheinlich, dass sich das demnächst ändert. In den Eighties kam der Look auf, Oxfords in ganz hellem Kalbs- oder Rauleder zum dunklen Anzug zu tragen. Das sieht auf jeden Fall gut aus, bei spießigen Kollegen haben Sie damit aber schnell den Ruf als Dandy weg.

Wozu passen sie? Der schwarze Oxford ist der total konservative Büroschuh, er passt zum Klassikanzug. Wer den Anthrazit-Zweiteiler mit Oxfords in braunem Glatt- oder Rauleder kombiniert, outet sich gnadenlos als Stilexperte. Diese Lederarten kommen auch sehr gut zur Kombi aus edlem Sakko und dunkelgrauen Wollhosen.

Brogue

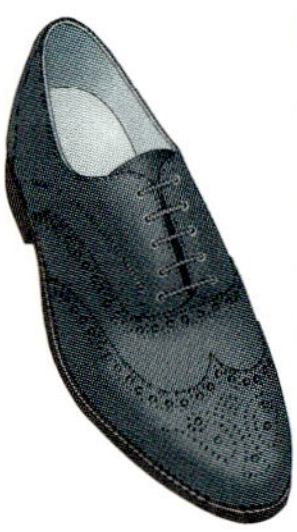

Das sind diese Schuhe mit den kleinen Löchern als Verzierung. Im Prinzip kann jedes Modell zum Brogue werden, wenn ihm die gestanzte Deko verpasst wird. Die geschweifte Spitze des Löchlein-Schuhs heißt Flügelkappe, der Fachmann nennt sie auch Wing Tip. Gerade Zehenkappe geht beim Brogue auch – Hauptsache gelöchert. Der Budapester ist die ungarische Version des britischen Originals. Erkennbar ist sie am eckigen Profil der Spitze, die ein bisschen wie ein Schiffsbug aussieht. Brogues müssen rahmengenäht sein, weil sie dann so richtig schön solide und knuffig aussehen. Aber Vorsicht: Die ganz derben Teile mit doppelter Ledersohle oder Profilunterbau können fürs Büro ein bisschen zu rustikal wirken, solche Treter kommen besser beim Spaziergang im Park.

Wozu passen sie? In Schwarz und Dunkelbraun zum Business-Outfit, in Braun zu Smart Casual und Freizeitlook.

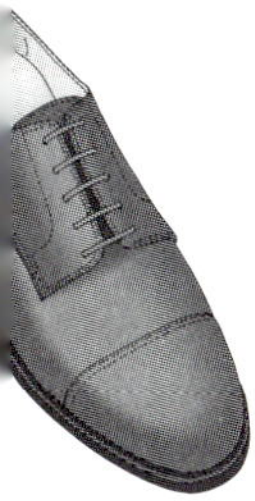

Derby oder Blucher

Beim Derby liegen die Seitenteile auf dem Vorderblatt, die Schuhbänder werden durch vier oder sechs Ösen gezurrt. Was wir Derby nennen, heißt im Amiland Blucher, das spricht sich «Bluuker» (und nicht etwa «Blatscher»). Der Derby ist besonders teuer, wenn er komplett aus einem Stück Leder geschnitten ist.

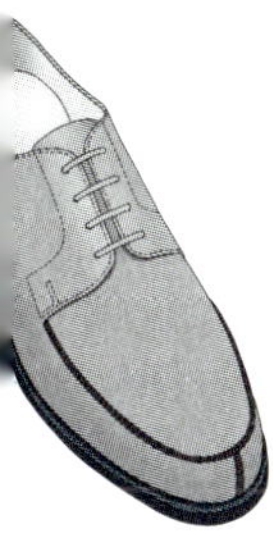

Norweger

Der Vierte im Bunde der klassischen Schnürer. Norwegisch ist an diesem Derby die Spitze mit der Mittelnaht. Die Briten und Amis machen ihn rahmengenäht, mit einer dicken Sohle aus Leder oder Kunststoff hält er ein Leben lang. Die Italiener liefern die etwas preisgünstigere Variante, durchgenäht oder zwiegenäht mit auffälligen Nähten rund um den Rahmen. Die typische Farbe ist Braun, oft in körnigen Ledersorten.

Wozu passt er? Südlich der Alpen trägt Mann braune Norweger zum dunklen Anzug, bei uns ist das vielen zu gewagt. Nie verkehrt ist er zu bräunlichen Anzügen oder der Kombination aus Karosakko und Flanellhosen. Die Lieblingshosen des Norwegers sind aber Jeans, Chinos oder Cord.

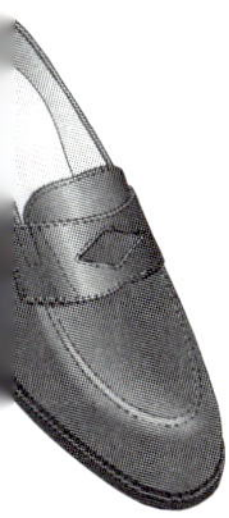

Loafer

Viele Deutsche meinen, dass der Schuh zum Hineinschlüpfen auf Englisch «slipper» heißt. Falsch, er nennt sich auf der Insel Loafer, in Slippern schlurft der Brite nur im Schlafzimmer rum. Doch es gibt noch mehr Missverständnisse. So wird gern behauptet, dass Loafer und Anzug nicht zusammengehören. Tun sie doch! Ein eleganter Rahmengenähter ist der perfekte Partner für den feinen Zwirn.

Wozu passt er? In Schwarz kann ein schnittiger Loafer jeden Schnürer ersetzen, ebenso in dunklem Braun. In Hellbraun oder Beige – auch Rauleder – können Sie den Loafer nach dem Job gleich zur Jeans weitertragen. Im Sommer auch barfuß.

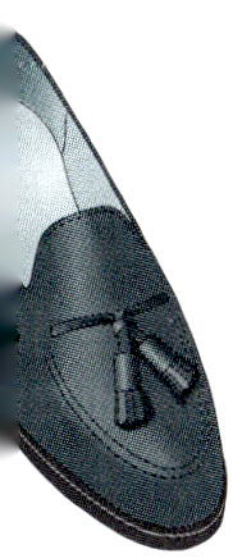

Tasselloafer

Der deutsche Mann ist im weltweiten Vergleich nicht gerade der größte Freund des Bömmelchenschuhs. Während die Amis ihn heiß und innig lieben, findet der Teutone ihn eher ein bisschen affig. Wer ihn trägt, muss deshalb mit den dummen Sprüchen der Kollegen leben. Wer das nicht kann, sollte beim Schnürer bleiben.

Wozu passt er? Entgegen allen Gerüchten können Sie ihn (wie andere Loafer) in Schwarz oder Dunkelbraun zum Anzug tragen, natürlich auch zum Zweireiher. Perfekt ist er auch zu Blazer oder Sakko und im Casualbereich zu Jeans, Chinos & Co. In schokobraunem Rauleder kommt er besonders gut.

Monkstrap

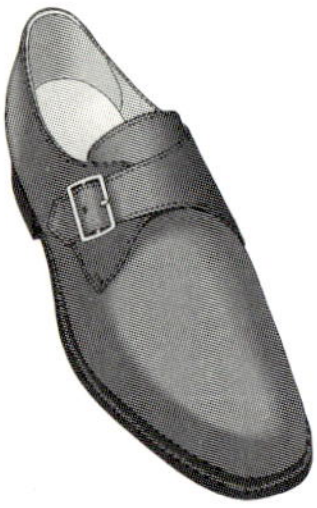

Monkstrap oder Monk nennen Briten und Amis den Schuh, der mit einer Schnalle geschlossen wird. Warum? Weil das Messingteil entfernt an die Schließe einer Mönchssandale erinnert.

Wozu passt er? Man kann den Schnallentreter unbesorgt statt Schnürer oder Loafer zum Büroanzug tragen, allerdings nur klassische, rahmengenähte Modelle. Die dann auch gern in Braun oder hellem Rauleder. Modische Schlappen mit viereckiger Zehenkappe, Blockabsatz und Riesenschließe lassen Sie im Schrank (besser gar nicht erst kaufen).

Escarpin

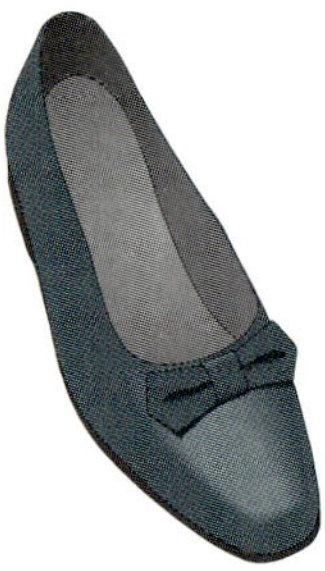

In den flachen Pumps aus schwarzem Lack- oder Kalbsleder lassen Sie sich sicherheitshalber nur nach Einbruch der Dunkelheit blicken. Es sei denn, Sie sind gerade auf dem Weg zum Rosenmontagszug. Der Escarpin ist ein echter Dino in der Modellpalette, denn er hat sich unverändert aus dem 18. Jahrhundert ins Jahr 2002 gerettet – als der einzig wahre Schuh zum Frack.

Wozu passt er? Wie gesagt zum Frack oder auch zum Smoking. Aber Vorsicht: Zu diesen Tretern müssen Sie stehen, denn blöde Bemerkungen gibt es garantiert.

Casual

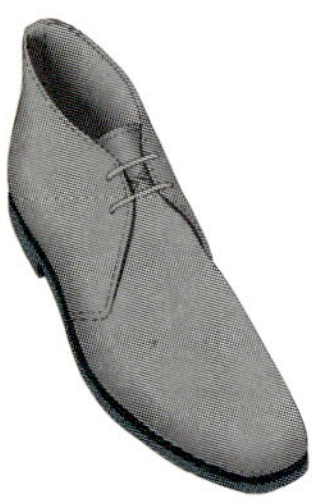

Chukkaboots

Der knöchelhohe Schnürer wurde zuerst von englischen Polospielern getragen. Authentisch ist er in mittelbraunem Rauleder mit Ledersohle, bei Schmuddelwetter bewährt sich eine wasserdichte Kreppsohle. Daneben wird er in diversen Glattledervarianten angeboten, sogar in Schwarz. Seinen sportlichen Touch verliert das Modell dadurch nicht.

Wozu passt er? Das Original aus braunem Rauleder ergibt Traumpaarungen mit Chinos, Jeans, Cord oder Moleskin. Glattledervarianten können Sie auch zum Anzug tragen.

Pennyloafer

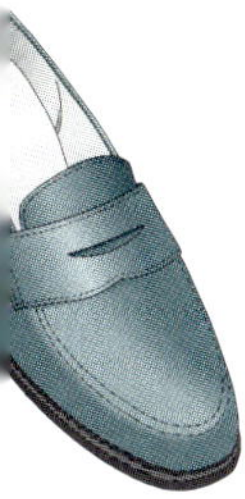

Er hat Schuld, wenn Leute meinen, dass Loafer nicht zum Anzug getragen werden dürfen. Der Original-Pennyloafer der Dreißiger war zum Bürozwirn nämlich wirklich zu leger, denn er machte kaum mehr her als ein lederner Hausschuh. Seinen Namen hat der Penny von dem Geldstück, das als Glücksbringer unter den Steg gesteckt wird.

Wozu passt er? Der Ur-Penny kommt in Schokobraun, Weinrot und Schwarz, dabei machen sich Braun und Bordeaux besonders gut mit Jeans und Chinos. In Schwarz passt der Penny am besten zu blauen oder weißen Jeans und grauen Flanellhosen.

Mokassin

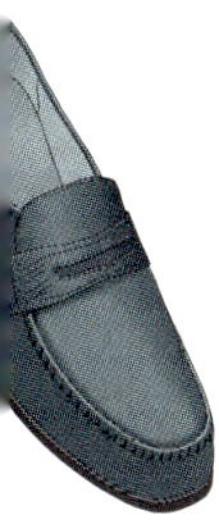

Klingt indianisch und ist es auch. Das Oberleder legt sich von unten um den Fuß und bildet dabei die Sohle. Für die Prärie war das okay, fürs Pflastertreten gibt es eine zusätzliche Schicht Leder oder Gummi. Damit sie richtig hält, wird sie durchgenäht. Bei Mokassins müssen Sie höllisch aufpassen, sonst ziehen Sie sich ein superbiederes Teil an Land. Obwohl die Italiener in Sachen Stil sonst mächtig was auf dem Kasten haben, liegen sie mit ihren Mokassins oft voll daneben. Richtig gut kommen nur der Loafer mit dem Trensengebiss aus Messing und der Autofahrerschuh mit den Gumminoppen.

Wozu passt er? In Schwarz oder in braunem Rauleder zum Anzug, ansonsten zu Freizeit-Dress und Smart Casual.

Edel-Sneakers

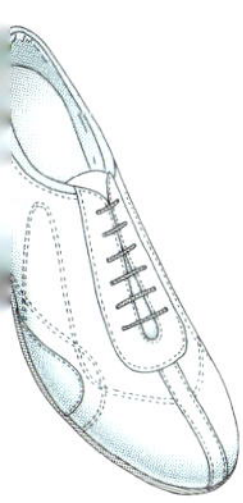

Der profane Laufschuh mit aufgeschäumter Kunststoffsohle ist nicht gemeint. Die Rede ist vom Edel-Sneaker aus der Manufaktur. Die Idee ist simpel, aber gut. Wir nehmen vom Rahmenschuh feines Leder, aufwendige Verarbeitung und orthopädisch korrekte Konstruktion und von den Jogging-Schlappen das butterweiche Gehgefühl. Macht zusammen den idealen Freizeittreter für Freunde edlen Schuhwerks.

Wozu passt er? Zu Smart Casual und Freizeitklamotten, zum modernen Anzug oder einer Kombination macht er sich genauso gut.

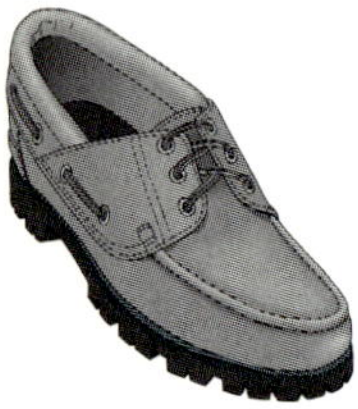

Segelschuhe

Ihre dünnen Gummisohlen sind perfekt auf rutschigen Planken, für lange Spaziergänge an Land eignen sich Bootsschuhe aber nicht besonders. Als sich die Deckschlappen mehr und mehr zum Allround-Fußkleid entwickelten, wurden sie deshalb flugs mit einer dickeren Profilsohle ausgestattet. Sie macht den Schuh zwar unbrauchbar für Skipper, dafür können Landratten mit ihr ermüdungsfrei das Großstadtpflaster treten.

Wozu passt er? Smart Casual und Freizeit, am besten zum sportlich-amerikanischen Look.

Cowboystiefel

Spitz zulaufend und hoher Absatz – kann das bequem sein? Seine Fans sagen ja. Denn ein guter Cowboystiefel ist rahmengenäht! Aber Vorsicht: Auf die Details kommt es an. Der Absatz darf nicht zu flach und schräg ausfallen, der Schaft muss dicht am Bein liegen. Beim Leder können Sie Ihren geheimen Gelüsten freien Lauf lassen, denn bei der Klassik-Fraktion können Sie mit den Stiefeln von der Ranch sowieso nicht punkten. Also her mit dem Pythonleder!

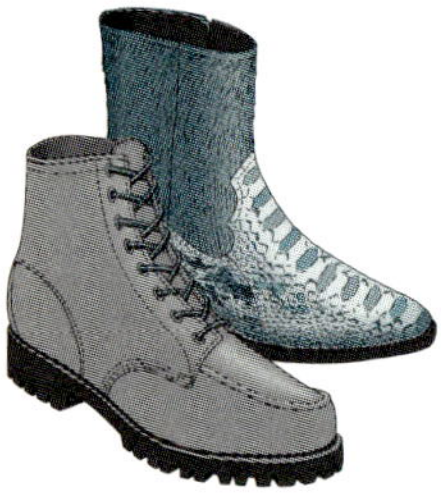

Wozu passen sie? Zu smarten oder ganz legeren Freizeit-Kombis mit Röhrenjeans. Zum Anzug dürfen Sie Westerntreter aber nur als US-Präsident tragen oder wenn Sie Ewing heißen.

Boots

Gemeint sind knöchel- oder wadenhohe Schnürstiefel aus sandfarbenem Rauleder, wie sie Bauarbeiter und Holzfäller hinterm Großen Teich bei der Maloche tragen. Seit den Achtzigern gehören sie zu den beliebtesten Freizeittretern, echte Fans tragen sie sogar im Sommer zu Shorts – trotz Hitze mit dicken Socken. Im Winter sowieso, denn mit ihren dicken Profilsohlen sind die Boots auch in Schnee und Matsch einsatzbereit – vor allem in der Version aus wasserdicht gefettetem Glattleder.

Wozu passen sie? Zu allem, was Spaß macht! Klamottentechnisch heißt das lockere Freizeitkluft, beispielsweise aus Rugbyshirt, Jeans und Lederjacke.

Giuseppe Santoni: Die Styling-Geheimnisse der Latin-Schuh-Lover Bis in die späten Eighties zählte für Mode-Insider in Sachen Edelschuh nur das Prädikat «made in England». Handgenähte Treter aus italienischen Manufakturen waren der absolute Geheimtipp. Heute genießen die Italo-Schlappen bei Kennern und Schuhfans Kultstatus, denn die feinen Hersteller aus der Macerata, Italiens traditioneller Schuhmacherregion, liefern eine gekonnte Verbindung von Avantgarde und Klassik bei handwerklich einwandfreier Verarbeitung. Einer von ihnen ist der Luxusschuster Santoni aus Corridonia. In dem Familienbetrieb wachen Gründer Andrea Santoni und Sohn Giuseppe über Qualität und Design der handgebauten Lederkunstwerke. Der Filius erklärt die Styling-Geheimnisse der Italiener: «Unsere Kunden haben ein Gespür für Trends, gleichzeitig wissen sie ganz genau, was zum Anlass passt. Im Detail zeigen sie aber trotzdem immer Mut. Einfach nur ein schwarzer Oxford, das wäre zu langweilig. Sie lieben kleine Details wie helle Nähte oder eine interessante Schnürung. Am mutigsten sind sie aber im Casualbereich, das sehen wir an den Sneakers unserer Club-Kollektion. Die Deutschen kaufen bisher meistens nur Brauntöne, die Italiener sind dagegen ganz verrückt nach raffinierten Farben und exotischen Ledersorten. Doch egal ob nun Business oder Casual, das wichtigste Stichwort beim Schuh heißt in Italien *fatto a mano* – handgefertigt!»

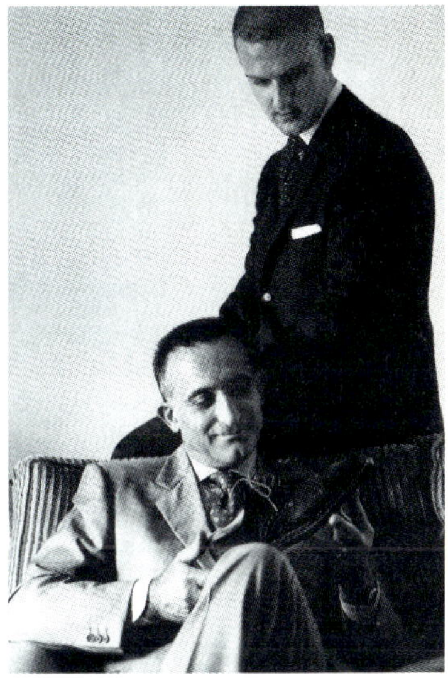

Das Schuh-Latinum

«Durchgenäht, Goodyear oder handeingestochen?» Wenn der Verkäufer solche Fragen stellt, vergeht jedem gleich die Lust auf Schuhkauf. Da gibt es nur zwei Möglichkeiten: Sie geben ehrlich zu, dass Sie keine Ahnung haben. Oder Sie gehen wieder nach Hause und holen schnell das kleine Schuh-Latinum nach:

AGO

→ klingt nicht so billig wie «geklebt», heißt aber genau das. Bei ganz leichten Schuhen mit dünner Sohle geht es oft nicht anders.

Blake

→ meint durchgenäht, Oberleder, Innensohle und Laufsohle werden von einer Naht zusammengehalten. Nachteil: Sie spüren diese Naht am Fuß, wenn sie nicht durch eine zusätzliche Innensohle verdeckt ist.

Bootsschuhe

→ fühlen sich an Deck am wohlsten. Seit den Eighties tragen sie auch Leute ohne Segelschein.

Boxcalf

→ ist Kalbsleder von ganz jungen Kälbern.

Brandsohle

→ ist ein anderes Wort für Innensohle.

Cordovan

→ bedeutet Pferdeleder. Früher gab es das massenhaft, seit Lastwagen und Trecker das Arbeitspferd verdrängt haben, ist es rar und teuer.

Durchgenäht

→ bedeutet Blake-Machart, Oberleder, Innensohle und Laufsohle werden direkt zusammengenäht.

Goodyear

→ hieß der Mann, der die fabrikmäßige Herstellung von Rahmenschuhen ermöglicht hat. Nach der von ihm erfundenen Nähmaschine wird die rahmengenähte Machart auch Goodyear-Methode genannt.

Handeingestochen

→ ist der Schuh, wenn Oberleder und Rahmen von Hand vernäht werden. Das ist wesentlich zeit- und kraftaufwendiger als der Goodyear-Prozess, handeingestochene Schuhe kosten deshalb eine ganze Ecke mehr.

Handgenäht

→ sind beim Schuh aus der Manufaktur meist nur Ziernähte auf dem Oberleder, ansonsten hilft überall die Nähmaschine.

Leisten

→ ist das Abbild des Fußes, um den der Schuh herumgebaut wird. Früher wurde der Leisten aus Holz geschnitzt, heute wird er aus Kunststoff gefertigt.

Manufaktur

→ ist der vornehme Ausdruck für die Fabrik, in der rahmengenähte Schuhe gemacht werden. Doch das Wort passt, denn trotz Maschinen geht es nicht ohne Hände.

Maßkonfektion

→ nennt der Händler eine Einzelbestellung, wenn der Kunde sich bei dem gewünschten Schuhmodell das Leder aussuchen darf.

Maßschuh

→ darf sich der Treter nennen, der auf einem individuell angefertigten Leisten gebaut wurde.

Plain Tip

→ heißt auf Englisch «schlichte Spitze», der Schuh ist am Bug glatt und nicht mit Löchlein oder Nähten verziert.

Rahmengenäht

→ hat drei Vorteile: Der Schuh ist stabil und doch flexibel, die Sohle kann komplett erneuert werden, in die Korkschicht unter der Innensohle prägt sich ein Fußbett ein.

Rauleder

→ ist im Profi-Slang das Wildleder.

Wildleder

→ ist das Alltagswort für Rauleder.

Zwiegenäht

→ steht auf vielen Wanderschuhen, doch nicht immer ist das korrekt. Zwiegenäht ist der Schuh nur, wenn ein und dieselbe Naht Brandsohle und Oberleder verbindet und ein zweiter Faden Oberleder und Laufsohle zusammenhält.

Wie viele Sneakers, wie viele Schnürer? Die Mischung macht's!

Das Sein bestimmt das Bewusstsein, das Leben den Schuh. Der Banker braucht jede Menge schwarze Klassiker, der Art-Director läuft in Sneakers rum, der Typ vom Sonnenstudio in Cowboyboots. Doch das Leben besteht nicht nur aus Arbeit. Wenn der Aktienprofi abends ein Bier trinken geht, steigt er in seine Holzfällerstiefel, der Graphiker holt für das Date die schwarzen Loafer raus, und unter Ibizas echter Sonne fühlt sich Mr. Solarium in Espadrilles am wohlsten. Ganz klar, nicht nur im Job sind Schuhe gefragt, auch für Freizeit und Party. Nur in welchem Mischungsverhältnis? Hier unsere Mix-Tipps:

Sie arbeiten im Büro

Schwarzbraun ist die Haselnuss, genauso der Büroschuh. Will sagen: Schwarz ist die Nummer eins, dunkles Braun ist okay. Es sei denn, Ihr Schreibtisch steht in einer vornehmen Privatbank. Merke: Wo mit Geld hantiert wird, trägt der Schuh Trauer. So sieht Ihr Schuh-Cocktail aus:

Business

Zwei Paar Schwarze und ein Paar dunkelbraune Rahmengenähte.

Smart Casual

Die dunkelbraunen Rahmengenähten aus Ihrer Bürokollektion. Ein Paar Loafer oder ein Paar Edel-Sneakers.

Freizeit und zu Hause

Die Edel-Sneakers oder ein zusätzliches Paar Freizeittreter ganz nach Geschmack, beispielsweise ein Segelschuh.

Sie arbeiten zu Hause

Der Webdesigner sitzt zu Hause barfuß vorm PC (weil der Fußboden die Wohnung heizt). Ansonsten trägt er Espadrilles, Clogs oder uralte Joggingschuhe. Je nachdem, was er seinen Füßen und der Freundin bieten will. Das mixen wir ihm:

Für die Arbeit zu Hause

Was immer er mag und notfalls zum Gang in den Supermarkt überziehen kann. Die Lösung mit Stil: zwei Paar Edel-Sneakers und für Meetings mit Kunden ein Paar schwarze Rahmengenähte.

Smart Casual

Die Edel-Sneakers, beim Candlelight-Dinner mit der Süßen sind dagegen die feinen Schnürer angesagt.

Freizeit

Die Edel-Sneakers und ein zusätzliches Paar Freizeittreter wie Schnürstiefel oder Segelschuhe (die natürlich auch bei der Arbeit tragbar sind).

Sie arbeiten gar nicht

Beruf Millionär? Dann sind alle Schuhe in Ihrem begehbaren Schuhschrank Freizeitschuhe. Selbst die edelsten Maßtreter. Glückwunsch!

Ein Tipp fürs kleine Budget

Die Schuh-Kompetenz ist bei Peter-Eduard Meier genetisch bedingt, denn seine Familie fertigt und verkauft in München seit über 400 Jahren feinste Treter. Zum Streit der Stil-Geister über braune oder schwarze Schuhe äußert er sich so: «Im internationalen Business rate ich zu schwarzen Schnürern, damit machen Sie nie etwas ver-

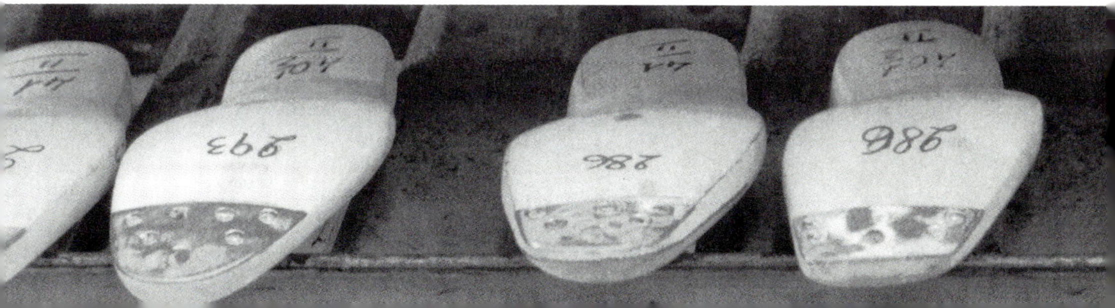

kehrt. Da rahmengenähte Schuhe nach jedem Tragen einen Tag ruhen sollten, brauchen Sie mindestens zwei Paar davon.» Doch was ist, wenn das Budget durch die beiden edlen Treter schon erschöpft ist, zum Beispiel beim Berufseinsteiger? Der Fachmann beruhigt: «Eigentlich gehört noch ein Paar aus braunem Leder zur Minimalausstattung. Wenn dafür das Geld noch nicht reicht, tragen Sie die schwarzen Klassiker einfach auch am Wochenende.» Denn: «Braune Schuhe sind zum Casual-Look zwar sehr schön, zu Jeans, Chinos oder Cord sind schwarze Brogues oder Oxfords aber absolut korrekt.»

Strümpfe

Es ist fast tragisch. Da gibt sich einer richtig Mühe mit seinem Outfit und rasselt doch durch das Stil-Abitur. Und zwar in dem Moment, wo er im Sessel die Beine übereinander schlägt und über der Mickymaus-Kurzsocke ein haariges Schienbein ins Blickfeld rückt. Das gibt null Punkte und einen Tadel! Dabei hätte er sich nur zwei Dinge zum Thema Strumpf merken müssen, um eine gute Note einzuheimsen: Lang muss er sein und dunkel, am besten schwarz. Witzige Motivsocken sind dagegen absolut tabu!

Der schwarze Strumpf in XL-Länge erspart der Welt nicht nur den Anblick Ihrer behaarten Unterschenkel, er verkürzt auch die morgendliche Suche nach der fehlenden Socke. Wenn in der Schublade 20 Paar identische Strümpfe lagern, können Sie nicht mal im Dunkeln danebengreifen. Und Sie sparen sich das paarweise Aufrollen der Dinger nach der Wäsche, damit gewinnen Sie wertvolle Zeit, die Sie besser mit Ihrer Süßen verbringen – die sich auch nicht mehr wegen Ihrer unmöglichen Socken schämen muss.

Einkaufstipps

Viele Männer wissen eher die Maße ihrer Traumfrau als die eigene Schuhgröße. Keine Frage, der Schuhkauf kommt auf der Hitliste der Lieblingsbeschäftigungen selten in die Top Ten. Die Kauflust kann aber schnell stimuliert werden, wenn Mann weiß, worauf es dabei ankommt. Nämlich auf diese acht Punkte:

1. Geschäft

Wo soll man kaufen, im Schuhgeschäft oder beim Herrenausstatter? Fakt ist: Nur wenige Schuhgeschäfte bieten das passende Ambiente für teure Puschen, Lust auf Lederluxus kommt eher zwischen handgenähten Sakkos und Hemden auf. Trotzdem sollten Sie nur da kaufen, wo die Schuhe in mindestens zwei Breitengrößen vorrätig sind. Solche Läden sind schwer zu finden, doch die Suche lohnt sich – vor allem, wenn Sie auf sehr schmalem oder weitem Fuß leben.

2. Marke

Viele große Schuhmarken sind ziemlich angegraut. Das sollte aber niemanden abschrecken, im Gegenteil. Wer sich schon 20, 50 oder 100 Jahre am Markt gehalten hat, kann keine ganz schlechte Qualität liefern. Deshalb erst mal nach bewährten Marken schauen. Trotzdem gibt es immer wieder Neulinge zu entdecken. Kaufen sollten Sie die aber nur auf wärmste Empfehlung.

3. Preis

Billig muss nicht schlecht sein, Spitzenqualität gibt es aber leider nur zu Spitzenpreisen. Gute durchgenähte Schuhe aus Italien kosten zwischen 150 und 300 Euro, ab 300 Euro gibt es rahmengenähte. Für Topqualität müssen Sie mindestens 400 hinlegen, mit rund 2000 sind Sie beim Maßschuh dabei.

4. Machart

Fachleute sagen: Je aufwendiger die Bodenverarbeitung, desto simpler das Finish. Stimmt, durchgenähte Schuhe aus Italien sehen oft schöner aus als ihre rahmengenähten Vettern aus England. Doch Optik ist beim Schuh nur sekundär, denn sie macht den Treter weder bequem noch haltbar.

5. Leder

Bei Schuhen ist es wie beim Anzug. Wenn die Substanz nichts taugt, ist das Teil kaum halb so viel wert. Deshalb ist gutes Leder ein absolutes Muss – auch beim Futter und für die Sohlen. Bloß woran erkenne ich gute Qualität? Als Laie leider nur an Marke und Preis, alles andere sehen lediglich Experten.

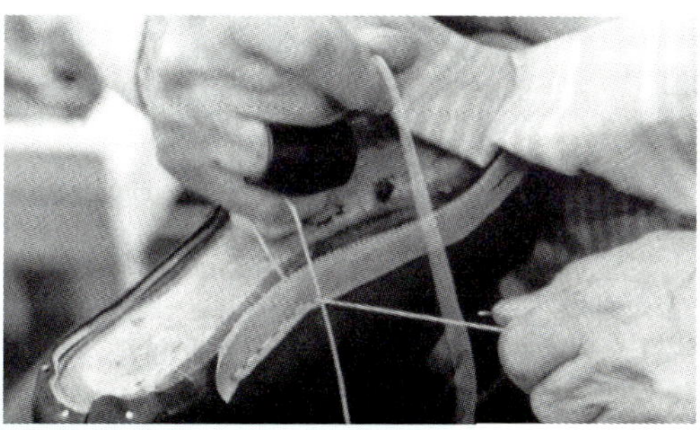

6. Größe

Sie haben Größe 43? Sind Sie sicher? Viele Männer tragen Schuhgrößen, die gar nicht passen können. Kein Wunder, dass sie sich barfuß wohler fühlen. Deshalb erst mal die Größe feststellen lassen – Länge und Breite! Das Problem bei der Sache: Viele Verkäufer wissen nicht, wie sie den Fuß korrekt ausmessen sollen. Wenn doch, ist häufig nicht die Breitengröße am Lager, die Sie brauchen.

7. Passform

Der Fuß wurde vermessen, das Wunschmodell ist in der richtigen Länge und Breite am Lager. Jetzt muss es nur noch passen. Und zwar vor allem an der hinteren Fußpartie, da soll das Leder ganz eng anliegen. Wenn Sie vorn dann noch so viel Platz haben, dass Sie die Zehen bewegen können, ist der Schuh okay. Wichtig: Probieren Sie den Schuh nicht im Sitzen an, sondern gehen Sie ein bisschen auf und ab. Wenn der Schuhe an der Hacke schlappt, kann das an der Sohle liegen. Sie ist am Anfang noch steif und unflexibel. Wichtig bei Schnürern: Nach dem Zubinden muss die Schnürung leicht aufstehen. Wichtig bei Loafern: Wenn die Länge stimmt, müssen sie über dem Vorderfuß extrem stramm sitzen, nur dann bieten sie nach der Einlaufphase noch festen Halt.

8. Service

Je besser der Schuh, desto länger hält er – mit ein bisschen Pflege mindestens zehn Jahre. In dieser Zeit fallen diverse Inspektionen und Reparaturen an: Immer mal wieder neue Absätze, alle paar Jahre neue Sohlen, gelegentlich Ersatz-Schnürsenkel. Ein guter Händler kümmert sich um alles. Das heißt beim Loch in der Sohle, dass er den Schuh zur Runderneuerung ins Werk schickt. Dort wird der lädierte Treter erst mal über den Originalleisten gezogen und anschließend von unten komplett neu aufgebaut. Das kostet zwar eine Stange Geld, der Schuh ist jedoch wie neu (aber immer noch perfekt eingelaufen und individuell patiniert). Drum fragen Sie vorher unbedingt, ob der Versand zwecks Reparatur zum Service gehört.

Die persönliche Meinung: Gute Schuhe, gesunde Füße

Peter-Eduard Meier ist ein ausgewiesener Schuhdesigner. Bei seinen Kreationen achtet er besonders auf die orthopädisch korrekte Form des Leistens, beispielsweise bei der Peduform-Kollektion. Aus gutem Grund: «Die Leute zwischen 30 und 40 wollen nichts von Fußgesundheit hören. Das klingt denen zu sehr nach Sanitätshaus. Sie können sich einfach noch nicht vorstellen, wie das einschränkt, wenn man nicht mehr gut zu Fuß ist. Bei ganz vielen älteren Leuten ist es aber so, dass sie sich vor jedem Stadtbummel oder Restaurantbesuch fragen, ob sie das fußmäßig schaffen. Und sitzen am Ende mehr und mehr zu Hause. Gute Schuhe halten uns mobil, insofern sind sie ganz wichtig für die Lebensqualität.»

Lange Freude am Schuh

Wenn Sie Ihre neuen Schuhe in drei Wochen verhunzen wollen, dann blättern Sie sofort weiter. Denn hier erfahren Sie, wie Sie den Tretern zu einem langen Leben verhelfen:

1. Nimm den Löffel

Schlagen Sie am besten einen Nagel ins Schuhregal und hängen Sie den Schuhlöffel dran, dann ist er immer griffbereit. Denn jedes Mal, wenn Sie Ihren Fuß mit Gewalt in den Schuh quetschen, leidet die Fersenkappe. Auch ins Reisegepäck gehört ein Schuhanzieher, denn in den Hotels wurde er meistens gerade geklaut. Notfalls legen Sie eine Socke in die Hinterkappe und gleiten vorsichtig in den Schuh, während Sie den Strumpf langsam unter dem Fuß herausziehen. Und vorm Ausziehen immer die Schnürsenkel aufbinden, sonst leiert das Leder am Spann aus, und der Schuh sitzt irgendwann zu locker.

2. Keine Klebesohlen

Manche Schuhhändler raten den Kunden, eine dünne Gummischicht auf die Ledersohle pappen zu lassen. Das soll sie schonen und wasserresistent machen. Die Hersteller sehen das nicht gern, denn die Zusatzsohle versteift die Ledersohle, der Schuh kann sich beim Abrollen nicht mehr richtig biegen, das Körpergewicht geht mit voller Wucht ins Oberleder. Wer Pfützen und Löcher in der Sohle fürchtet, sollte lieber gleich einen Schuh mit Gummisohle kaufen. Denn rahmengenäht muss ja nicht automatisch Ledersohle heißen.

3. Dauerstress vermeiden

Setzen Sie Ihre Schuhe im Wechsel ein: Einen Tag tragen, einen Tag ruhen lassen. Wer zu transpirierenden Flossen neigt, sollte den Tretern sogar zwei Tage Pause gönnen. Wenn sie trotzdem mal im Dauereinsatz waren, zum Beispiel bei einer Geschäftsreise, dann brauchen sie eine Woche Erholung. Denn nur ein völlig trockener Schuh ist bequem. Außerdem verdoppeln Sie automatisch seine Lebensdauer, wenn Sie ihn nur halb so oft zum Dienst einteilen.

4. Auf die Spanner

Schmeißen Sie die edlen Schlappen nach dem Ausziehen nicht einfach in die Ecke, tun Sie unbedingt vorher die Schuhspanner rein. Dann warten am übernächsten Tag (siehe Regel 1) Schuhe auf Sie und keine krummen Gurken.

5. Schuhputz nicht vergessen

Es soll ja Leute geben, die das Schuheputzen als meditative Pause vom hektischen Alltag schätzen. Andere finden es einfach nur ätzend, die Wohnung mit Cremespritzern zu versauen. Es hilft aber nichts, Schuhputz muss sein, wenigstens ab und zu. Wenn Sie im Büro zwei Paar im Wechsel tragen, dann sollte jedes alle 14 Tage unter die Bürste kommen. Das macht sie resistent gegen Nässe und hält das Leder geschmeidig. Außerdem sehen dreckige Schuhe einfach ungepflegt aus.

6. Luft an die Sohlen

Nasse Schuhe? Sofort mit Zeitungspapier ausstopfen. Wenn sie nur ein bisschen feucht sind, tun es auch die Holzspanner. Die Schuhe zum Trocknen in jedem Fall auf die Seite legen, damit die Feuchtigkeit aus den Ledersohlen rauskann. Sonst sind die Schuhe am nächsten Tag immer noch klamm. Versuchen Sie aber bitte niemals, das Austrocknen zu beschleunigen. Wenn Sie die Treter auf die Heizung stellen oder föhnen, wird das Leder nämlich brüchig und reißt früher oder später ein.

7. Hoch die Hacken

Die Jogger nennen es Pronation, wenn sie den Fuß nicht gerade aufsetzen. Dem Sportler ruiniert der schiefe Auftritt die Gelenke, bei Couchpotatoes macht er sich

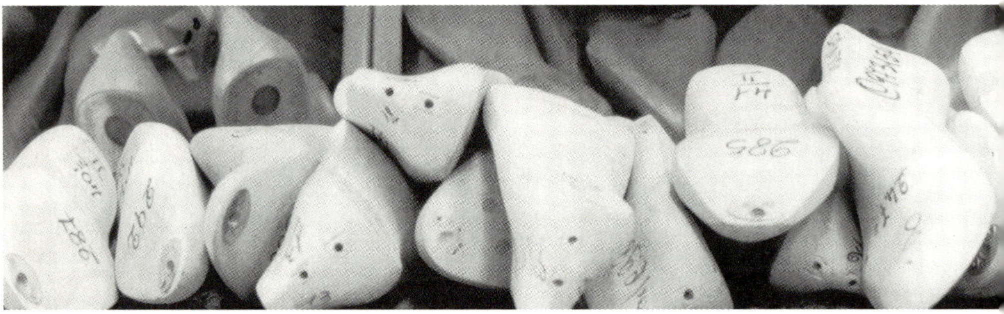

vor allem am Schuh bemerkbar: Sein Absatzgummi nutzt sich ungleichmäßig ab. Lassen Sie es ersetzen, bevor das Absatzleder erreicht ist und Sie auf den Felgen gehen. Auch die Sohlen gehören erneuert, kurz bevor das Loch da ist. Bei geklebten oder durchgenähten Schuhen wird eine neue Schicht Leder aufgeklebt, rahmengenähte Sohlen lassen Sie am besten beim Hersteller ersetzen. Gute Schuhgeschäfte organisieren für Sie den Versand. Niemals mit Edeltretern zum Flickschuster an die Ecke, das wäre so, als wenn Sie Ihren nagelneuen Porsche zum erstbesten Schrauber bringen.

Richtig putzen

→ Schuheputzen ist kinderleicht. Auf Glattlederschuhe Wachspaste (in der Dose, z.B. von Kiwi) mit Bürste oder Lappen auftragen. Bei feinem Leder Creme verwenden. Wenn Sie dabei Laborhandschuhe tragen, kriegen Sie keine schmutzigen Finger. Paste am besten über Nacht einwirken lassen, wenn es geht, in einem warmen Raum. Dann zieht das Pflegemittel besser ein. Danach mit einer weichen Rosshaarbürste überpolieren.

→ Vorsicht: Die Bürste verteilt Wachspartikel auf Ihrer Kleidung und den Wänden, deshalb unbedingt Kittel oder Schürze tragen. Etwas tapetenfreundlicher wienern Sie mit einem zusammengeknüllten Nylonstrumpf. Fragen Sie Ihre Freundin, ob sie einen übrig hat. Sagen Sie aber bitte gleich, dass Sie ihn zum Schuhepolieren brauchen, sonst wundert sie sich.

→ Creme darf nur kurz einwirken, sonst trocknet sie zu sehr an und kann nur mit Mühe zum Glänzen gebracht werden. Grundsätzlich sollten Sie Creme oder Wachspaste in der Farbe des Schuhs verwenden, es sei denn, Sie möchten ein helles Leder dunkel tönen. Aber Vorsicht, das lässt sich nicht vollständig rückgängig machen. Wichtig: Verpassen Sie auch Sohlenrändern und Absatz eine Abreibung mit Paste oder Creme, sonst wird das Leder an diesen Stellen spröde.

→ Rauleder reinigen Sie mit speziellen Bürsten. Es gibt sie mit Plastiknoppen, Drahtborsten oder einer Kautschukreibefläche. Die ist schonender als Draht und deshalb besser. Auch bei den rauen Schuhen müssen Sie ab und an die Sohle mit Wachspaste behandeln. Aber vorsichtig, sonst beschmieren Sie das Oberleder.

Auf dem Weg
Der Workout

zum Sixpack
Guide

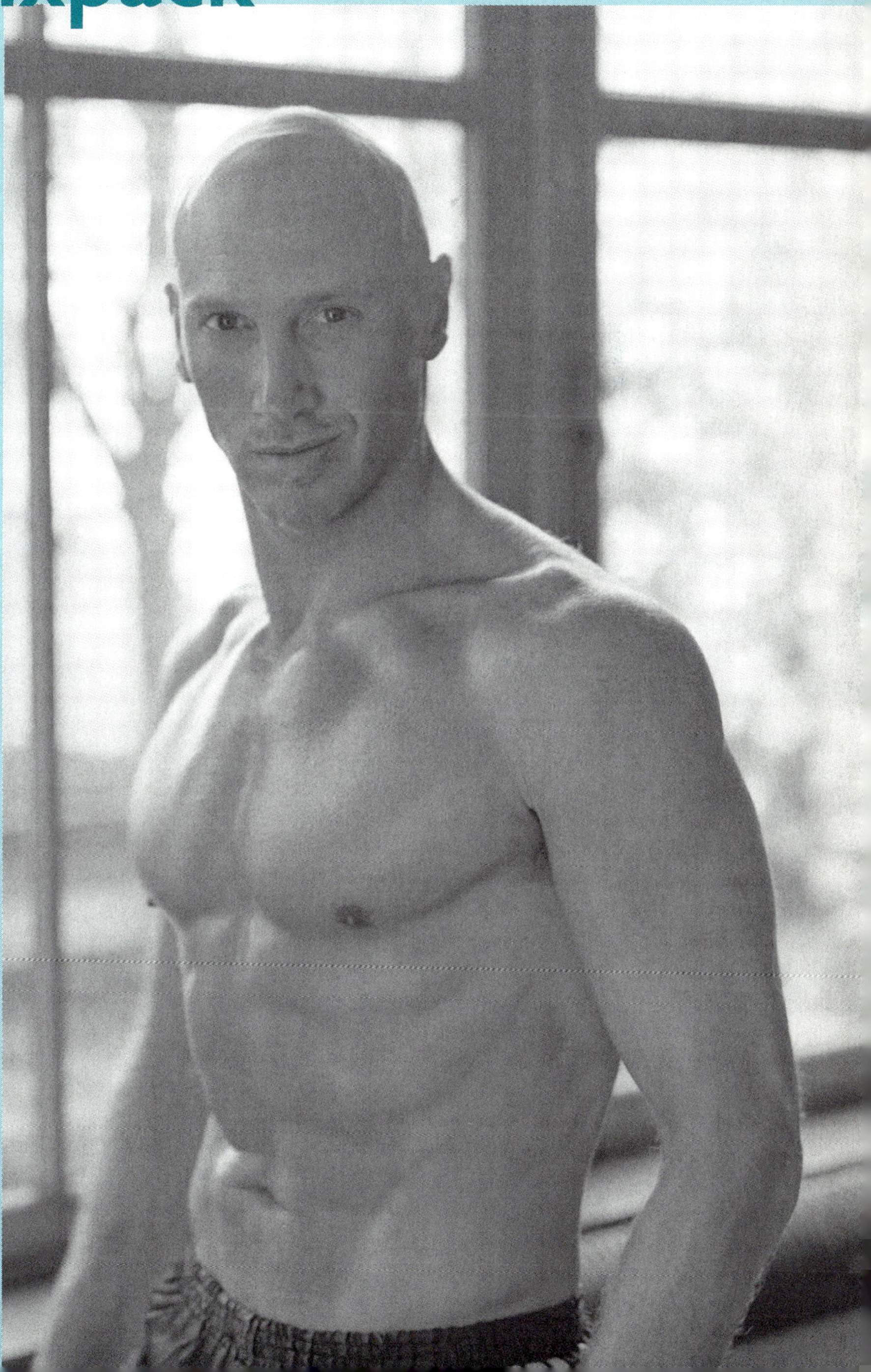

Die Bauchmuskeln: Was Mann wissen muss

Die Bauchmuskeln dienen zu weitaus mehr als nur zu der begehrten Waschbrettoptik, die Sie zum König des Strandabschnitts macht. Sie fördern Ihre gute Haltung und steigern die Stabilität Ihrer Wirbelsäule. Das entlastet Ihren Rücken beim Heben, Sitzen, Stehen – und bringt Sie auch in der Horizontalen ganz groß raus! Besonders wichtig für Kämpfernaturen: Kommt es tatsächlich einmal hart auf hart, gibt Ihnen Ihr antrainiertes Muskelkorsett den nötigen Schutz, um Tiefschläge problemlos wegzustecken – im Ernstfall schützt eine starke Bauchmuskulatur innere Organe vor möglichen Verletzungen wie z. B. einer Leberruptur. Autsch! Und damit Sie nach dem überstandenen Gefecht noch tief durchatmen können, unterstützen Ihre Bauchmuskeln auch noch die Ausatmung.

Die Bauchregion ist das Kraftzentrum Ihres Körpers – alle Kräfte des Oberkörpers oder der Beine werden durch die Muskulatur in der Mitte übertragen. Ein Training der Bauchmuskulatur sorgt also nicht nur dafür, dass Ihr – na, sagen wir mal – etwas schlaff gewordenes Gewebe wieder in Form gebracht wird, sondern es trägt wesentlich dazu bei, Ihre Bewegungen zu dynamisieren und Ihre Leistungen zu verbessern – vor allem im Sport. Die Bauchmuskulatur ist die Muskelgruppe, bei der Sie von einer Kraftsteigerung am meisten profitieren – wohl deshalb ist das Bauchmuskeltraining die Königsdisziplin in jedem Fitness-Studio!

Kleine Anatomielektion

Die Muskelgruppe des Bauchs füllt den gesamten Raum zwischen der unteren Brustkorböffnung und dem oberen Beckenrand sowie von den Körperseiten bis zur Lendenwirbelsäule! Eine kurze Einführung in die Anatomie Ihrer Bauchmuskulatur ist sinnvoll, um die Bewegungsabläufe der einzelnen Übungen nachvollziehen zu können. Die Bauchmuskulatur setzt sich aus vier Muskelgruppen zusammen:

- → Gerader Bauchmuskel (M. rectus abdominis)
- → Äußerer schräger Bauchmuskel (M. obliquus externus abdominis)
- → Innerer schräger Bauchmuskel (M. obliquus internus abdominis)
- → Querer Bauchmuskel (M. transversus abdominis)

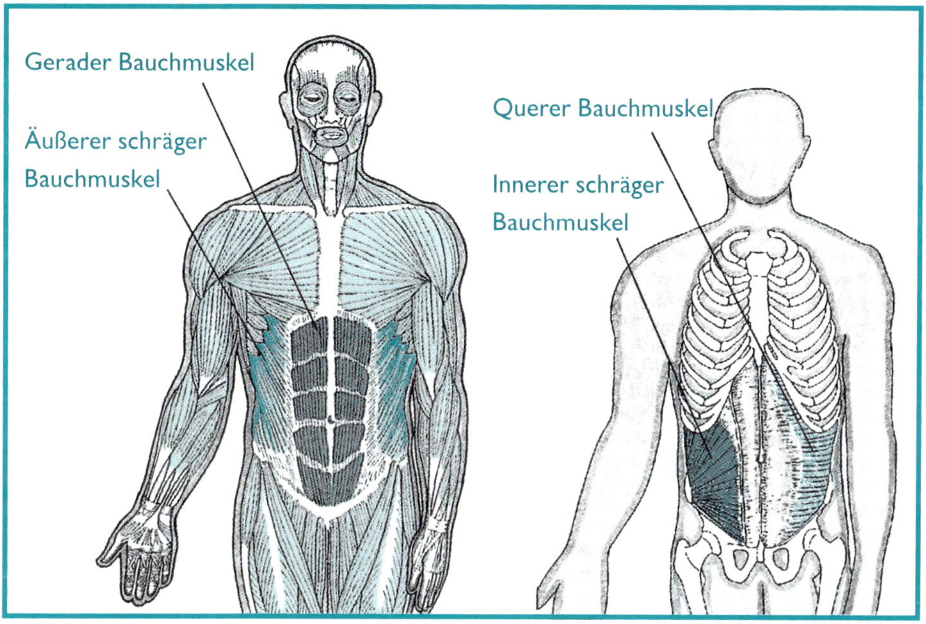

Gerader Bauchmuskel

Der gerade Bauchmuskel (M. rectus abdominis) ist der größte und vor allem verantwortlich für Ihr Sixpack. Seine beiden Längsstränge verlaufen vom Brustbein zum Schambein. Sie sind unterteilt in drei gleich große, durch schmale Zwischensehnen getrennte Muskelbäuche oberhalb und einen größeren Muskelbauch unterhalb des Nabels. Funktion: Bei fixiertem Becken zieht der gerade Bauchmuskel den Rumpf nach vorne – etwa beim Crunch –, wird dagegen der Oberkörper fixiert, hebt er es an. Wenn Sie sich an eine Klimmzugstange hängen und die Beine heben, stabilisiert er Ihr Becken. Außerdem spielt der gerade Bauchmuskel eine wichtige Rolle bei der Aufrechterhaltung der Beckenstellung und damit indirekt auch bei der Krümmung der Lendenwirbelsäule: Ist er schwach ausgeprägt, dann kippt das Becken nach vorne, und es kommt, orthopädisch ausgedrückt, zu einer Lordosierung der Lendenwirbelsäule – das heißt: Sie stehen im Hohlkreuz!

Innerer und äußerer schräger Bauchmuskel

Der innere und äußere schräge Bauchmuskel (M. obliquus abdominis externus und internus) verlaufen im äußeren Teil (externus) von den Außenseiten, im inneren Teil (internus) von den Innenseiten der unteren Rippen zum Becken.

Der innere schräge Bauchmuskel (M. obliquus abdominis internus) wird vom äußeren schrägen Bauchmuskel nahezu vollständig überdeckt und ist deutlich kleiner. Werden beide Seiten angespannt, unterstützen sie den geraden Bauchmuskel beim Anheben des Oberkörpers aus der Rückenlage oder umgekehrt beim Heben des Beckens. Deshalb werden die schrägen Bauchmuskeln bei Übungen für die geraden Bauchmuskeln stets mittrainiert. Der äußere schräge Bauchmuskel neigt den Rumpf bei einseitiger Kontraktion zur Seite bzw. dreht ihn zur Gegenseite. Das heißt, der rechte äußere schräge Bauchmuskel dreht nach links und umgekehrt! Bei einseitiger Aktion neigt der innere schräge Bauchmuskel den Rumpf zur Seite bzw. dreht ihn zur Kontraktionsseite. Die innere schräge Bauchmuskulatur arbeitet also bei der Seitneigung mit der gleichseitigen, bei der Rumpfdrehung mit der gegenseitigen äußeren schrägen Bauchmuskulatur zusammen.

Querer Bauchmuskel

Der quere Bauchmuskel (M. transversus abdominis) bildet die tiefste Schicht aller Bauchmuskeln, er wird von den schrägen Bauchmuskeln völlig bedeckt. Seine Fasern führen vom Becken und den Sehnen der Muskeln des Rückenstreckers zu den geraden Bauchmuskeln. Der quere Bauchmuskel formt zusammen mit den schrägen Bauchmuskeln die Taille und wirkt mit den anderen Bauchmuskeln an der Aufrichtung des Beckens mit.

So trainieren Sie Ihre Bauchmuskeln!
Allgemein trainieren Sie Ihre Bauchmuskeln mit folgenden Bewegungen: Aufrichten des Oberkörpers aus der Rückenlage, Drehen und Neigen des Oberkörpers zur Seite und Anheben des Beckens aus der Rückenlage bei fixiertem Oberkörper.
Um die Sache zu vereinfachen, werden im Übungsteil (ab Seite 100) die Übungen jeweils dem Anteil der Bauchmuskulatur zugeordnet, der besonders gefordert wird. Unterschieden werden

→ schräge Bauchmuskeln (innere und äußere),
→ gerade Bauchmuskeln (oberer Anteil) und
→ untere Bauchmuskeln (unterer Anteil der geraden Bauchmuskeln).

DER CRUNCH: Die Bauchmuskelübung

Da Sie Ihre Bauchmuskulatur isoliert trainieren wollen, ist der Crunch die ideale Basisübung. Denken Sie aber daran: Crunches sind kein Ausdauertraining! Wer dabei stark außer Atem kommt, trainiert falsch. Lassen Sie sich für jede Wiederholung etwa zehn Sekunden Zeit – weder Geschwindigkeits- noch Wiederholungsrekorde bringen Sie harten Bauchmuskeln näher! Im Gegenteil: Je langsamer Sie arbeiten, desto intensiver fordern Sie jede Muskelfaser und desto gleichmäßiger und attraktiver treten die Muskeln im Endeffekt hervor.

Das Bauchduell: Crunches vs. Sit-ups

Beim **Sit-up** hebt man den Körper aus dem Sitz bis fast in die Senkrechte. Sit-ups setzen Nacken und Rücken unter einen enormen Stress und trainieren hauptsächlich den Hüftbeuger, der z. B. bei vorwiegend sitzenden Berufen ohnehin häufig verkürzt ist. Beim **Crunch** dagegen hebt man die Schultern ausschließlich mit Hilfe der Bauchmuskeln maximal um 10 bis 15 Zentimeter vom Boden ab: Heben Sie den Oberkörper nie so weit an, dass der untere Rücken den Bodenkontakt verliert, sonst tritt wieder der Hüftbeuger mit in Aktion und übernimmt einen Teil der Arbeit!

Der perfekte Crunch

Der Crunch bildet die Grundlage der meisten Übungsvariationen für Ihre Bauchmuskulatur. Doch was so einfach aussieht, will gelernt sein! Damit Ihr Bauch so wird, wie ihn die Frauen lieben – flach und hart wie ein Waschbrett –, sollten Sie die Checkliste auf Seite 107 noch einmal durchgehen.

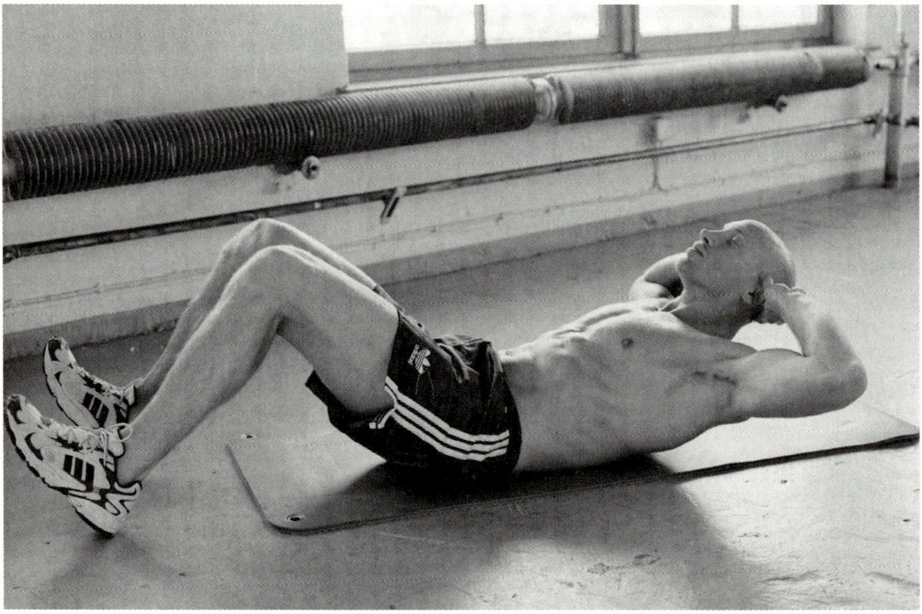

Checkliste für den Basic-Crunch

→ Winkeln Sie die Arme an und halten Sie die Hände in Höhe der Schläfen. Versuchen Sie während der Aufwärtsbewegung nicht, mit den Armen Schwung zu holen, denn dann haben die Bauchmuskeln Pause – und das ist ja nicht der Sinn der Sache.

→ Spannen Sie die Bauchmuskulatur an, indem Sie versuchen, die unteren Rippen dem Beckenknochen anzunähern. Dadurch bewegt sich Ihr Oberkörper nach oben-vorne, die Schulterblätter lösen sich vom Boden.

→ Halten Sie den unteren Rücken stets am Boden, um unnötige Belastungen der Wirbelsäule zu vermeiden.

→ Wichtig: Die Schulterblätter sollten während eines Satzes nie vollständig auf dem Boden aufliegen. Ihre Bauchmuskulatur ist während der gesamten Übung maximal angespannt!

→ Halten Sie Ihren Kopf in der natürlichen Verlängerung der Wirbelsäule. Wenn Sie eine Faust zwischen Kinn und Nacken schieben können, befinden Sie sich in der richtigen Position.

→ Wichtig: Lassen Sie niemals Ihre Nackenmuskulatur die Arbeit der Bauchmuskeln übernehmen! Für eine optimale Kopfhaltung fixieren Sie mit Ihrem Blick während der gesamten Übung einen bestimmten Punkt an der Decke.

→ Wichtig: Halten Sie die Beine in einer 90-Grad-Stellung am Boden! Diese Übungshaltung schaltet die Hüftbeuger aus und beansprucht in besonderem Maße die Bauchmuskulatur. Eine größere Entfernung der Beine vom Becken würde zu einer zunehmenden Belastung des Rückens führen.

→ Die Füße stehen hüftweit auseinander. Achten Sie darauf, dass sich während der Wiederholungen Ihre Knie nicht berühren.

→ Gehen Sie mit der Ausatmung in die Anspannung und trainieren Sie in Ihrem natürlichen Atemrhythmus weiter – so sorgen Sie automatisch für die richtige Bewegungsgeschwindigkeit.

→ Wenn Sie die Intensität erhöhen wollen, halten Sie einfach die Endposition für etwa zwei Sekunden.

Die Spielregeln

Das Ziel: Ein flacher Bauch mit sechs definierten Kraftpaketen.
Der Weg: Ein Workout, das jede Muskelfaser fordert.
Die optimale Trainingsdauer: 10 bis 30 Minuten.

Damit Sie Ihre Bauchmuskeln ohne unerwünschte Nebenwirkungen zum Glühen bringen, gelten die folgenden Spielregeln.

→ Beginnen Sie mit den leichteren Einsteigerübungen und steigern Sie sich bis zum Feintuning mit Zusatzgewichten oder Profi-Übungen.

→ Prüfen Sie den Bewegungsablauf Ihres Basic-Crunches. Nur wenn Sie diese Übung technisch einwandfrei absolvieren, werden Sie auch schnelle Fortschritte machen. Vernachlässigen Sie niemals die korrekte Bewegungsausführung zugunsten eines höheren Widerstandes oder einer höheren Wiederholungszahl! Wenige richtig ausgeführte Wiederholungen sind mehr wert als 100 falsche! Sie betrügen sich selbst, indem Sie andere Muskeln zur Unterstützung einsetzen, um sich das Trainingsleben leichter zu machen. Holen Sie keinen Schwung, denn das belastet Hals und Rücken. Falsche Bewegungsmuster gefährden den Erfolg Ihres Trainings. Die Intensität und Effizienz der Übungen nehmen ab, die Gefahr von Verletzungen zu.

→ Verwenden Sie die ersten Trainingswochen vor allem für den Aufbau der Kraftausdauer Ihrer Bauchmuskeln und die Perfektionierung Ihrer Technik. Später steigern Sie die Belastung, um mehr Kraft und Muskelmasse zu gewinnen.

Auf die Plätze ...

Bei Übungen in der Rückenlage werden Sie feststellen, dass nicht der gesamte Rücken auf der Unterlage aufliegt. Dies wird durch die natürliche Krümmung der Wirbelsäule hervorgerufen, ist also völlig normal. Die Wölbung wird flacher, wenn Sie die Fersen zum Gesäß heranziehen und die Füße aufstellen – Sie können den Effekt verstärken, indem Sie die Zehenspitzen zu den Knien ziehen und die Fersen mit der Kraft der Beinbeugemuskulatur in die Matte drücken, Ihr Becken leicht in Richtung Oberkörper kippen und zusätzlich die Gesäßmuskulatur anspannen.

Am besten liegt der Rücken auf, wenn Sie beide Knie so weit zur Brust heranziehen, dass sich die Füße vom Boden lösen und im Hüft- und Kniegelenk mindestens ein rechter Winkel entsteht. Zur Erleichterung können Sie die Fersen auf einen

Stuhl oder einer Bank ablegen, damit Sie die Hüftbeugemuskulatur nicht anspannen müssen. Generell wird durch das Heranziehen der Beine das Becken aufgerichtet, die Lendenwirbelsäule wird abgeflacht, und die kleinen Wirbelgelenke werden entlastet. Bei schwacher Rumpfmuskulatur trainieren Sie besser nicht mit gestreckten oder fixierten Beinen, um das Risiko von Fehlbelastungen zu vermeiden!

… fertig …

Haben Sie Beschwerden in der Halswirbelsäule beim Anheben des Kopfes und dem Aufrichten der Wirbelsäule in Rückenlage? In den meisten Fällen lässt sich das mit Beachtung der richtigen Kopfhaltung oder durch eine Unterlagerung des Kopfes beheben. Ihr Kopf wiegt immerhin vier bis 4,5 Kilogramm und muss ausschließlich von der Halsmuskulatur gehalten werden! Besonders bei Einsteigern werden diese Muskeln gefordert, da bei einer geringen Aufrichthöhe des Oberkörpers der Kopf aufgrund der Hebelverhältnisse viel schwerer zu halten ist. Wenn Sie Schwierigkeiten beim Heben des Kopfes haben, kann dies also in einer Schwäche der vorderen Halsmuskulatur begründet sein. Schon nach wenigen Trainingseinheiten ist Ihre Halsmuskulatur stark genug, um den Kopf beschwerdefrei zu halten. Sollten die Beschwerden trotzdem anhalten, so versuchen Sie, das Kopfgewicht mit beiden Händen oder mit einer Hand abzustützen, wobei der Ellenbogen zur Seite zeigt. Bei Schmerzen im Nacken stützen Sie Ihren Kopf durch ein Handtuch, eine Hand oder mit Ihren Fingerspitzen ab.

Bewahren Sie Haltung: Während Ihrer Bauchübungen sollten Sie immer eine Faust weit Abstand zwischen Ihrem Kinn und der Brust halten.

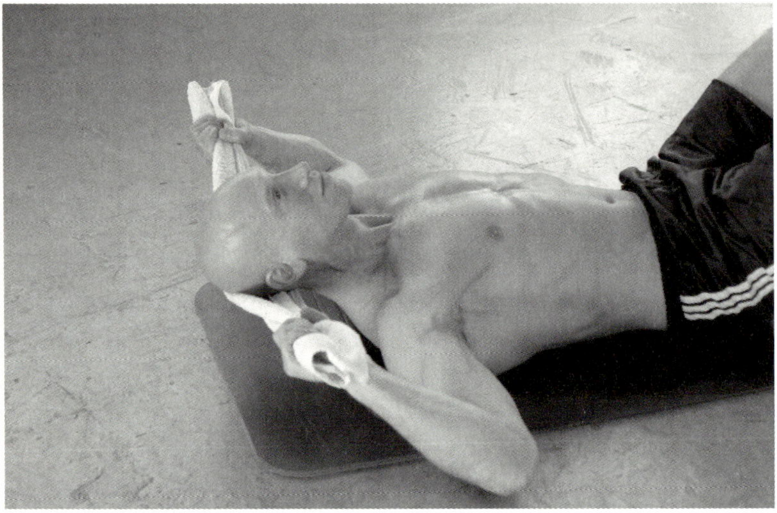

«Nackenstütze»: Wenn nach den ersten Trainingseinheiten Ihre Nackenmuskulatur schmerzt, stützen Sie Ihren Kopf zusätzlich durch ein mit den Händen gespanntes Handtuch. Sollten Sie gerade kein Handtuch parat haben, stützen Sie Ihren Kopf einfach mit einer Hand!

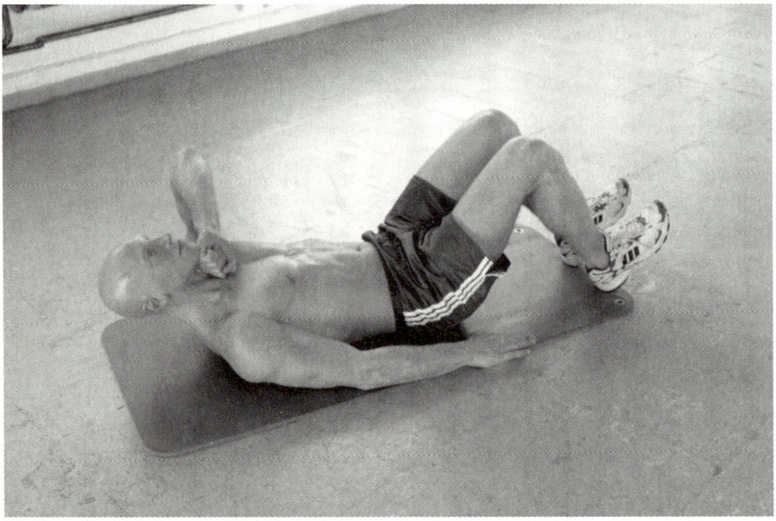

«Kopf hoch»: Bei den Bauchübungen sollte immer eine Faust zwischen Kinn und Brust passen.

Achten Sie darauf, bei der Aufrichtbewegung den Kopf nicht zu drehen oder zur Seite zu neigen! Ziehen Sie in der Aufrichtbewegung die Schultern nicht nach vorn. Wenn Sie dazu neigen, Ihre Schultern nach vorn hängen zu lassen, oder einen Rundrücken haben, sollten Sie die Arme grundsätzlich mit den Handflächen nach oben und den Daumen nach außen zeigen lassen.

… los!

Um Ihre Bauchmuskulatur bis ins Letzte zu fordern, dürfen Ihre Schulterblätter während eines Satzes nur leicht den Boden berühren – niemals sollte Ihr gesamtes Körpergewicht auf dem Boden ruhen! Es ist entscheidend, dass Sie die Spannung in der Muskulatur während der gesamten Bewegung beibehalten und versuchen, allein durch die Arbeit Ihrer Muskulatur den größtmöglichen Bewegungsumfang zu erreichen.

Bei der Mehrzahl der Bauchübungen sollten Sie den Oberkörper nur bis zu einem 45-Grad-Winkel aufrichten, um eine vollständige Kontraktion zu ermöglichen. Bewegungen, bei denen Sie über diesen Winkel hinausgehen, bringen zusätzliche Muskelgruppen ins Spiel, sodass Sie die Bauchmuskulatur nicht mehr isoliert trainieren können. Ausnahmen: einige komplexe Übungen für Profis mit koordinativ anspruchsvollen Bewegungsabläufen, bei denen die Hüftbeugemuskulatur bewusst mit eingesetzt wird.

Konzentrieren Sie sich während der Übung darauf, Ihre Muskeln zu fühlen. Legen Sie eine Hand auf Ihre Bauchmuskulatur, um die Spannung zu spüren und die Bewegung bewusst wahrzunehmen. Prägen Sie sich folgendes Bewegungsmuster ein, um Ihren Bauch so intensiv wie möglich zu trainieren: Ziehen Sie die Bauchmuskulatur wie eine Ziehharmonika zusammen, dabei bewegen sich die unteren Rippen in Richtung Beckenknochen, der Bauchnabel zum Rücken hin.

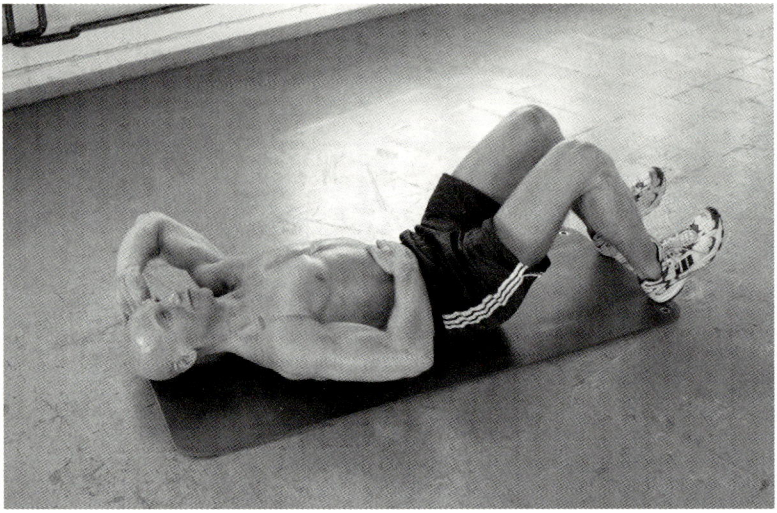

Motivationskick: Legen Sie eine Hand auf Ihre Muskeln – das hilft Ihnen, die Spannung in der Bauchmuskulatur noch intensiver wahrzunehmen und den Bewegungsablauf zu kontrollieren.

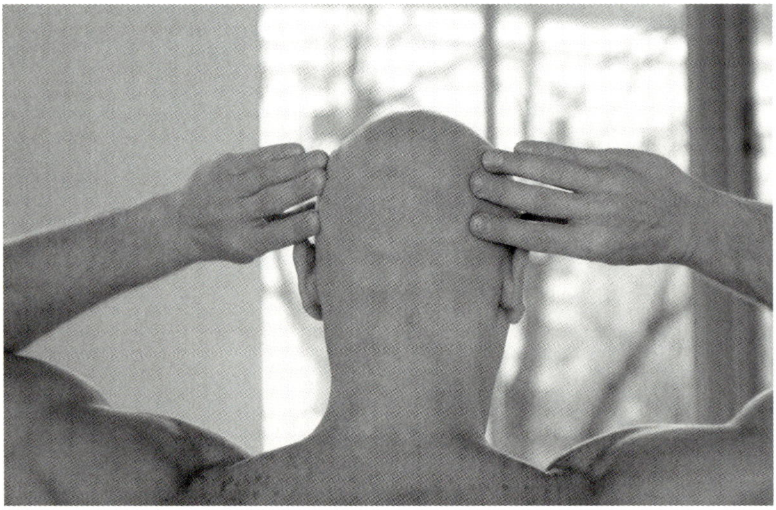

Kopfhaltung – «Best Case»: Mit den Daumen an den Schläfen vermeiden Sie unnötige Belastungen für Ihren Nacken und lassen allein Ihre Bauchmuskulatur arbeiten!

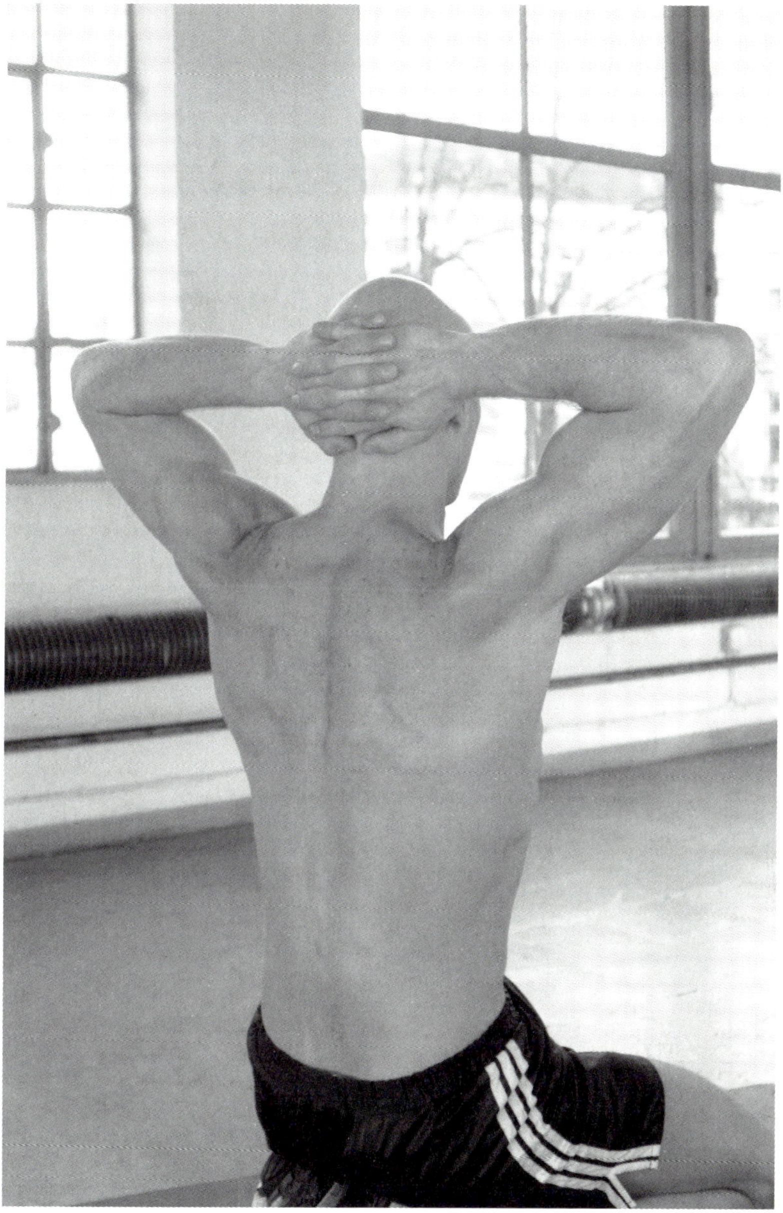

Kopfhaltung – «Worst Case»: Hände nicht hinter dem Kopf verschränken!

Die Mitspieler

Atmung

Verschenken Sie keine Kraft durch falsches Atmen! In der Phase der Muskelkontraktion, also wenn die eigentliche Muskelarbeit geleistet wird, atmen Sie aus. Auf keinen Fall sollten Sie die Luft während einer Wiederholung anhalten, denn diese so genannte Pressatmung führt zu einer immensen Blutdruck- und Herzfrequenzsteigerung, weil der venöse Rückstrom des Blutes zum Herzen beeinträchtigt ist. Außerdem ist eine korrekte Atemtechnik wichtig, um Ihre Bauchmuskeln wirklich intensiv zu trainieren: Erst vollständiges Ausatmen ermöglicht eine maximale Kontraktion der Bauchmuskulatur!

Übungstempo

Langsame Muskelfasern, wie sie für die Haltemuskulatur des Rumpfes charakteristisch sind, zeigen bei langsamer Geschwindigkeit die größte Kraftsteigerung. **Die Ausführung der Übung sollte immer langsam und kontrolliert erfolgen.** Variieren Sie später die Geschwindigkeit z. B., indem Sie während der Aufwärtsbewegung langsam bis zwei und während der Abwärtsbewegung langsam bis vier zählen. Dabei bietet sich bereits für Einsteiger eine einfache und sichere Methode zur Steigerung der Intensität: Halten Sie die Spannung am Punkt der maximalen Kontraktion für eine bis zwei Sekunden! Profis können sich bei einigen Übungen auch in höheren Geschwindigkeitsbereichen versuchen. So wird Ihre Muskulatur durch unterschiedlich intensive sowie schnellere und längere Reize auf alle Einsatzmöglichkeiten vorbereitet!

Wiederholungen, Sätze, Pausen

Die Anzahl der Wiederholungen hängt von Ihrem Trainingszustand und von Ihren Trainingszielen ab: Bei Übungen mit leichter Intensität beginnen Sie mit 15–20 Wiederholungen und versuchen, diese im Verlauf des Trainings auf etwa 50 zu steigern. Bei Übungen mit mittlerer oder hoher Intensität beginnen Sie mit 8–12 Wiederholungen, nähern sich dann Ihrer Leistungsgrenze und versuchen, 20–25 Wiederholungen auszuführen. Auch für das Wachstum Ihrer Bauchmuskeln ist eine progressiv ansteigende Trainingsbelastung entscheidend. Das bedeutet, dass Sie bei Ihrem Bauchmuskeltraining den Widerstand allmählich steigern sollten.

Beim Bankdrücken machen Sie doch auch nicht 100 Wiederholungen mit einer Zehn-Kilo-Stange, um Muskeln aufzubauen!

Die Satzzahl: Beginnen Sie mit einem bis zwei Sätzen und steigern Sie sich später auf drei bis fünf Sätze.

Die Pausen: Zwischen den Sätzen sollten zwischen 30 und 60 Sekunden Pause liegen. Wenn Sie die Übungen bis zur Erschöpfung ausführen, können Sie sich auch eine Pause von einer bis zwei Minuten gönnen.

Die Übungszahl und die **Reihenfolge:** Gönnen Sie Ihrer Bauchmuskulatur möglichst viel Abwechslung! Suchen Sie sich für jede Trainingseinheit fünf bis sechs verschiedene Übungen aus und variieren Sie die Auswahl von Trainingseinheit zu Trainingseinheit. Damit Sie auch bei Ihrem Trainingsflirt einen nachhaltigen Eindruck hinterlassen, beginnen Sie Ihr Workout am besten mit den schwächeren Muskelpartien und solchen Übungen, die Ihnen viel Koordination abverlangen. Also zuerst den unteren Anteil Ihrer geraden Bauchmuskulatur und die anspruchsvollen Varianten für die seitliche Bauchmuskulatur trainieren, bevor Sie sich beim oberen, geraden Anteil verausgaben! In dieser Reihenfolge fallen Ihnen schwere Übungen leicht – und mit Ihren Favoriten machen Sie auch am Schluss noch eine gute Figur …

Trainingshäufigkeit

Bauchmuskeln sind Hardliner, die nicht die gleiche Erholungszeit benötigen wie andere Muskelgruppen. Doch gerade untrainierte Bauchmuskeln brauchen durchaus auch ihre Regenerationsphasen, um sich der ungewohnten Belastung anzupassen! Als Anfänger oder nach einer Pause sollten Sie Crunches deshalb nur an jedem zweiten Tag absolvieren. Später können Sie ins tägliche Training einsteigen.

Grundsätzlich gilt, dass kurze, aber häufigere Trainingseinheiten wirksamer sind als lange, aber seltene. Glücklicherweise ist es einfacher, ein Level zu halten, als es zu erreichen – wenn Sie Ihr Ziel einmal erreicht haben, können Sie die Trainingshäufigkeit langsam reduzieren!

Verschärfte Bedingungen

Nahezu jede Übung für die Bauchmuskulatur kann durch die Körperhaltung oder die Verwendung von Zusatzgewichten gesteigert werden. Beginnen Sie zunächst mit dem Körper, erst dann mit leichten Gewichten, um die Intensität zu steigern.

Hier gilt: «Safety first!» – zusätzliche Gewichte bringen zusätzliche Leistungssteigerung, erhöhen jedoch auch das Verletzungsrisiko.

Hands up!

Nutzen Sie die Arme, um die Intensität zu steuern: Am einfachsten sind Crunches mit geraden, neben dem Körper ausgestreckten Armen. Wollen Sie die Übung verschärfen, kreuzen Sie die Arme vor der Brust. Nächste Steigerung: Sie legen die Hände an die Schläfen. Noch nicht genug? Dann strecken Sie sie hinter dem Kopf aus! Wenn Sie auch diese Variante locker meistern, bleibt Ihnen nur noch, zusätzlich Gewichte oder das Telefonbuch auf die Brust zu legen.

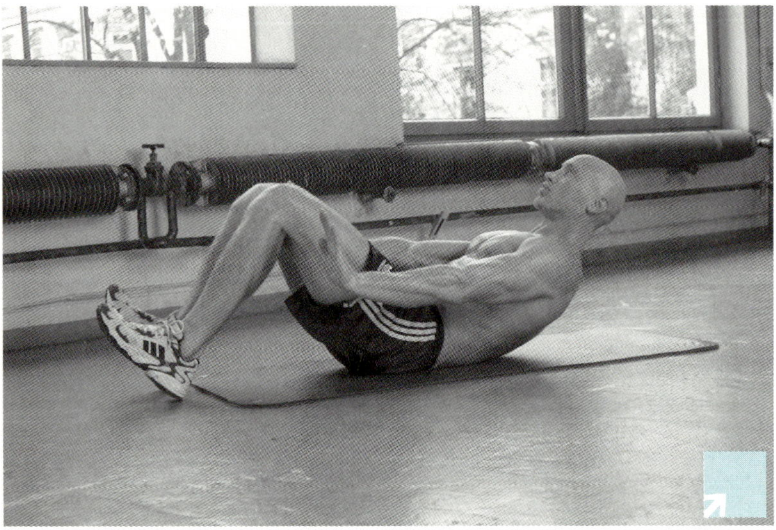

Gestreckte Arme neben dem Körper

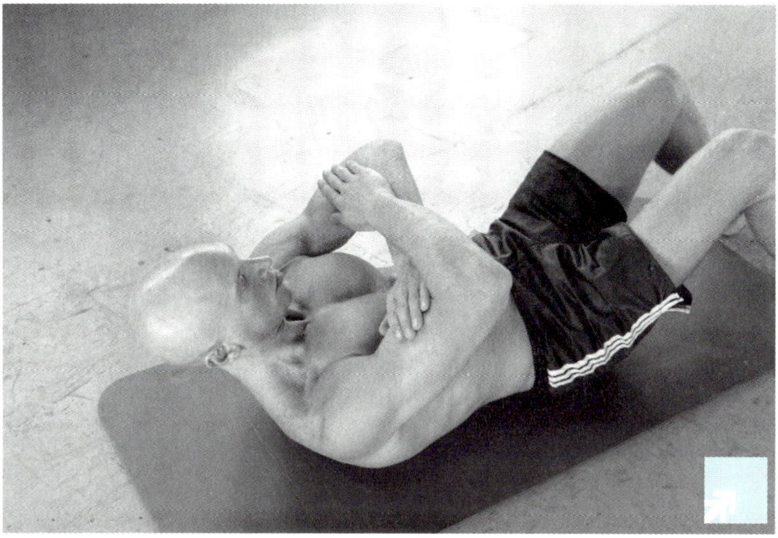

Arme vor der Brust gekreuzt

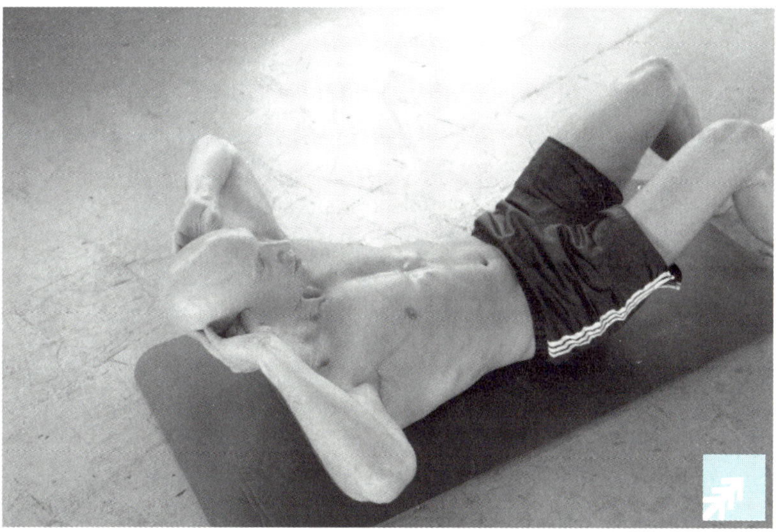

Daumen an den Schläfen

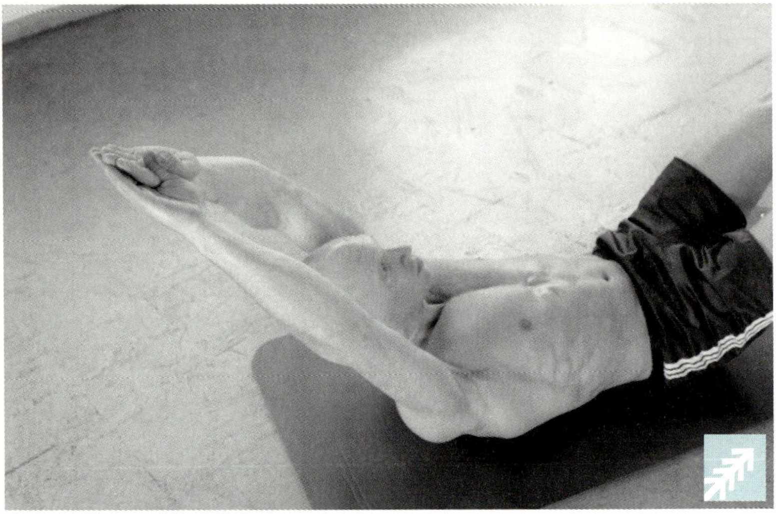

Hinter dem Kopf gestreckt

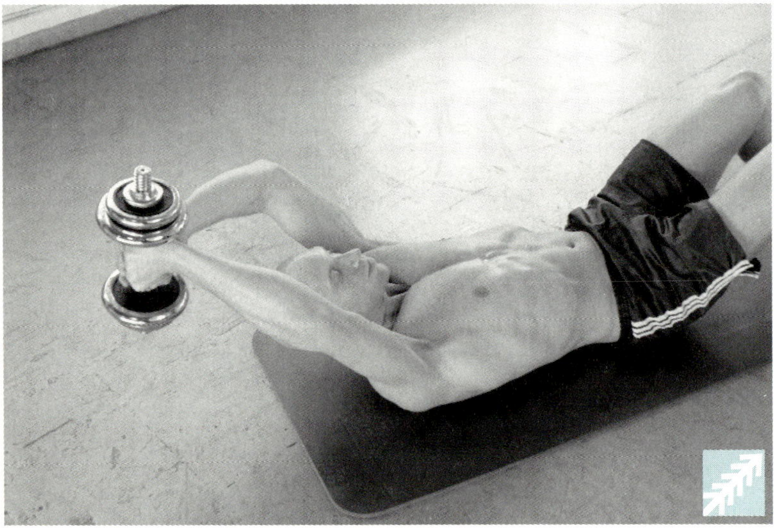

Hände mit Hanteln hinter dem Kopf gestreckt

Abheben

Die Position der Beine spielt ebenfalls eine entscheidende Rolle bei der Übungsgestaltung. Je weiter die Beine von der Bewegungsachse – diese befindet sich in der Regel zwischen Hüften und Taille – entfernt sind, desto größer ist der entstehende Hebeleffekt, der den Oberkörper anhebt. Je weiter Sie also die Beine strecken, desto leichter wird die Übung!

Beim Training der unteren Bauchmuskulatur können Sie die Anforderungen verschärfen, indem Sie einen Ball oder eine Hantel zwischen die Füße oder die Knie nehmen. Eine weitere Möglichkeit, die Intensität zu verändern, ist die Arbeit über eine Neigung. Aber es geht auch einfacher: Bei schweren Übungen können Sie mit der Schwerkraft arbeiten, bis der Bewegungsablauf perfekt sitzt – anschließend drehen Sie den Spieß einfach um und trainieren gegen die Neigung!

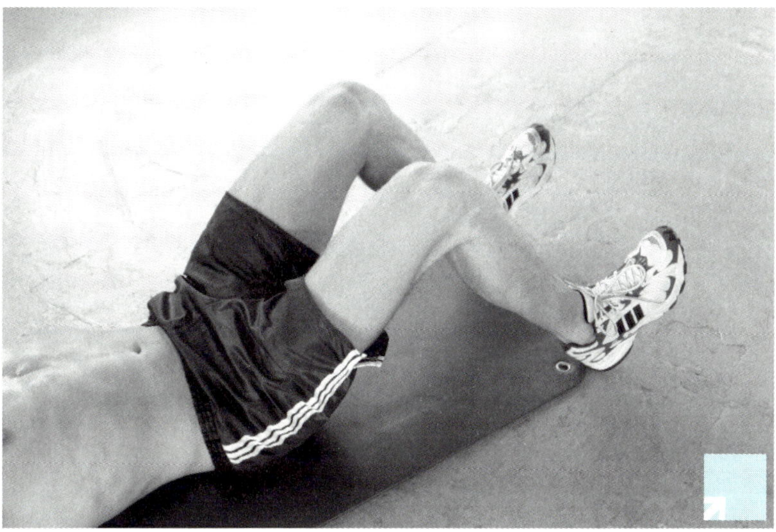

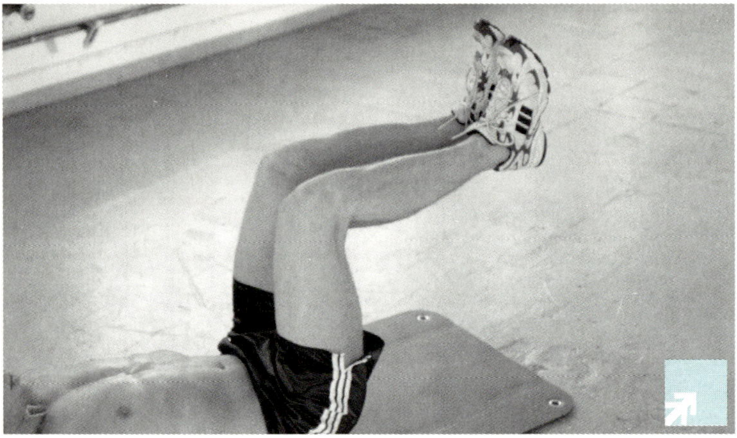

Abheben der Beine

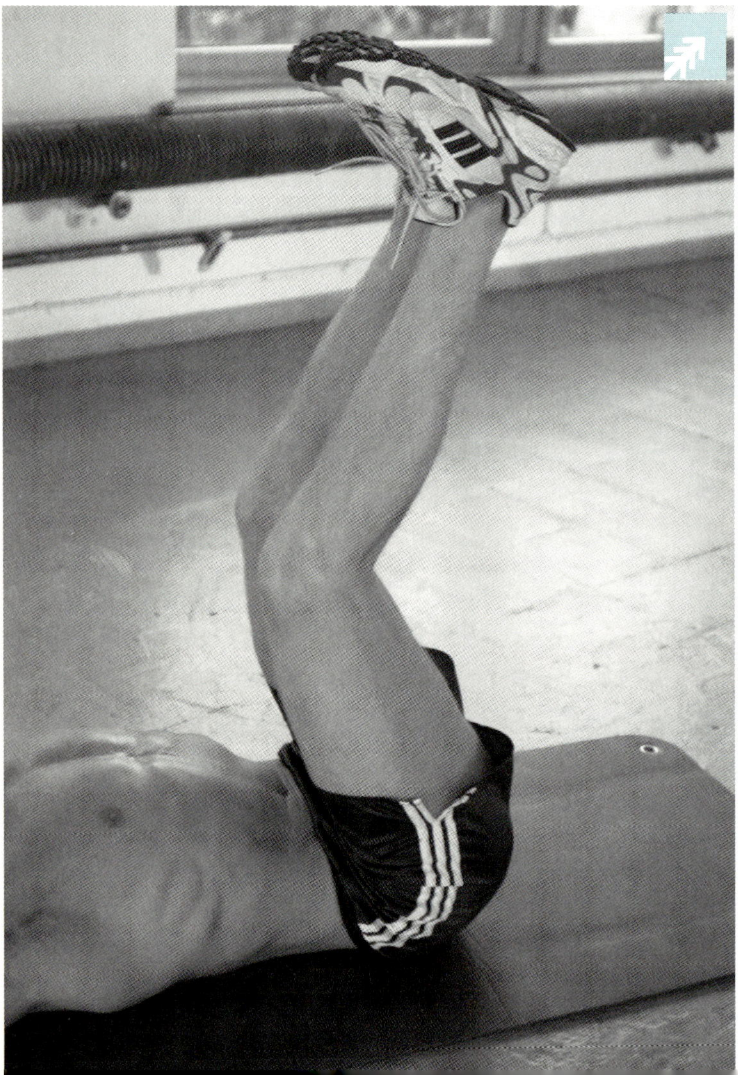

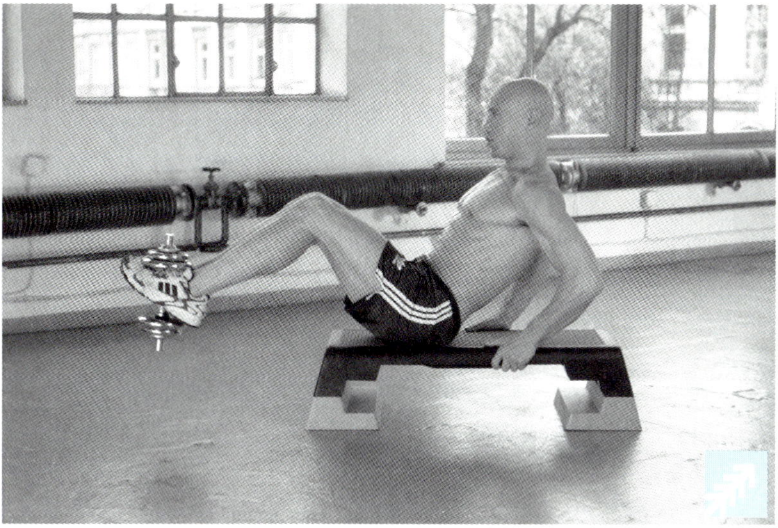

Muskelkater

«No pain, no gain» – ein leichter Muskelkater in der Bauchregion ist nach den ersten Trainingseinheiten völlig normal. Diese Mikroverletzungen der Muskulatur klingen schnell wieder ab. Klarer Fall: Ist der Muskelkater so stark, dass Sie die nächste Einheit beim besten Willen nicht antreten können, dann haben Sie es eindeutig übertrieben! Ansonsten gilt: Trainieren Sie mit gedrosselter Intensität weiter, das regt die Durchblutung an und beschleunigt die Reparatur Ihrer Kraftwerke.

Wenn Sie Beschwerden in der Lendenwirbelsäule haben, achten Sie besonders auf Ihren unteren Rücken. Plötzlich stechende Schmerzen oder Krämpfe sind deutliche Zeichen einer unangemessenen Belastung. Arbeiten Sie niemals gegen diesen Schmerz an! Auch wenn chronische Schmerzen auftreten, die Sie noch drei bis vier Tage nach dem Training plagen, sollten Sie diese Warnsignale ernst nehmen und Ihr Übungsrepertoire und die Ausführung auf mögliche Fehlerquellen untersuchen!

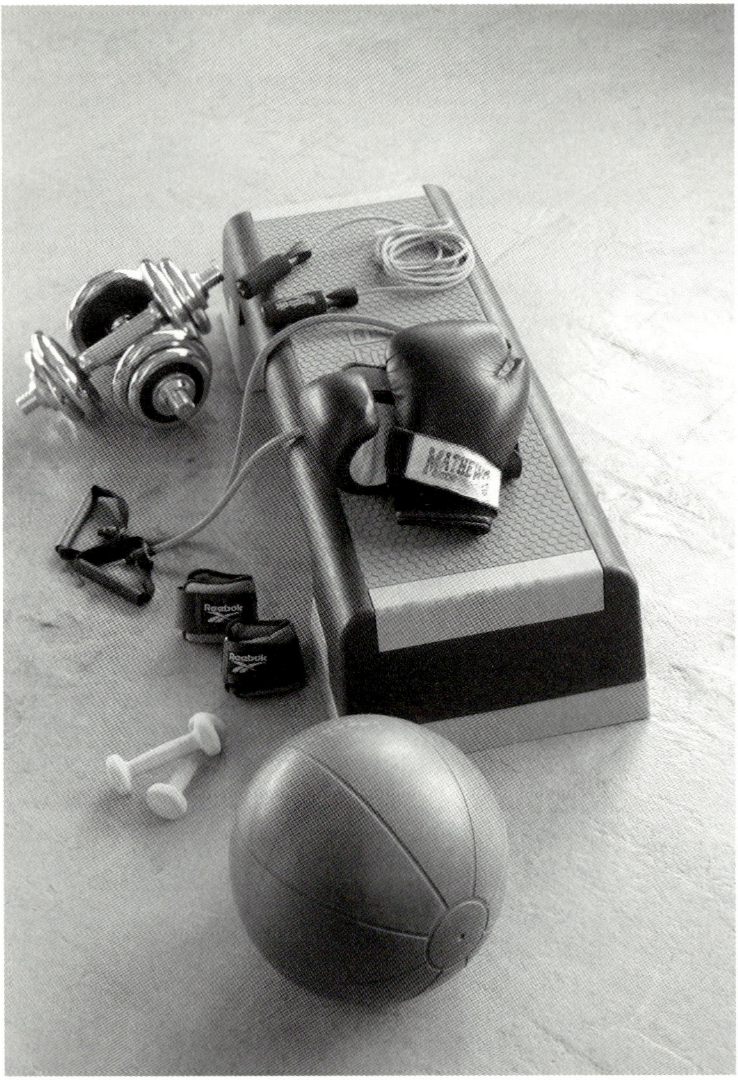

Helfer für zu Hause: Diese kleinen Helfer rüsten Ihr Wohnzimmer zum Fitness-Studio auf: Tube und Hanteln für zusätzlichen Widerstand, der Stepp zur Variation der Übungen (gegen die/mit der Neigung), das Seil und die Boxhandschuhe für das Profi-Warm-up!

Kleine Helfer

Ein ideales Hilfsmittel, um Ihre Bauchmuskulatur richtig zu fordern, ist das Tube, ein Gummiseil mit Griffen am Ende. Damit haben Sie ein ganzes Fitness-Studio in der Tasche. Tubes sind leicht zu verstauen und vor allem vielseitig einzusetzen. Sie ermöglichen das Üben mit respektablen Widerständen. Die Dehnfähigkeit eines Tubes können Sie an der Farbe erkennen. Für Männer eignen sich vier Varianten: grün (bei starker Dehnung etwa 4 Kilo Widerstand), rot (5,5 Kilo), blau (8,5 Kilo) und schwarz (10 Kilo). Bei vielen Übungen kann ein Tube auch zweifach genommen werden, wodurch sich der Widerstand verdoppelt. Weil nicht alle Übungen mit dem gleichen Widerstand trainiert werden können, raten wir Ihnen zu zwei Bändern in verschiedenen Stärken (Tubes sind im Sportfachhandel erhältlich und kosten nicht viel).

Mit Tubes können Sie nahezu nichts falsch machen. Eine Überlastung von Gelenken und Bändern ist praktisch ausgeschlossen, weil ein Tube nicht mehr Widerstand bietet, als Sie zuvor aufgebaut haben. Wenn Sie ermüden, dehnen Sie das Band automatisch nicht mehr so weit wie zu Beginn der Übung – der Widerstand sinkt, ohne dass Sie dafür eine Hantelscheibe abnehmen und das Grinsen Ihres Trainingsnachbarn einstecken müssen!

Warnung: Die Wahrheit über Ihr Bauchtrainingsgerät!

Das Versprechen, den Weg zum Waschbrettbauch mit Hilfe eines Trainingsgeräts zu erleichtern, sorgt bei einigen Geräteherstellern für ausgezeichnete Umsätze. Aber können die Maschinen halten, was sie versprechen? Okay, die besseren unter ihnen unterstützen Sie dabei, einen sauberen Crunch auszuführen. Aber wahr ist auch, dass man diesen Bewegungsablauf auch ohne Gerät perfekt ausführen kann. Einige Ab-Trainer entlasten Ihre Nackenmuskulatur oder helfen, Ihren Oberkörper in die richtige Position zu bringen – aber auch dafür gibt es einfachere Alternativen. Fazit: Wenn es Sie ungemein motiviert, ein Gerät zu kaufen, dann schadet das nicht. Aber die Einsatzmöglichkeiten sind beschränkt, und in der Regel endet diese Investition als Kleiderständer im Hobbyraum.

Die Bauchmuskelübungen

Beachten Sie die Schwierigkeitsgrade

Achtung! Auch wenn Ihr Motto sonst «No risk, no fun» lauten sollte – beachten Sie die bei einigen Übungsanweisungen aufgeführten Warnungen vor Risiken! Solche Übungen sind eher für erfahrene und gesunde Sportler geeignet als für Einsteiger. Wir haben die Übungen in drei Schwierigkeitsgrade eingeteilt und gekennzeichnet – je höher der Schwierigkeitsgrad der Übungen, desto größer die Anzahl der folgenden Piktogramme:

= Härtegrad

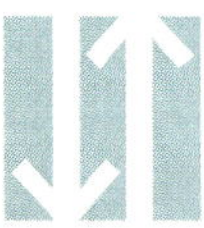
= Koordination

= Gefahrenpotenzial

GERADE BAUCHMUSKULATUR:
Das Sixpack

Crunch auf schräger Unterlage

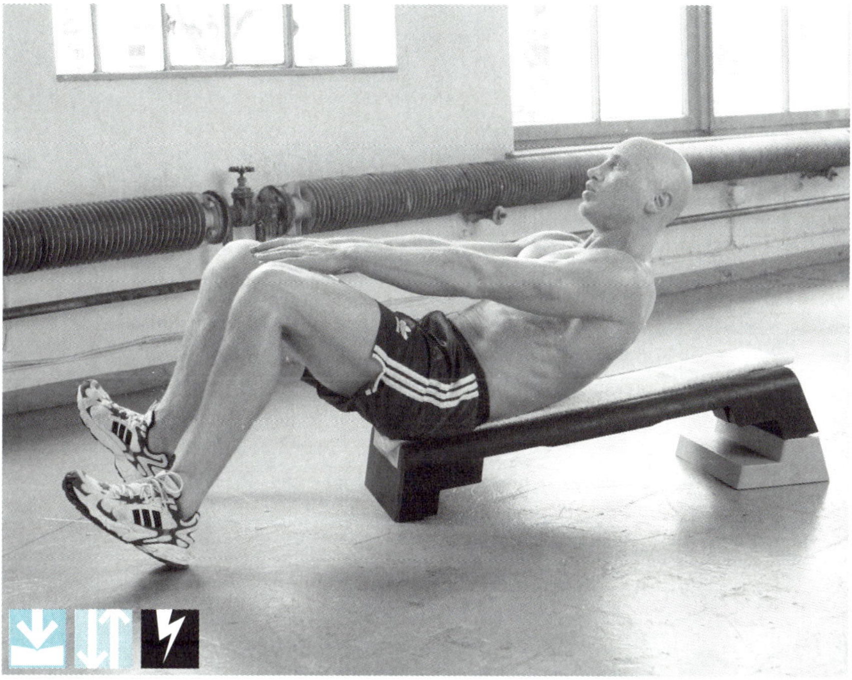

- Rückenlage auf einer schrägen Unterlage, stellen Sie die Beine etwas weiter als hüftbreit auf dem Boden ab.
- Richten Sie sich mit Hilfe der Bauchmuskulatur nach oben auf.

Wichtig: Achten Sie unbedingt darauf, dass drei Viertel Ihres Rückens auf der Unterlage liegen bleiben. Diese Übung ist ideal geeignet für Einsteiger!

Tuch-Crunch

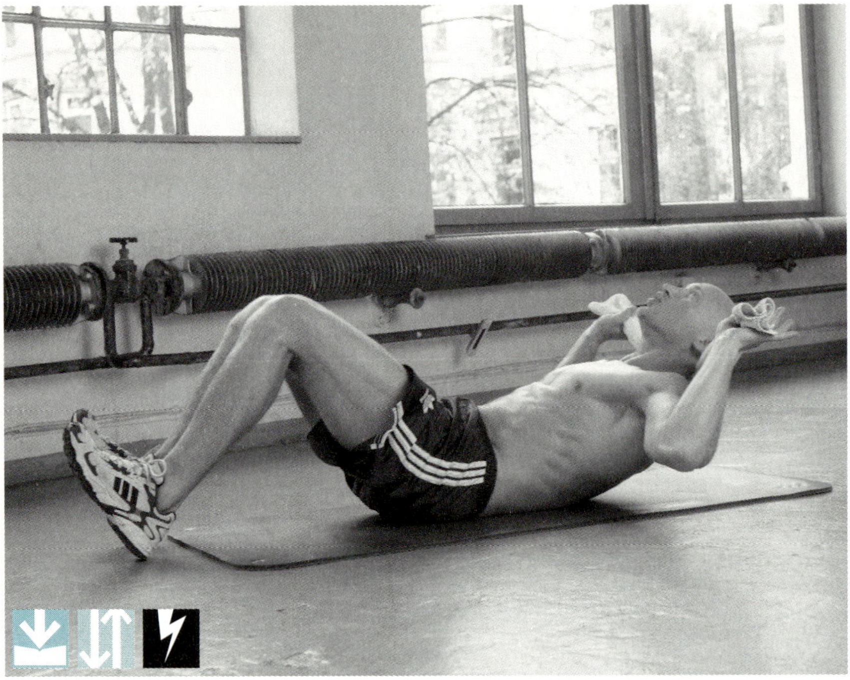

- Rückenlage auf einem großen Handtuch, fassen Sie die beiden Enden mit den Händen und ziehen Sie sie straff.
- Beginnen Sie nun, den Nacken und die Brustwirbelsäule langsam auf- und wieder abzurollen. Bei der Abwärtsbewegung sollten Sie Ihre Muskulatur nie vollständig entspannen – Ihre Bauchmuskeln bleiben während der gesamten Übung angespannt!

Wichtig: Nie mit den Armen ziehen oder den Kopf bewegen! Drücken Sie am besten den Kopf immer in das Tuch.

Tipp: Viele Anfänger kaufen sich so genannte Abroller, um bei normalen Crunches den Nacken zu entlasten. Das geht genauso gut, wenn Sie mit einem Handtuch üben. Diese Methode funktioniert sowohl bei geraden Crunches, bei denen Sie Ihre Schultern einige Zentimeter vom Boden abheben, als auch bei schrägen Crunches (rechte Schulter ein paar Zentimeter in Richtung linkes Bein ziehen und umgekehrt).

Bizeps-Crunch

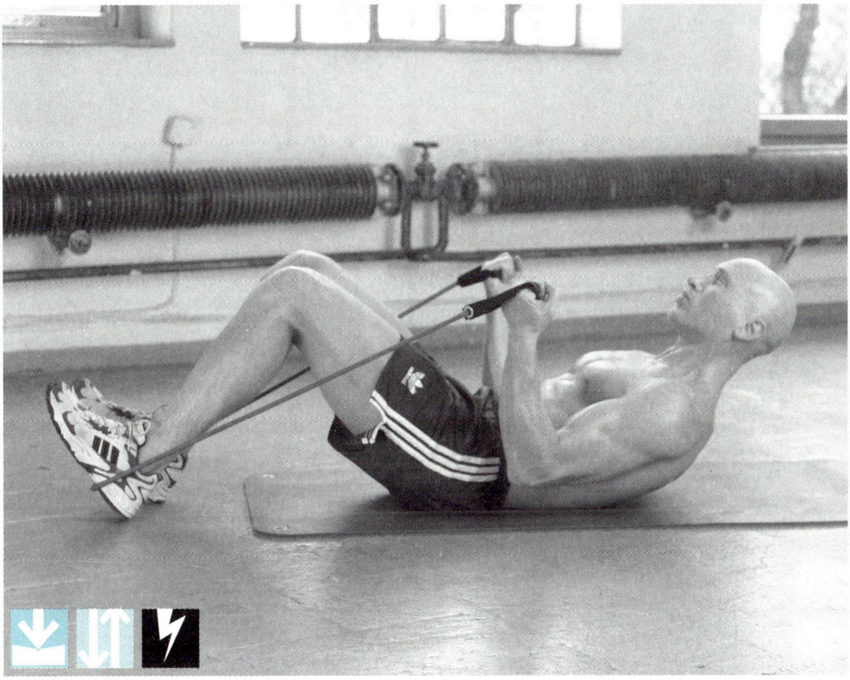

- Rückenlage, stellen Sie die Füße auf.
- Führen Sie das Tube über Ihre Fußsohlen.
- Heben Sie die Schulterblätter vom Boden ab, beugen Sie gleichzeitig die Arme im Ellenbogengelenk – führen Sie einen Bizeps-Curl durch.

Tipp: Mit dieser Kombi-Übung, die auch für Einsteiger ideal geeignet ist, sorgen Sie für die nötige Definition im Bauch und in den Armen!

Crunch – der Klassiker

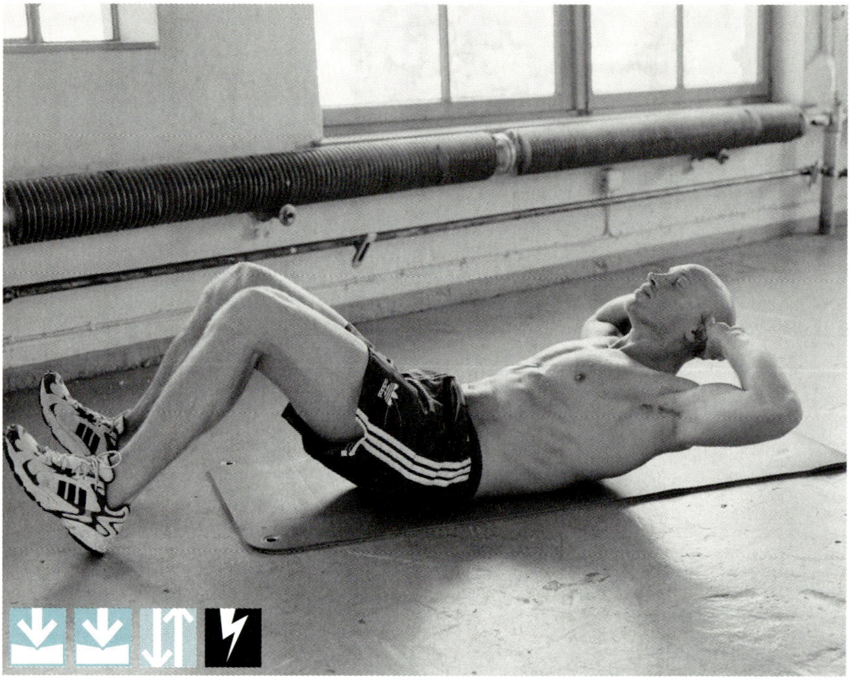

- Rückenlage, winkeln Sie die Beine an, drücken Sie die Fersen in den Boden.
- Halten Sie die Hände an die Schläfen, die Ellenbogen zeigen nach außen.
- Heben Sie nun den Kopf und die Schulterblätter vom Boden ab und atmen Sie dabei aus.

Variation: In der Rückenlage liegen die Arme ausgestreckt neben dem Kopf. Ohne diese Position zu verändern, lösen Sie Kopf und Schultergürtel vom Boden! Mehr Power geht nicht!

Center-Crunch

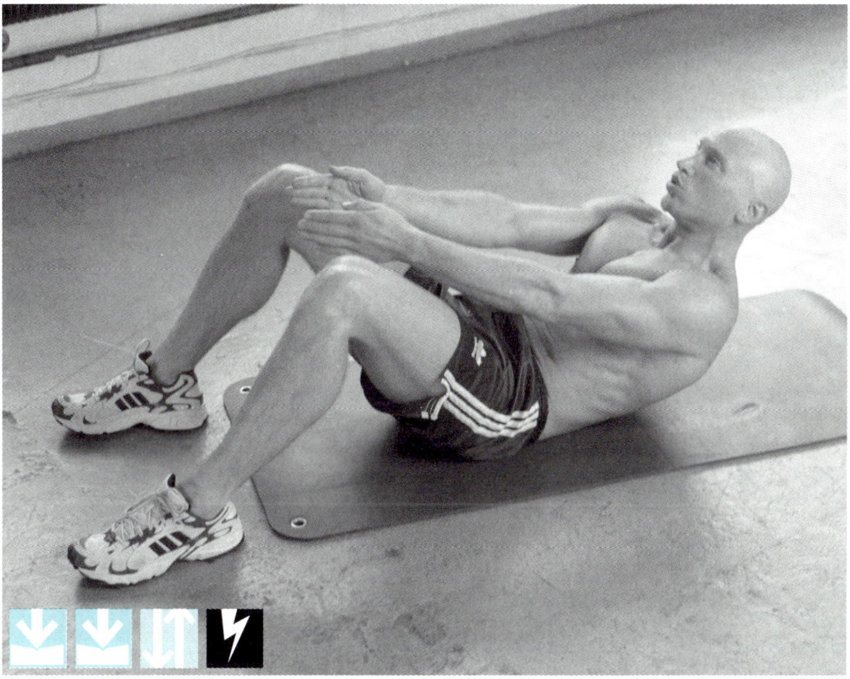

- Rückenlage, öffnen Sie die Beine schulterbreit.
- Startposition: Ihre Hände befinden sich auf Höhe der Oberschenkelmitte, Ihr Schultergürtel ist bereits aufgerichtet, Ihre Bauchmuskulatur kontrahiert.
- Spannen Sie nun Ihre Bauchmuskulatur konzentriert an, um Ihre Schulterblätter ganz von der Unterlage zu lösen und die Arme durch die Beine zu führen.
- Senken Sie dann Ihren Oberkörper ab, bis das untere Ende der Schulterblätter die Matte berührt, um sich anschließend wieder so weit wie möglich aufzurichten.

Hüft-Crunch

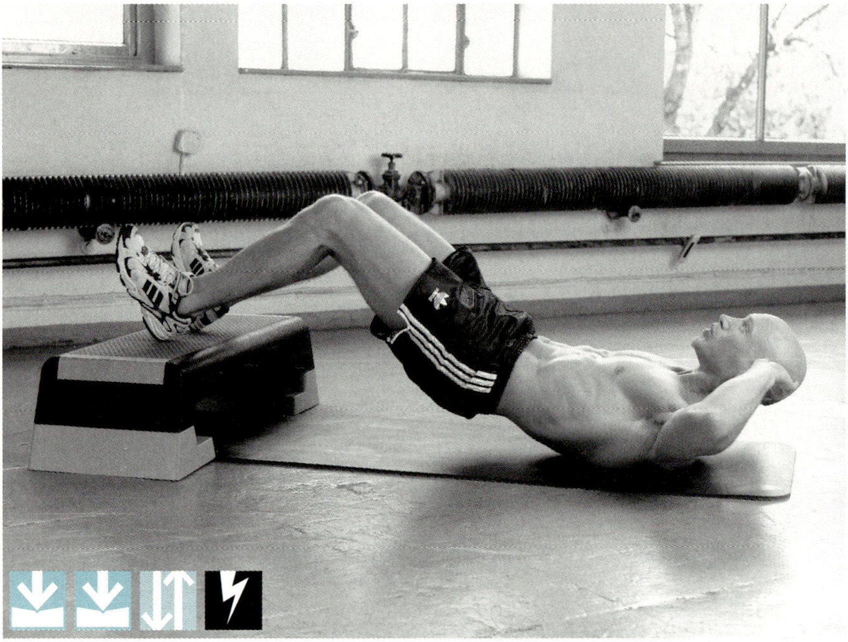

- Rückenlage, Hüfte und Knie sind in einem 90-Grad-Winkel gebeugt. Die Füße sind auf einer Bank aufgestützt oder gegen eine Wand gepresst.
- Legen Sie die Hände hinten an die Schläfen, die Ellenbogen zeigen nach außen.
- Heben Sie Ihre Hüfte an, so aktivieren Sie Ihre Gesäßmuskulatur, um Ihre Bauchmuskulatur zu isolieren und den Hüftbeuger auszuschalten. Versuchen Sie, durch die Kontraktion Ihrer Bauchmuskulatur die Schulterblätter vom Boden abzuheben.

Tipp: Die Qualität der Bewegungsausführung entscheidet über den Trainingserfolg. Konzentrieren Sie sich während der Übung besonders auf den oberen Anteil Ihrer Bauchmuskeln – er wird besonders intensiv trainiert. Fühlen Sie, wie Ihre Muskeln arbeiten!

Pull-over-Crunch

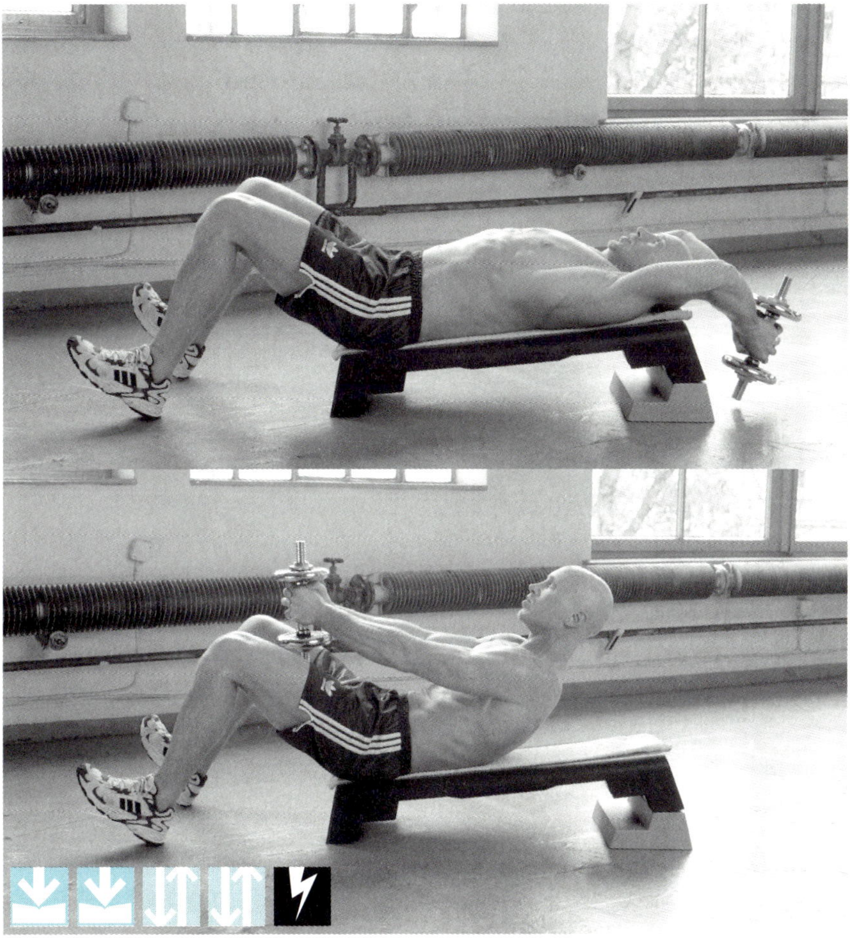

- Rückenlage auf einer schrägen Unterlage.
- Nehmen Sie eine Hantel, strecken Sie die Arme gebeugt hinter den Kopf.
- Richten Sie sich nun mit Hilfe Ihrer Bauchmuskulatur langsam auf und führen Sie dabei das Gewicht nach vorne in Richtung Beine. Versuchen Sie, die Übung in einem flüssigen Bewegungsablauf auszuführen!

Wichtig: Achten Sie darauf, dass Sie nicht ins Hohlkreuz fallen, wenn Sie den Oberkörper zurückführen.

Stretch-Crunch

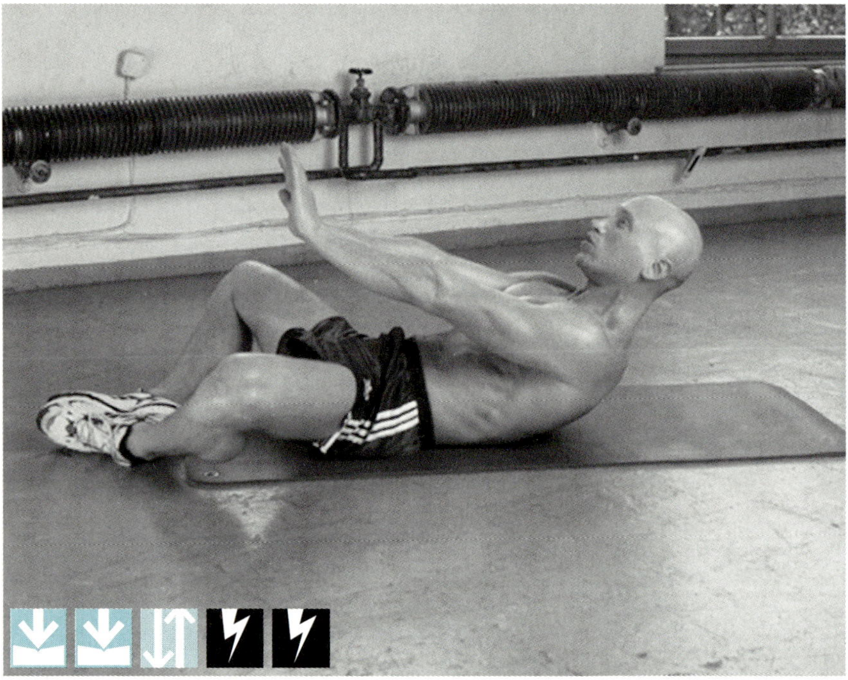

- Rückenlage, führen Sie die Sohlen Ihrer Füße zusammen – die Füße bleiben dabei auf dem Boden.
- Lassen Sie Ihre Knie nun zur Seite fallen.
- Richten Sie sich nun so weit wie möglich auf. Halten Sie den Punkt der maximalen Kontraktion für etwa zwei Sekunden.

Variation: Halten Sie Ihre Hände an die Schläfen, die Ellenbogen bleiben auf der Höhe des Hinterkopfs.

Tipp: Je näher Sie die Füße zum Becken führen, desto schwerer wird die Übung!

Crunch mit gestreckten Beinen

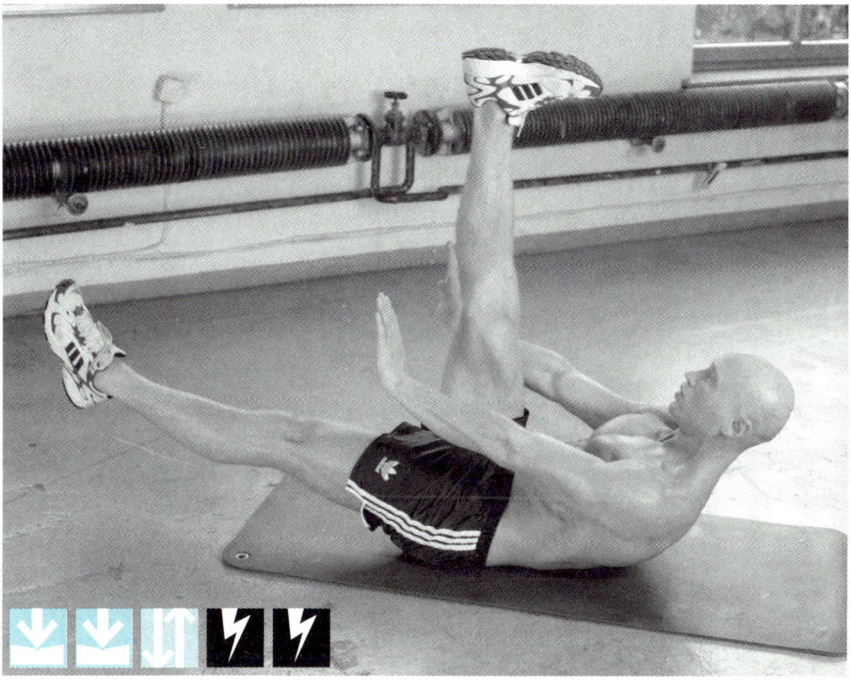

- Rückenlage, strecken Sie die Arme nach vorn und das rechte Bein nach oben.
- Heben Sie das linke Bein etwas vom Boden ab, führen Sie die Arme mit einem Crunch nach vorne.
- Wechseln Sie nach jedem Satz die Beinposition.

Variation: Führen Sie beide Arme gleichzeitig oder im Wechsel zum Knöchel des gestreckten Beins.

Tipp: Bei dieser Übung wird der untere Anteil der geraden Bauchmuskulatur mitgefordert.

Negatives

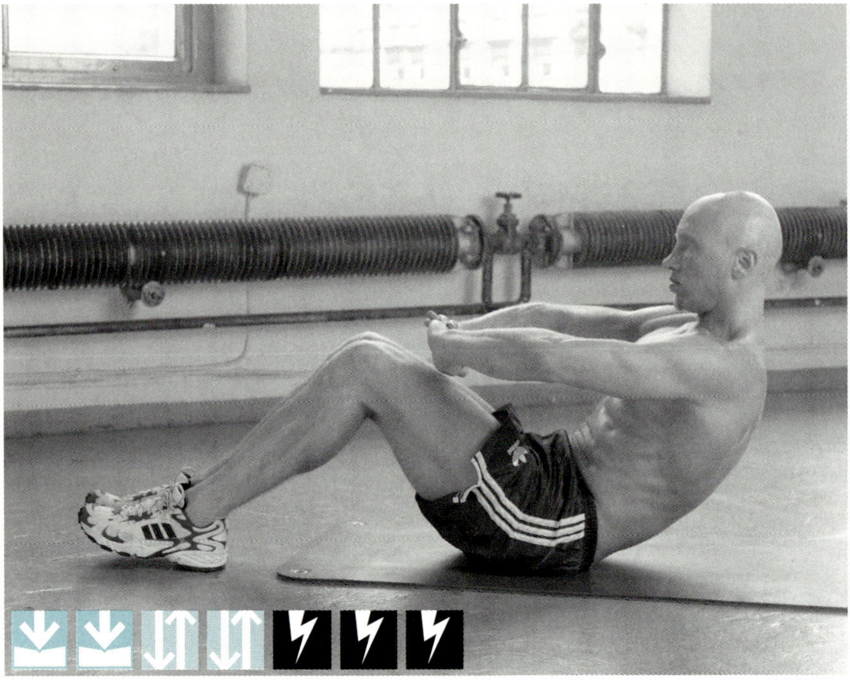

- Setzen Sie sich mit gebeugten Knien auf den Boden.
- Halten Sie die Arme ungefähr in Körpermitte, die Handflächen zeigen zu den Knien.
- Senken Sie den Oberkörper langsam zum Boden ab. Beugen Sie dabei den Rumpf, indem Sie Ihre Bauchmuskulatur anspannen und dadurch im unteren Rücken rund werden.
- Richten Sie sich nach oben auf, wenn sich Ihr Körper etwa in einem 45-Grad-Winkel befindet.

Wichtig: Vorsicht bei Beschwerden in der Lendenwirbelsäule!

Ball-Crunch

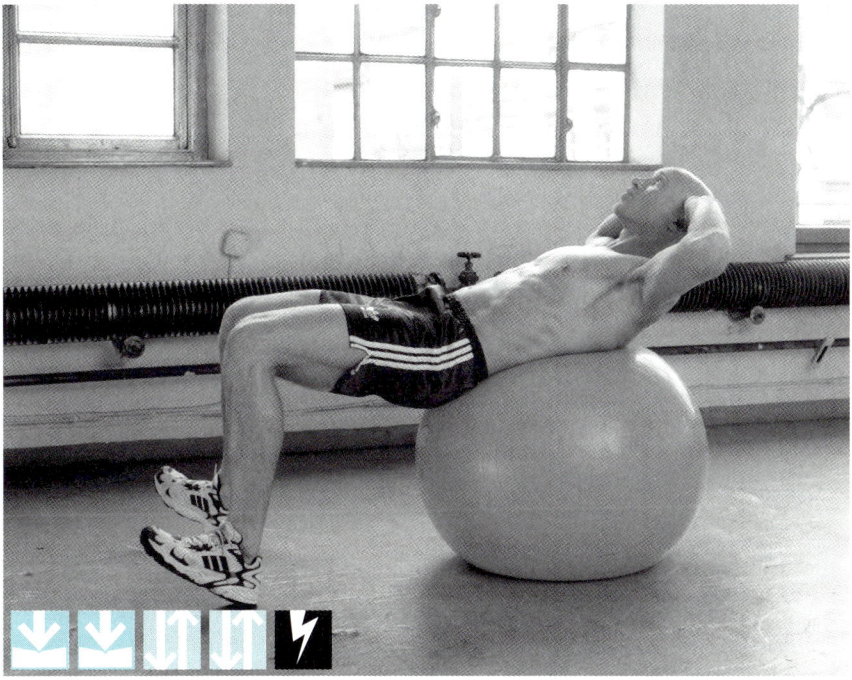

- Legen Sie sich so auf den Ball, dass er bis knapp unter die Schulterblätter reicht. Positionieren Sie Ihre Füße so, dass Sie den Oberkörper stabil halten können.
- Nehmen Sie die Hände an die Schläfen und richten Sie sich auf, indem Sie die Bauchmuskulatur anspannen – die untere Rippe nähert sich den Beckenknochen.

Tipp: Da Sie aus der Vordehnung arbeiten, können Sie bei dieser Übung Ihre Bauchmuskeln über einen größeren Bewegungsradius trainieren. Diese Übung sieht zunächst spielerisch aus, hat es aber in sich! Wundern Sie sich also nicht über einen anschließenden Muskelkater!

Schwebe-Crunch

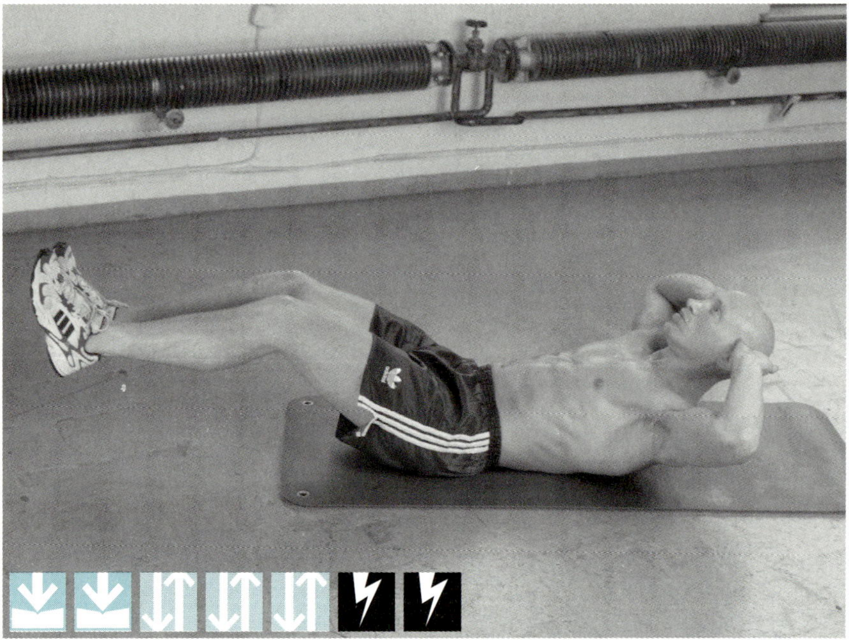

- Rückenlage, stellen Sie Ihre Füße auf.
- Richten Sie den Oberkörper auf, lösen Sie gleichzeitig die Füße von der Matte.
- Senken Sie anschließend den Oberkörper wieder ab, Ihre Fersen können Sie für einen kurzen Moment wieder absetzen.

Wichtig: Heben Sie die Füße nicht ruckartig oder mit Schwung. Auch wenn Sie die Beine absetzen – verlieren Sie nie die Spannung in der Bauchmuskulatur!

Tipp: Sie bewegen Ihre Beine synchron zum Oberkörper auf und ab.

SCHRÄGE BAUCHMUSKULATUR: Taille macht Figur

Schräger Basic-Crunch

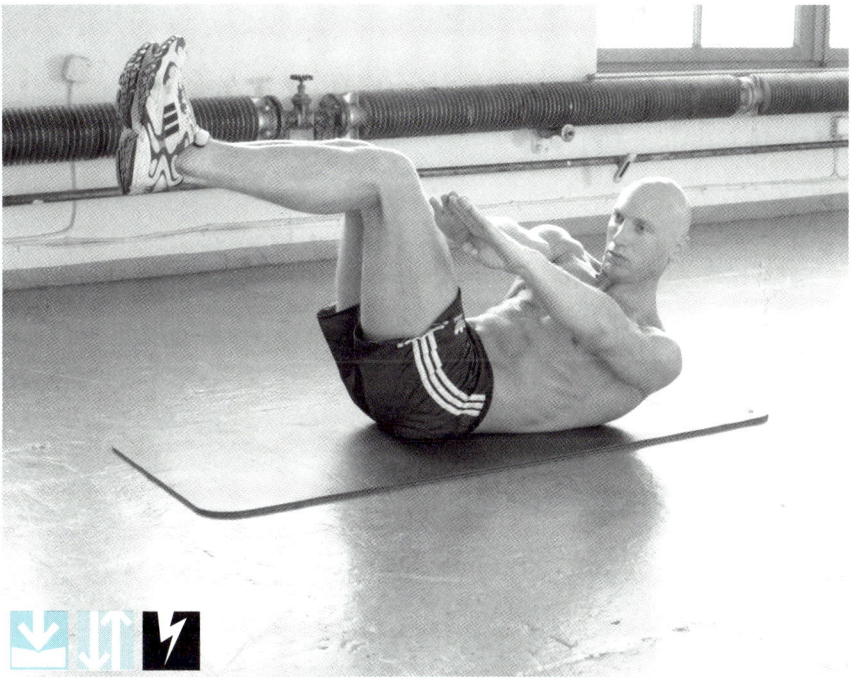

- Rückenlage, heben Sie die Beine so an, dass Ober- und Unterschenkel einen 90-Grad-Winkel bilden.
- Die Arme sind in Richtung Knie gestreckt.
- Richten Sie den Oberkörper langsam bis zum höchstmöglichen Punkt auf, führen Sie dabei die Arme seitlich am Oberschenkel vorbei.

Easy-Abs

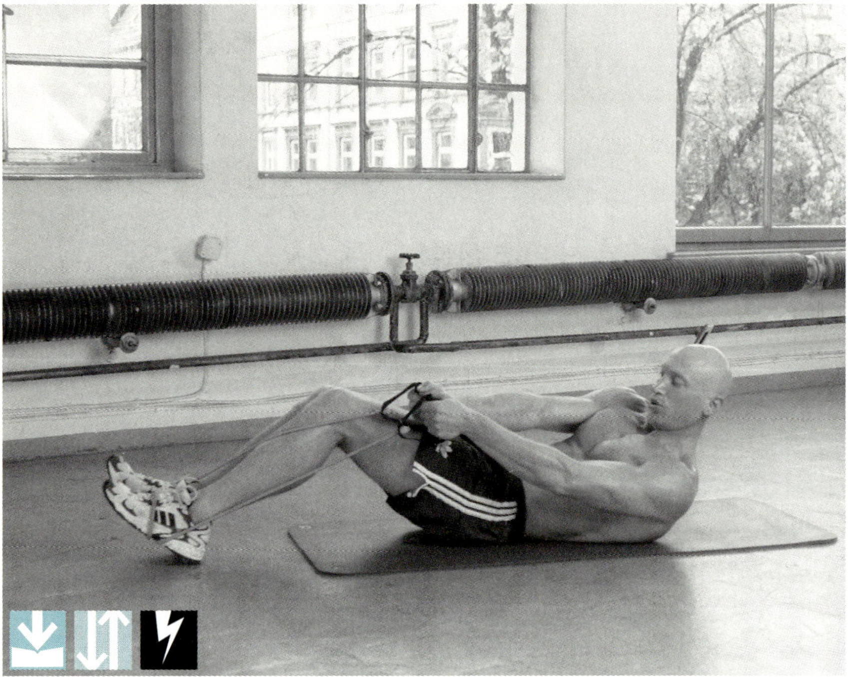

- Wickeln Sie sich ein Tube um die Füße.
- Rückenlage, die Beine sind hüftweit geöffnet.
- Legen Sie das Tube auf die Außenseite, fassen Sie es an den Griffen.
- Bewegen Sie sich langsam zu einer Seite nach oben, lassen sich dabei von der Spannung des Tubes führen.

Tipp: Die ideale Übung für Einsteiger mit einer noch schwach ausgeprägten seitlichen Bauchmuskulatur!

Obliquous-Crunch

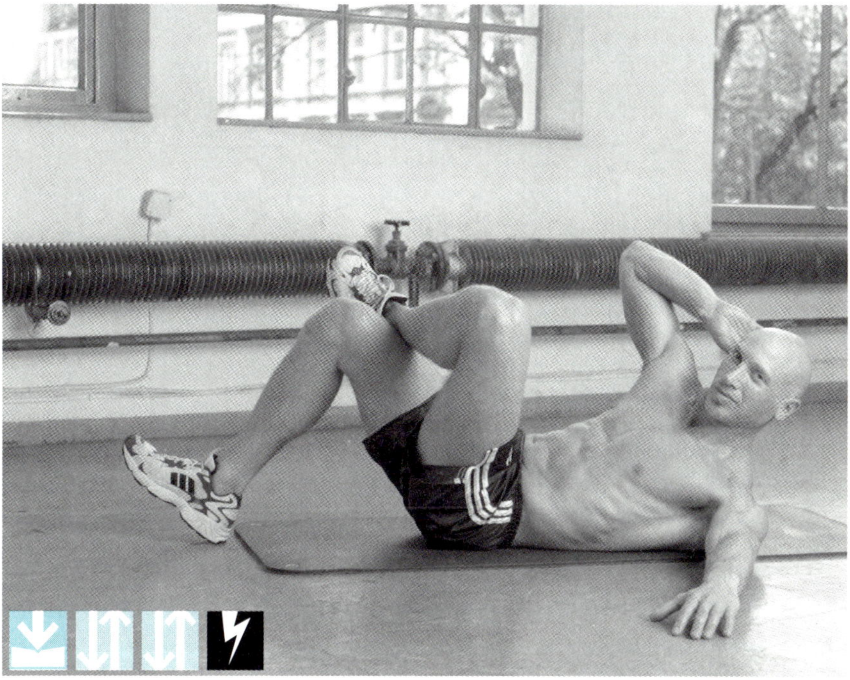

- Rückenlage, das linke Bein ist über das angewinkelte rechte Bein gelegt.
- Legen Sie den linken Arm seitlich ab und halten Sie die rechte Hand in Höhe der Schläfe.
- Kontrahieren Sie nun Ihre Bauchmuskulatur, indem Sie die rechte Schulter zum linken Knie führen. Halten Sie dabei den Rücken am Boden und den Kopf in Verlängerung der Wirbelsäule.
- Kehren Sie anschließend langsam in die Ausgangsposition zurück und wechseln Sie die Seite.

Beinüberschlag

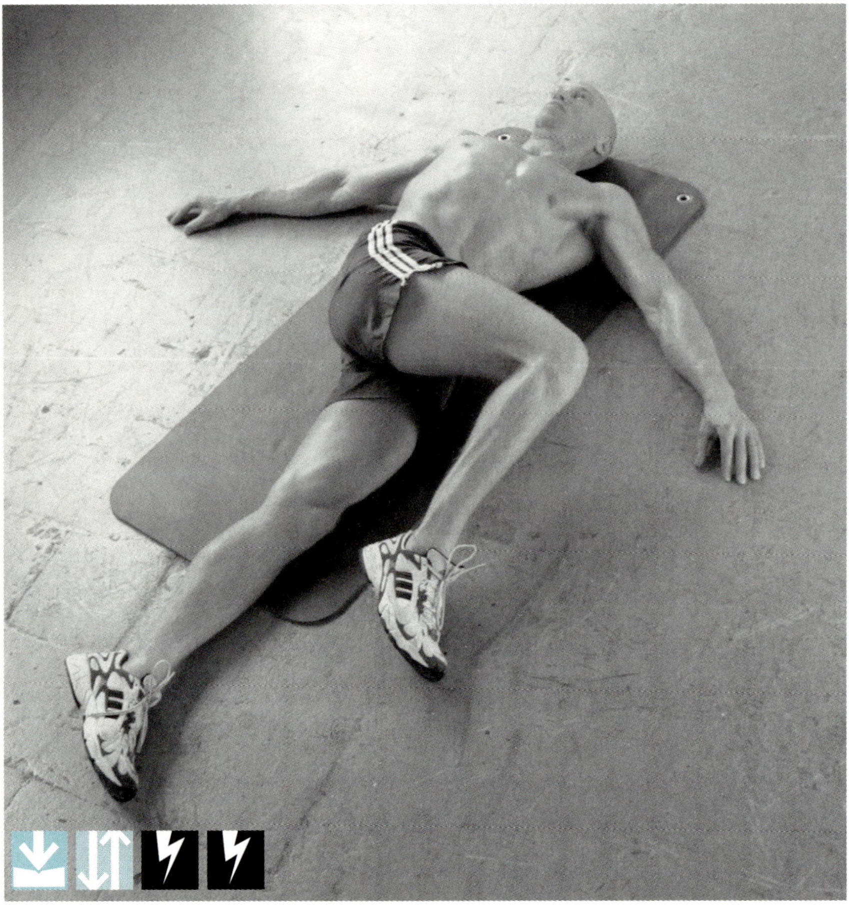

- Rückenlage, lassen Sie das linke Bein gestreckt und beugen Sie das rechte Knie im 90-Grad-Winkel an.
- Die Arme sind seitlich ausgestreckt, die Handflächen zeigen zum Boden.
- Kreuzen Sie Ihr rechtes Knie über den Körper, versuchen Sie, den Boden der anderen Seite leicht zu berühren. Die Spannung in Ihrer Bauchmuskulatur darf dabei nicht verloren gehen!
- Kehren Sie in die Ausgangsposition zurück und wiederholen Sie die Übung auf der anderen Seite.

Wichtig: Die Schultern bleiben während der gesamten Übung am Boden!

Cross-over-Crunch

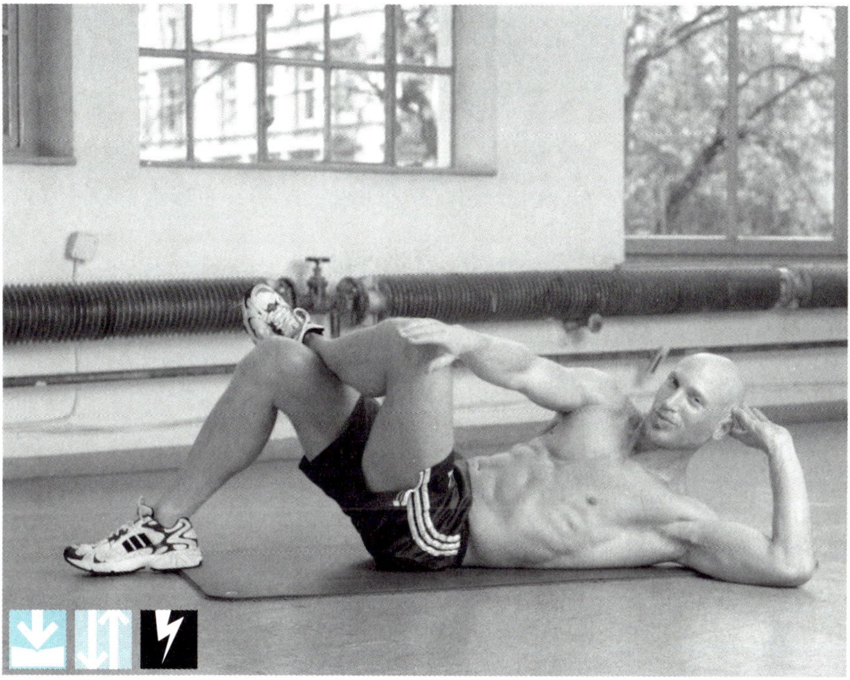

- Rückenlage, das linke Bein ist über das rechte gekreuzt.
- Der linke Arm ist angewinkelt, die Hand befindet sich an der Schläfe.
- Lösen Sie die rechte Schulter von der Matte, führen Sie den rechten Arm ausgestreckt am linken Oberschenkel vorbei.

Wichtig: Der Arm der zu trainierenden Körperseite soll während der gesamten Übung gestreckt bleiben.

Seiten-Crunch

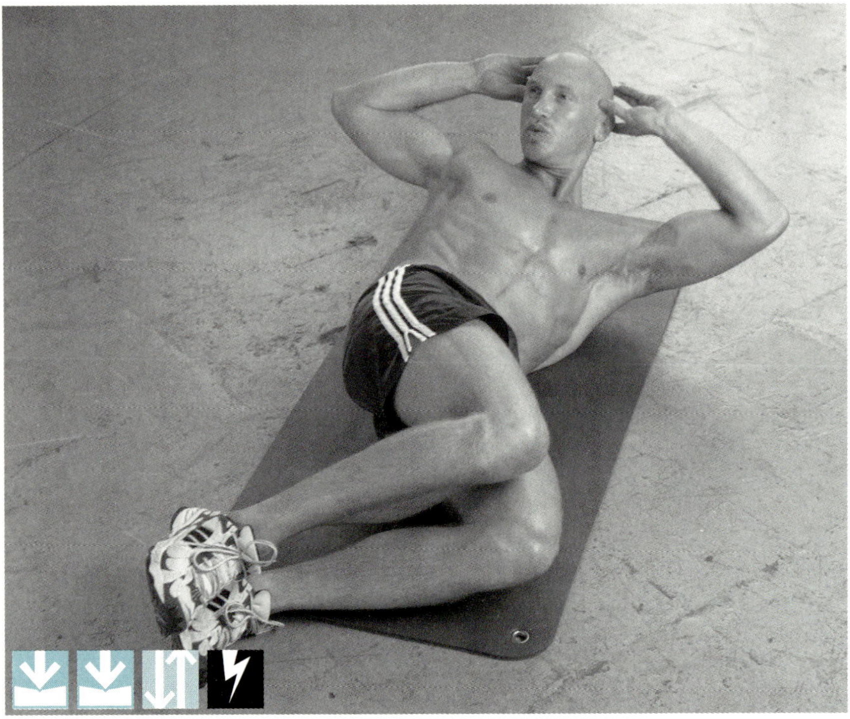

- Rückenlage, heben Sie die Beine so an, dass die Unterschenkel einen 90-Grad-Winkel bilden.
- Halten Sie die Hände an die Schläfen.
- Drehen Sie die Beine nach rechts bzw. links zur Seite, senken Sie sie so weit wie möglich.

Wichtig: Die Schultern bleiben immer parallel zum Boden!

Variation: Heben Sie den Rumpf so weit wie möglich an, sodass beide Schulterblätter vom Boden gelöst sind. Anschließend senken Sie den Rumpf leicht ab, ohne die Schulterblätter abzulegen. Nicht schummeln – arbeiten Sie ohne Schwung!

Seitlifts

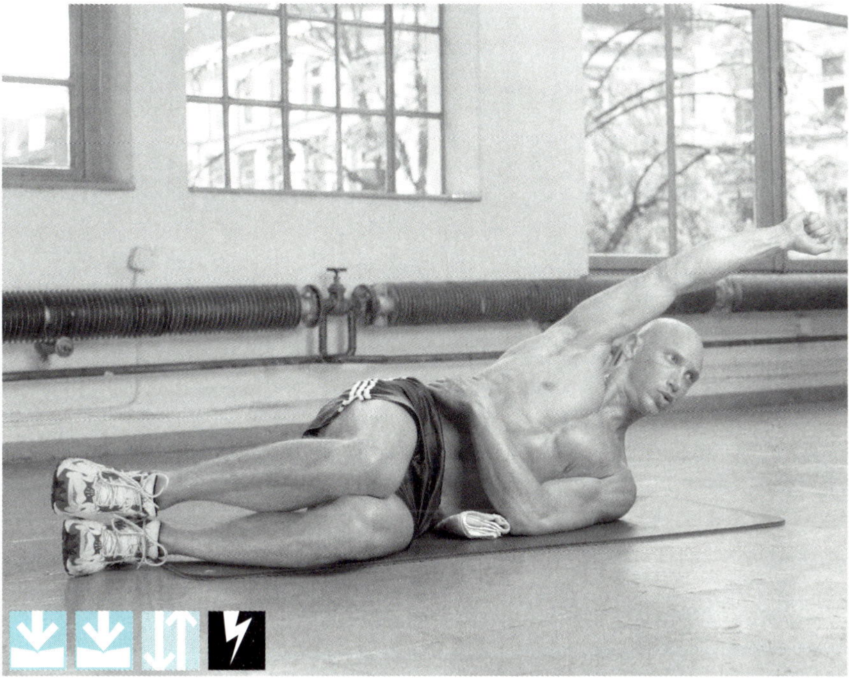

- Legen Sie sich mit einem zusammengerollten Handtuch auf die linke Körperseite. Beugen Sie die Knie leicht an.
- Strecken Sie den rechten Arm über dem Kopf aus, sodass er mit dem Körper auf einer Linie liegt.
- Die linke Hand liegt in der rechten Taille. Heben Sie den Oberkörper langsam an, bis die unterste rechte Rippe fast die Hüfte berührt.
- Senken Sie den Oberkörper langsam wieder ab – legen Sie ihn jedoch nicht wieder ab –, und bewegen Sie ihn gleich wieder aufwärts.
- Wechseln Sie nach einem Satz die Seite.

Wichtig: Drücken Sie sich nicht mit dem unteren Arm vom Boden ab!

Tipp: Je nachdem, wie weit Sie den oberen Arm strecken, lässt sich die Intensität steigern.

Seitliches Beinheben

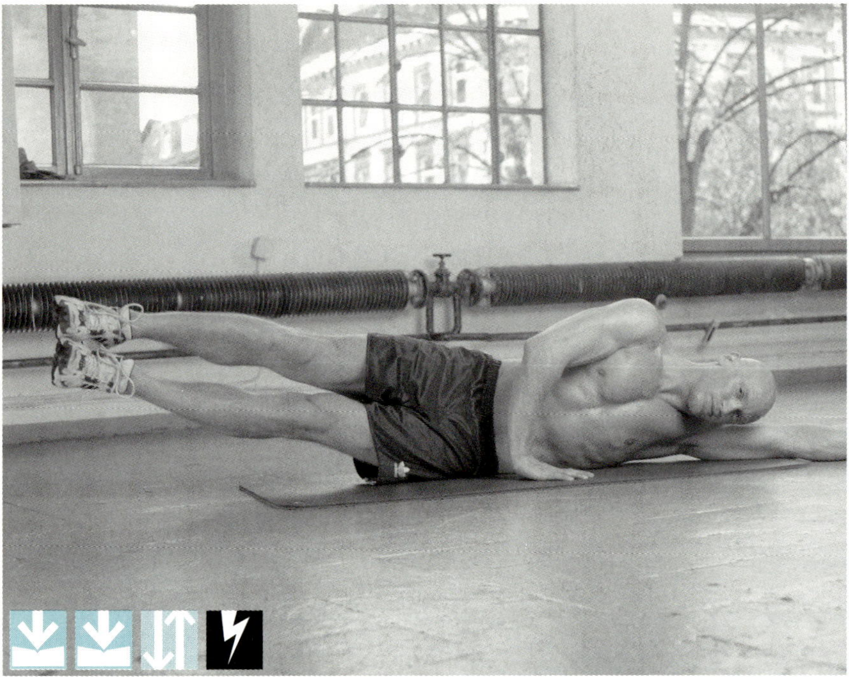

- Seitlage, beide Beine sind gestreckt. Legen Sie den Kopf auf den unteren Arm und stützen Sie sich mit der freien Hand vor dem Körper ab.
- Heben Sie beide Beine geschlossen an.

Wichtig: Kippen Sie mit dem Becken nicht nach hinten, Ihre Fußspitzen sollten nicht nach oben zeigen, Ihr Oberkörper bildet eine Linie.

Variation: Ist Ihnen diese Ausführung zunächst zu schwer, so können Sie Ihre Beine bis zu einem 90-Grad-Winkel beugen.

Seitstütz

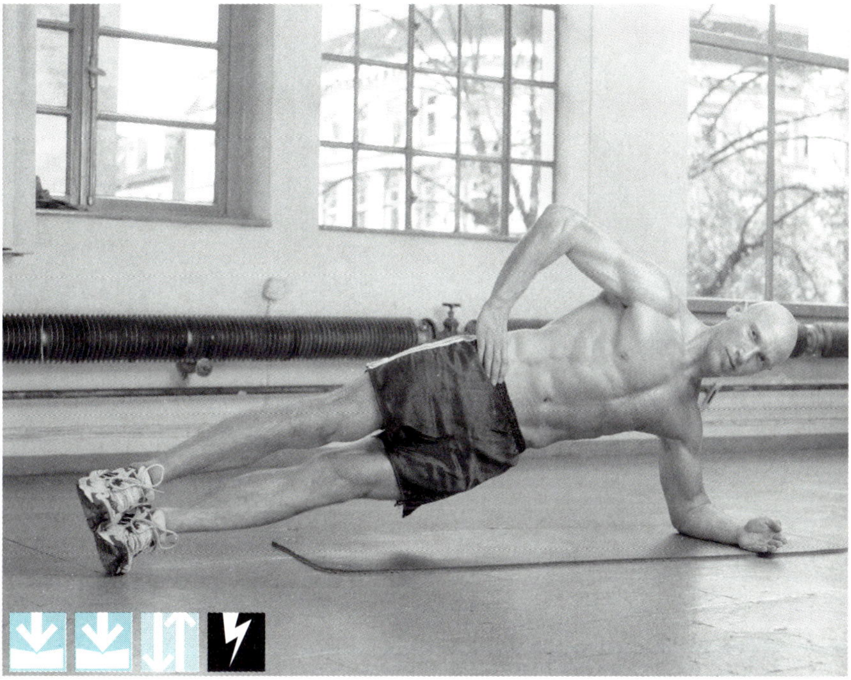

- Seitlage, stützen Sie Ihren Oberkörper auf den Unterarm, der Ellenbogen befindet sich senkrecht unterhalb des Schultergelenks.
- Heben Sie das Becken an, bis der Körper eine Linie bildet. Aus dieser Position drücken Sie das Becken so weit wie möglich in Richtung Decke.
- Senken Sie die Körpermitte anschließend wieder ab, bis Sie fast den Boden berühren!

Tipp: Eine tolle Übung für eine perfekte Taille und einen starken Rücken. Sie eignet sich hervorragend als isometrische Halteübung, bei der Sie etwa 20 Sekunden in der aufgerichteten Position verharren, um dann die Seiten zu wechseln.

Variation: Könner spreizen darüber hinaus das obere Bein nach oben ab!

Seitbeugen

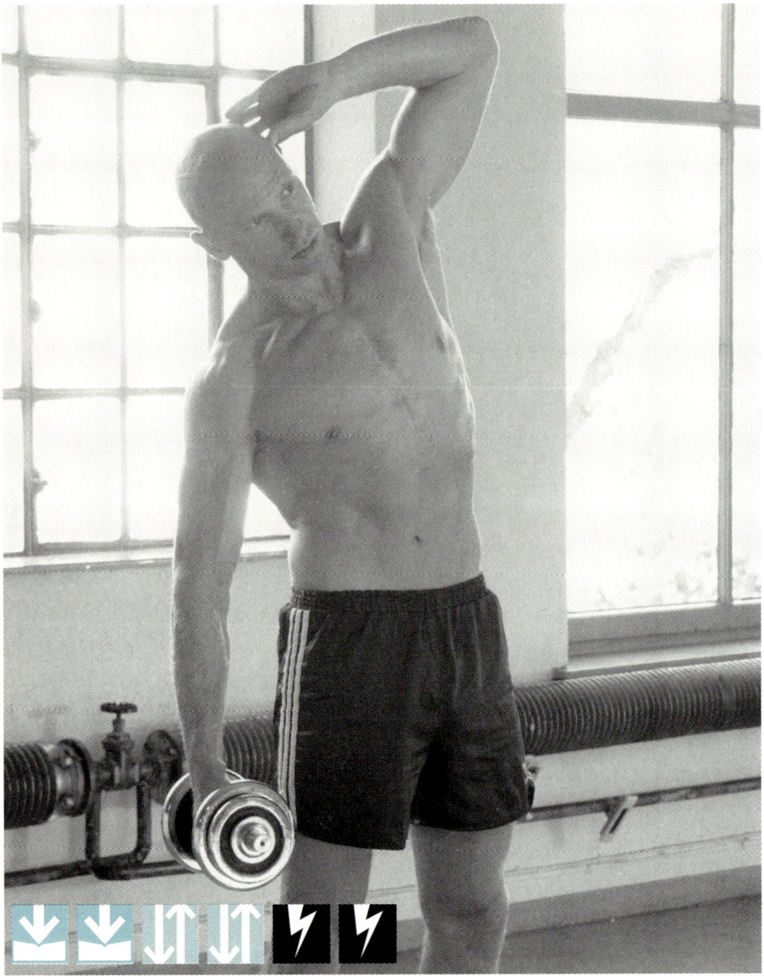

- Stellen Sie sich mit schulterweit geöffneten Beinen gerade auf. Nehmen Sie eine fünf bis zehn Kilogramm schwere Hantel in die rechte Hand, halten Sie die linke Hand an die Schläfe.
- Während Sie nun gerade nach vorne schauen, beugen Sie die rechte Seite so weit wie möglich nach rechts.
- Bewegen Sie sich langsam wieder in die aufrechte Position.

Wichtig: Lassen Sie den Oberkörper nicht nach vorn oder hinten driften!

UNTERE BAUCHMUSKULATUR:
Der Feinschliff

Ein-Bein-Lift

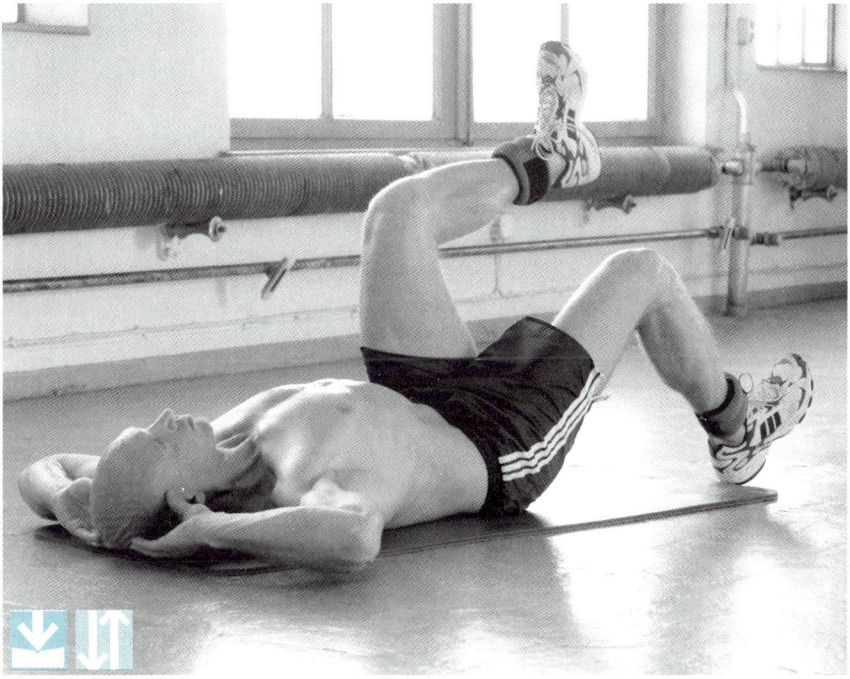

- In der Ausgangsposition ist Ihr Becken bereits durch eine angespannte Bauchmuskulatur in Richtung der unteren Rippe angehoben.
- Beginnen Sie nun, abwechselnd ein Bein vom Boden anzuheben.

Variation: Steigern Sie den Schwierigkeitsgrad, indem Sie beide Beine gleichzeitig vom Boden anheben oder die Übung mit Gewichtsmanschetten an den Beinen ausführen.

Beckenheben mit Schwung

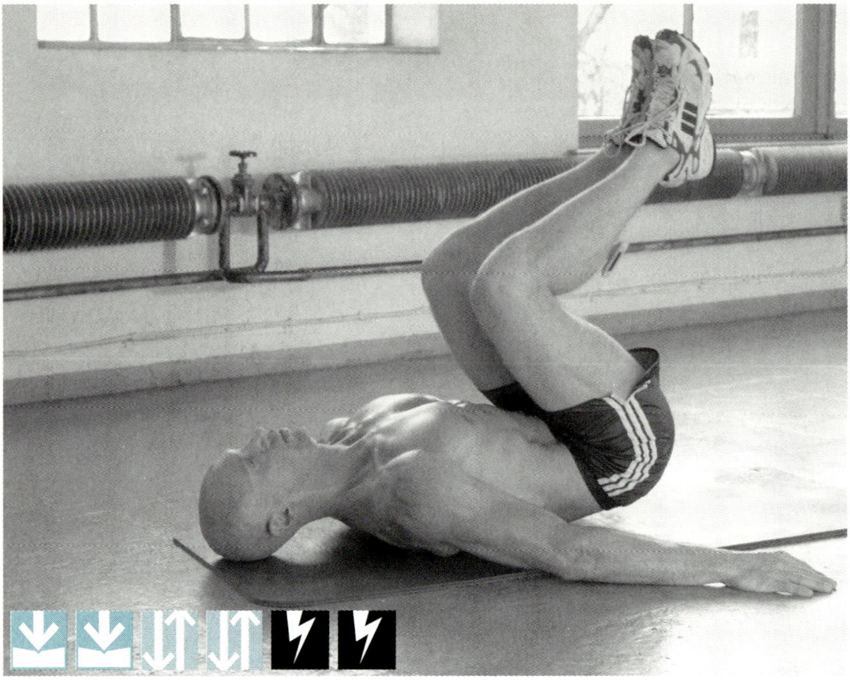

- Rückenlage, die Beine sind im rechten Winkel gebeugt, die Schultern etwas vom Boden abgehoben.
- Spannen Sie nun Ihre untere Bauchmuskulatur an. Lassen Sie gleichzeitig Ihre Beine zum Brustkorb sinken, sodass Sie den Schwung nutzen können, um Ihr Becken etwas in Richtung Decke anzuheben.

Tipp: Gönnen Sie Ihrer Bauchmuskulatur keine Pause, indem Sie die Beine möglichst langsam und kontrolliert zurückführen, anstatt sie lediglich fallen zu lassen!

Reverse-Curls

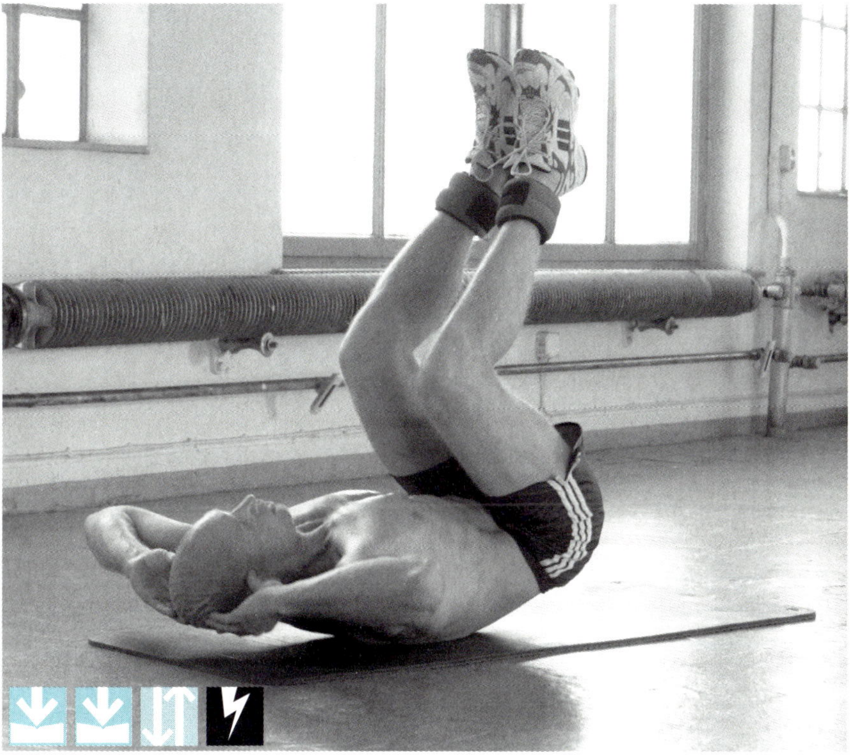

- Rückenlage, winkeln Sie die Beine an.
- Ziehen Sie den Bauch wie eine Ziehharmonika zusammen und bewegen Sie Ihre Knie damit in Richtung Brust.

Tipp: Durch die Kontraktion der Bauchmuskulatur wird der untere Rücken etwas eingerollt. Einige Zentimeter reichen völlig aus, um Ihren Bauch effektiv zu trainieren. Wenn Sie die Übung steigern möchten, verwenden Sie zunächst Gewichtsmanschetten, bevor Sie eine anspruchsvollere Übungsvariante wählen.

Advanced-Reverse-Crunch

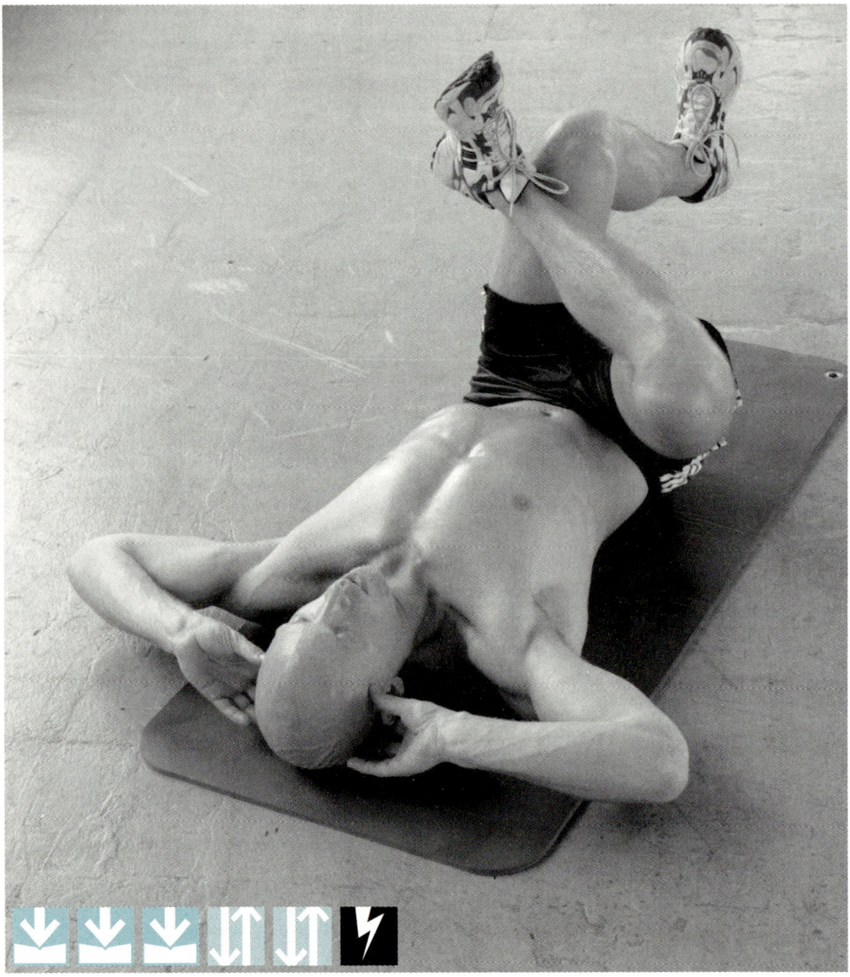

- Startposition: Schlagen Sie die Beine übereinander.
- Führen Sie die Knie nach oben und bewegen Sie gleichzeitig Ihren Oberkörper wie beim normalen Crunch auf die Knie zu.

Variation: Intensivieren Sie die Kontraktion Ihrer Bauchmuskulatur, indem Sie versuchen, die Endposition für einige Sekunden zu halten. Profis können jeweils in der oberen, der mittleren und der unteren Position einen Stopp einlegen.

Rad fahren

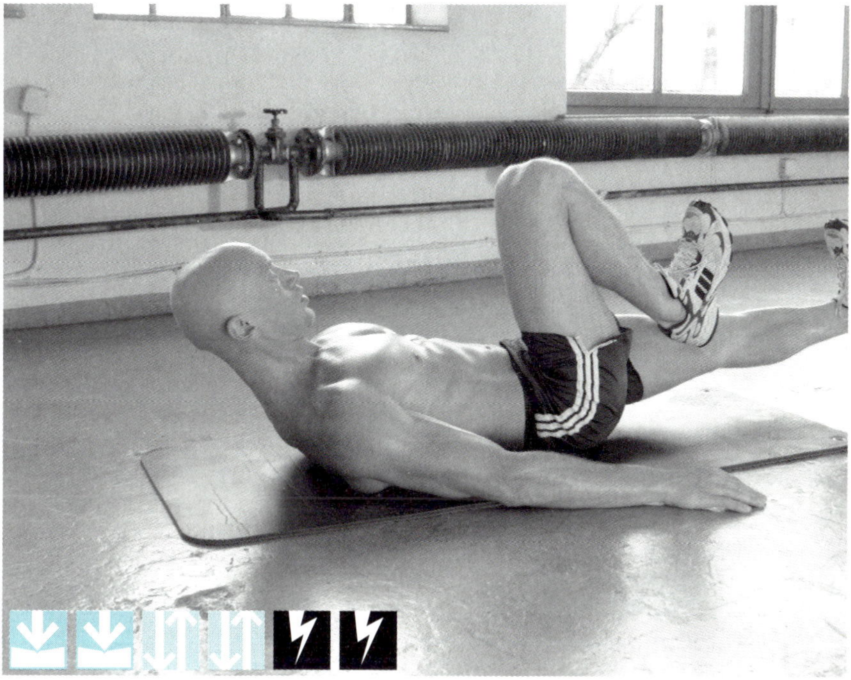

- Rückenlage, Ihr Schultergürtel ist so weit angehoben, dass Sie mit den Schulterblättern den Boden nicht mehr berühren – Ihr Bauch ist bereits angespannt.
- Stabilisieren Sie sich mit den Armen seitlich vom Oberkörper, pressen Sie die Hände in den Boden.
- Beginnen Sie nun, die Knie im Wechsel zur Brust zu ziehen. Versuchen Sie dabei, bewusst die untere Bauchmuskulatur einzusetzen. Diese Bewegung ähnelt dem Radfahren, aber anstatt einer Kreisbewegung strecken Sie hier die Beine!

Wichtig: Wenn Sie nicht in der Lage sind, Ihren unteren Rücken am Boden zu fixieren, heben Sie die Beine an, bis das Hohlkreuz verschwindet.

Hüftheben

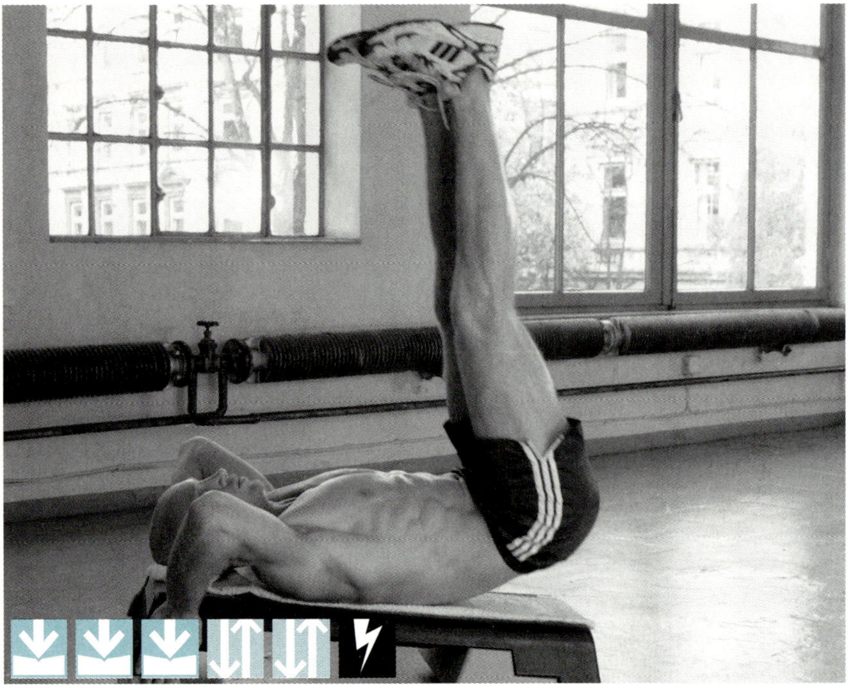

- Rückenlage, strecken Sie die Beine senkrecht in die Luft. Einsteiger können die Knie auch beugen, um den Schwierigkeitsgrad etwas zu senken.
- Die Arme liegen ausgestreckt neben dem Körper – nutzen Sie sie nur zur Balance, nicht zur Unterstützung der Bewegung!
- Heben Sie nun mit Hilfe der Bauchmuskeln die Hüfte langsam nach oben. Halten Sie Ihren Rumpf kurz in dieser Position und senken Sie ihn anschließend langsam zurück in die Ausgangslage.
- Heben Sie langsam – ohne Schwung! – das Gesäß vom Boden ab. Spannen Sie Ihre Muskeln maximal an, der Bewegungsumfang ist nicht entscheidend.
- Halten Sie Ihren Rumpf kurz in dieser Position und senken Sie ihn anschließend zurück in die Ausgangslage.

Variation: Profis, die bereits über eine exzellente Bauchmuskulatur verfügen, können diese Übung auch auf einer schrägen Unterlage gegen die Neigung ausführen.

Untere Bauchmuskulatur mit Tube

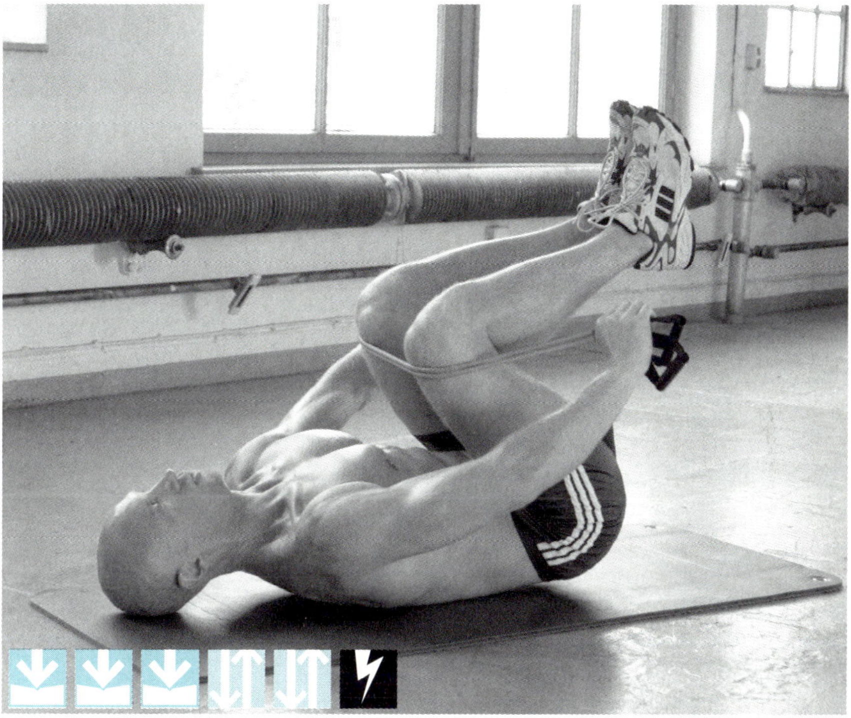

- Rückenlage, die Beine sind so angehoben, dass Unter- und Oberschenkel einen 90-Grad-Winkel bilden.
- Fassen Sie das Tube doppelt und drücken Sie es gegen Ihre Oberschenkel. Der Schultergürtel ist dadurch etwas angehoben.
- Strecken Sie nun die Arme aus und bewegen Sie die Knie gegen den Widerstand des Gummis in Richtung Kopf.

Vorteil: Hier wird die Muskulatur von Schultergürtel und Bauch gleichzeitig gefordert!

ATHLETICS0
Das Bauchmuskel-Plus

Um auch Profis vor neue Herausforderungen zu stellen, haben wir in den Athletics die komplexesten und daher anspruchsvollsten aller Bauchübungen zusammengefasst. Der ultimative Trainingskick für jeden Waschbrettathleten!

Push and Pull

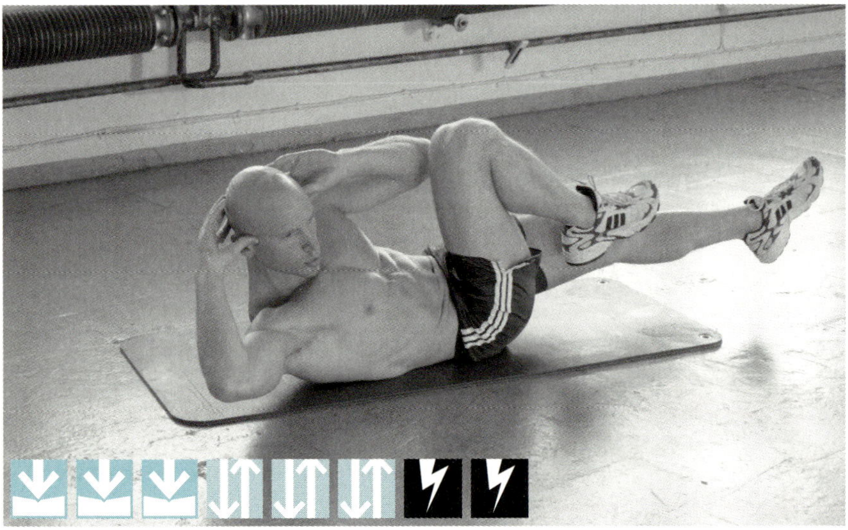

- Rückenlage, die Hände befinden sich seitlich am Kopf.
- Heben Sie den Kopf und den Schultergürtel vom Boden ab.
- Lösen Sie den Oberkörper nur leicht vom Boden, strecken Sie die Beine im Wechsel aus – je kleiner der Winkel, desto schwieriger die Übung! Stellen Sie sich vor, Sie müssten dabei mit den Fußsohlen schieben und ziehen.
- Bringen Sie nun mit einer kontrollierten Bewegung das rechte Knie und den linken Ellenbogen zusammen, während das linke Bein ausgestreckt wird.
- Wiederholen Sie im Wechsel.

Wichtig: Der untere Rücken bleibt während der gesamten Übung am Boden.

Tipp: Je kräftiger Sie werden, desto mehr sollten Sie Ihren Oberkörper anheben.

Beinscheren-Crunch

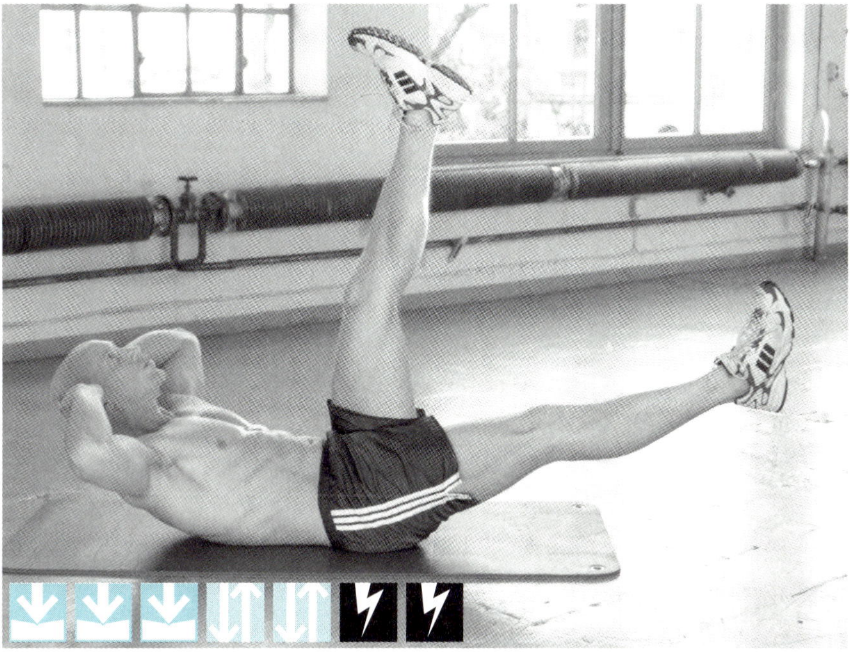

- Rückenlage, die Beine liegen gestreckt am Boden.
- Halten Sie die Hände an die Schläfen.
- Heben Sie nun beide Beine um einige Zentimeter vom Boden ab.
- Richten Sie dann Ihren Oberkörper langsam nach oben auf (wie beim normalen Crunch) und heben Sie zugleich das rechte gestreckte Bein maximal nach oben an.
- Führen Sie den Oberkörper und das rechte Bein langsam wieder zurück, um ihn anschließend mit dem linken Bein erneut aufzurichten!

Tipp: Für ein besseres Timing der Bewegung heben Sie das gestreckte Bein für einige Sekunden vor dem Oberkörper an!

Wichtig: Spannen Sie immer zuerst die Bauchmuskulatur an, indem Sie den Rücken zur Unterlage drücken, bevor Sie das Bein anheben. Bewegen Sie das Bein niemals schwunghaft nach oben! Setzen Sie das Bein bei dynamischer Übungsausführung nicht ab.

Variante: Verschränken Sie Ihre Arme vor der Brust und stellen Sie ein Bein angewinkelt auf, um die Intensität etwas zu senken!

Sitzender Oblique-Crunch

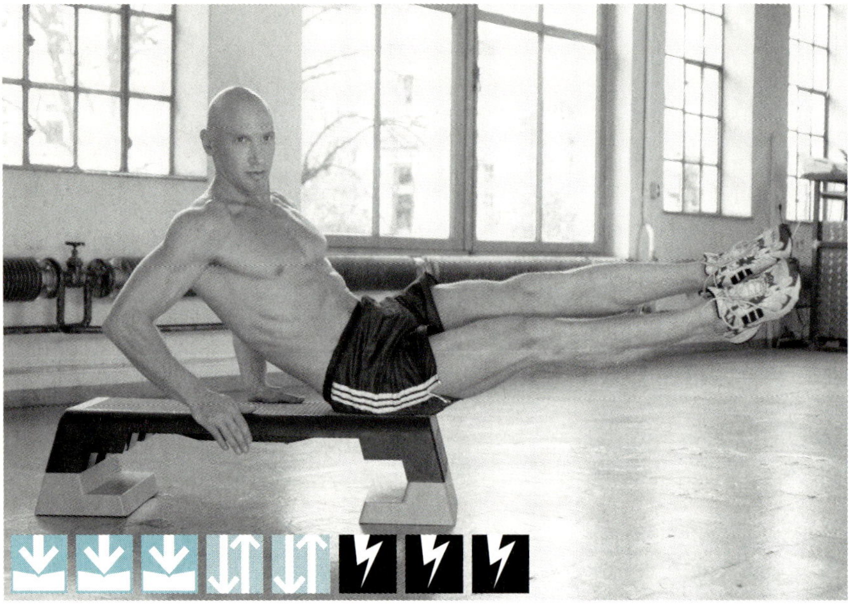

- Setzen Sie sich mit gestreckten Beinen an das Ende einer Bank oder auf eine Stuhlkante. Heben Sie die Beine so an, dass Knie und Hüftgelenk einen 90-Grad-Winkel bilden. Als Profi müssen Sie sich nicht mit den Händen abstützen, sondern halten Sie auf Brusthöhe.
- Führen Sie nun langsam die linke Schulter zum rechten Knie.
- Bewegen Sie sich genauso langsam in die Ausgangsposition zurück, wechseln Sie dann die Seite.

Ballkombi

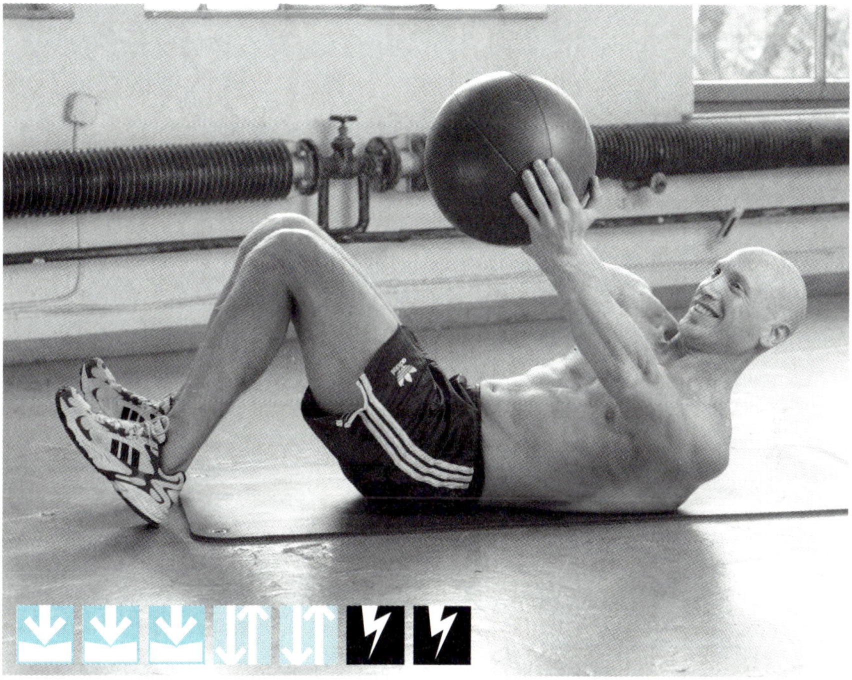

- Rückenlage, die Fersen sind auf dem Boden aufgestellt.
- Startposition: Halten Sie mit gestrecktem Arm einen Ball zwischen den Beinen, die Schulterblätter sind bereits vom Boden gelöst, die Bauchmuskulatur ist dadurch angespannt.
- Senken Sie nun den Oberkörper etwas ab und bringen Sie den Ball zur rechten Seite.
- Halten Sie die Spannung für einige Sekunden, führen Sie den Ball anschließend erneut zwischen die Beine, um ihn von dort aus nun zur linken Seite zu bringen.

Variation: Erhöhen Sie die Intensität, indem Sie den Ball nach links und nach rechts führen, ohne mit dem Oberkörper zurückzurollen!

Gravity-Crunch

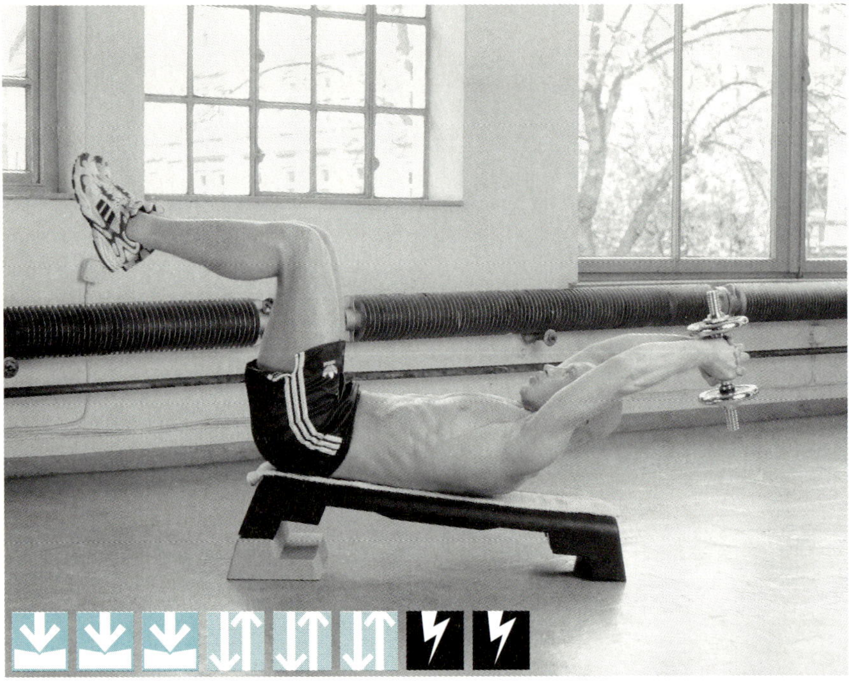

- Rückenlage auf einem schräg gestellten Steppboard. Sie arbeiten gegen die Schwerkraft – Kopf nach unten! Strecken Sie die Beine zur Decke und beugen Sie sie im 90-Grad-Winkel.
- Strecken Sie die Arme gerade und über Kreuz so aus, dass der Kopf fast auf den Oberarmen ruht.
- Heben Sie die Schulterblätter und das Gesäß langsam um ein paar Zentimeter vom Board ab.
- Halten Sie kurz die höchste Position, bevor Sie den Körper langsam wieder senken.

Variation: Wenn Sie es wirklich wissen wollen, halten Sie zusätzlich eine Kurzhantel!

Rotations-Crunch

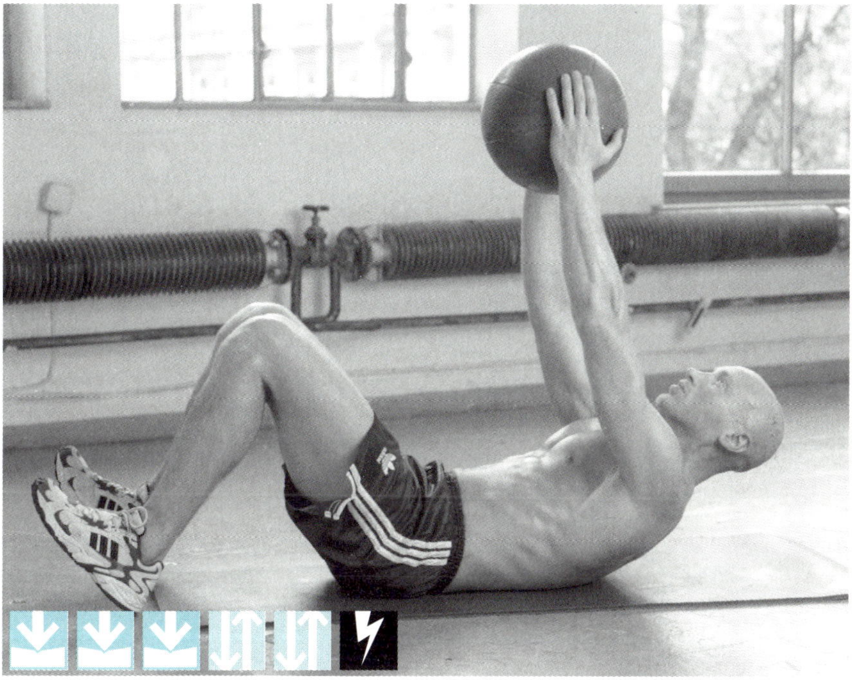

- Rückenlage, die Fersen stehen in einer angenehmen Entfernung angewinkelt auf dem Boden.
- Strecken Sie die Arme auf Schulterhöhe zur Decke.
- Spannen Sie die Bauchmuskeln an. Heben Sie Schultern und Kopf leicht vom Boden ab.
- Bewegen Sie den Oberkörper langsam für ein paar Zentimeter von einer Seite zur anderen.

Wichtig: Die Arme bleiben gestreckt, die Hüften fest am Boden.

Variation: Profis intensivieren die Übung, indem sie einen Ball oder eine leichte Hantel zwischen den Händen halten.

Durchhalten, Männer!

Natürlich haben Sie eine Vorstellung davon, wie Ihr Traumkörper aussehen sollte. Und spätestens in der nächsten Kinowerbung sehen Sie wieder Männer, die Ihnen beweisen, dass es solche Körper auch tatsächlich gibt. Jetzt zucken Sie mit den Achseln, denken an Ihre schlechten Gene und sind bereit, die Mühen der letzten drei Wochen hinzuschmeißen, weil Sie noch nicht so aussehen wie der Werbeleinwandheld? Aber warum eigentlich? Die Beförderung zum Gruppenleiter bringt Sie doch auch nicht dazu, den Job gleich an den Nagel zu hängen, selbst wenn der Vorstandsvorsitz Ihr erklärtes Ziel ist. Vielmehr klopfen Sie sich selbst auf die Schulter, weil Sie die erste Etappe erfolgreich gemeistert haben. Gene hin oder her: **Auf lange Sicht sind es vor allem die Denkgewohnheiten, die schwerer zu beseitigen sind als sämtliche körperlichen Defizite.**

HEAD-COACHING: Den Erfolg vor Augen

Das kennen Sie bestimmt: Sie gehen motiviert bis in die Haarspitzen an Ihr neues Workout – und nach ein paar Trainingseinheiten wird es megahart. Plötzlich greifen Sie statt zur Hantel in die Chipstüte oder stehen bereits unter der Dusche, noch bevor Sie auch nur einen Meter gelaufen sind … Die Lösung des Dilemmas: Zu starken Muskeln gehört ein starker Geist. Um diesen bei Laune zu halten, sollten Sie dem geistigen Auge ein Schmankerl anbieten – deshalb sollten Sie beim Training immer ein Bild vor Augen haben, nach dem Sie Ihren Körper modellieren möchten: Stellen Sie sich das Profil Ihrer Bauchmuskeln vor – die sich abzeichnenden einzelnen Segmente, die Farbe Ihrer Haut, das Gefühl, wenn Sie die Muskeln beim Training berühren. Das geistige Bild sollte so präzise wie möglich sein. Stellen Sie sich auch vor, wie Sie sich mit Ihrer antrainierten Bauchmuskulatur und mit Ihrer gesteigerten körperlichen Leistungsfähigkeit fühlen werden – diese Bilder ergeben letztlich Ihr Selbstbild. **Kreieren Sie ein positives Selbstbild, das Ihnen hilft, die Ziele zu erreichen, die Sie sich für Ihren Bauch gesetzt haben!** Sie sind ein Athlet – betrachten Sie sich auch als solchen.

Konzentrieren Sie sich im Moment des Trainings genau auf den Muskel, den Sie gerade trainieren wollen, und visualisieren Sie die Muskelpartie – wie ein Hochspringer, der sich den perfekten Bewegungsablauf exakt vorstellt, bevor er zum Anlauf ansetzt. Stellen Sie sich also vor Augen, wie sich Ihre Hüfte auf die Rippen zubewegt, wenn Sie Ihre untere Bauchmuskulatur trainieren, und spüren Sie die Anstrengung, die Ermüdung und das anschließende Brennen in Ihrer Muskulatur. Bei jeder Wiederholung müssen Sie die gesamte Bewegung sehen und spüren. Konzentration und Fokus können dann sehr mächtig sein – sie helfen Ihnen, den Moment zu gestalten, anstatt sich in Ausreden zu flüchten. Und das heißt, Sie können etwas verändern und bewegen – und damit beginnen, Ihren Bauch entsprechend Ihren Zielen zu formen!

Schaffen Sie sich Erfolgserlebnisse

Sie wollen einen tollen Job, eine glückliche Beziehung, einen großen Freundeskreis, viel Freizeit und einen perfekten Körper – nur wissen Sie nicht, wie Sie das alles in 24 Stunden am Tag schaffen sollen? Dann lernen Sie, Prioritäten zu setzen! Überlegen Sie genau, wie viel Zeit Sie sich innerhalb der Woche für Ihren Körper nehmen können. Wenn Sie einmal die Entscheidung getroffen haben, dass Sie die nächste Stufe auf der Karriereleiter erklimmen und Ihre Freundin nicht nur abgeschminkt sehen wollen, müssen Sie auch kein schlechtes Gewissen mehr haben, wenn es wieder nur für zwei Trainingseinheiten gereicht hat!

Gerade am Anfang wird Ihre Motivation unnötig strapaziert, wenn Sie enttäuscht sind, weil Sie nach drei Trainingseinheiten noch nicht Arnolds Maße erreicht haben. **Dabei kann jeder Spitzenleistungen erreichen – Sie müssen sie nur für sich definieren:** Für den einen bedeutet der Ausbau der Joggingrunde um einen weiteren Kilometer den Etappensieg, für den anderen ist es schon eine Herausforderung, den Motor dreimal pro Woche überhaupt anzuschmeißen. **Also bleiben Sie realistisch-optimistisch**, indem Sie sich neben dem höher gesteckten Langzeitziel – definierte und gut sichtbare Bauchmuskeln – kurzfristige und gut erreichbare Zwischenziele setzen, z. B. die Verbesserung Ihrer Ausdauer um zehn Minuten oder eine Runde Crunches mehr. Trainieren Sie anfangs lieber weniger, aber dafür kontinuierlich – das lässt Ihnen die Chance zur Steigerung und bringt Sie deshalb auf lange Sicht weiter. Und: Bleiben Sie flexibel! Kommt etwas Unvorhergesehenes dazwischen, z. B. eine Krankheit, dann halten Sie nicht an alten Zielen fest, sondern stellen sich auf die neue Situation ein. Letztlich peilen Sie ja nicht nur einen bestimmten Gewichtsverlust an, sondern konkrete Änderungen in Ihrem gesamten Ernährungs- und Bewegungsverhalten – es geht um den langfristigen Erfolg. Dieser Gedanke ist konstruktiv – und Sie sind vor Rückschlägen gefeit!

Dokumentieren Sie Ihre Fortschritte!

Im Job nennt man Sie doch auch den Chartmaker – also schreiben Sie sich auf, was Sie erreichen möchten, und verzeichnen Sie Ihre Trainingsfortschritte ruhig in einem Diagramm. Bewahren Sie auch alte Pläne auf, denn nur so können Sie Erfolge messen! Die ehrlichste Methode hat schon Arnie propagiert: ein geheimes Fotoarchiv. Fotografieren Sie sich am Start und von da an alle drei bis sechs Monate vor dem Spiegel.

So bleiben Sie Ihrem Training treu ...

... in guten wie in schlechten Zeiten!

- → Sobald Sie Ihre Trainingsroutine einstellen, sinkt Ihre Leistungsfähigkeit wieder kontinuierlich ab – das gilt sowohl für das Kraft- wie auch für das Ausdauertraining. Lässt Ihnen Ihr Terminplan beim besten Willen keine Zeit für das gewohnte Training, absolvieren Sie eben ein Kurzprogramm mit gesteigerter Intensität. So bleiben Sie «in shape», und sobald Ihr Zeitplan lichter wird, wird Ihr gewohntes Pensum nicht zur Einstiegshürde. «Keine Zeit» ist keine Ausrede: Wer Fett verlieren will, kann über den Tag verteilt auch kurze Trainingsintervalle à dreimal zehn Minuten absolvieren! Und wenn es wirklich hart auf hart kommt, dann holen Sie doch wenigstens Ihre Brötchen zu Fuß ...
- → Machen Sie das Training zu einem Teil Ihres Alltags. Blockieren Sie Trainingszeiten im Kalender – so messen Sie dem Training die gleiche Bedeutung zu wie einem wichtigen Geschäftstermin, und das hat es auch verdient. Denn die Zeit, die Sie hier investieren, holen Sie später schnell wieder auf – Sie sind dynamischer, leistungsfähiger und effektiver!
- → Wer zu spät kommt, den bestraft der Bauch! Sollte Ihr Tagesablauf von Terminen und Stress bestimmt sein, verlegen Sie Ihr Workout besser gleich in die Morgenstunden. Dann ist Ihr Kopf noch frei, Sie genießen Ihr Workout – und machen anschließend mit gut durchbluteter Muskulatur im Büro eine exzellente Figur! Wer unbedingt nach dem Job zum Sport will, sollte seine Sporttasche trotzdem schon morgens mitnehmen. Die Versuchung ist sonst zu groß, sich bei der «Tagesschau» auf dem Sofa auszustrecken – von dem Sie dann garantiert nicht mehr hochkommen!
- → Auch auf Reisen finden sich für ein paar Laufschuhe und den Trainingsanzug immer ein Plätzchen in Ihrem Koffer sowie ein halbes Stündchen Zeit für ein Mini-Workout.
- → Belohnen Sie sich! Am besten mit Dingen, die unmittelbar mit Ihrem Training zu tun haben, z. B. mit einem Paar neuer Laufschuhe oder einem schicken Fitness-Dress, mit dem Sie garantiert weiter zur Höchstform auflaufen.

- → Seien Sie auf Unannehmlichkeiten vorbereitet: Beim zweiten Krafttraining wird Sie der Muskelkater plagen, und irgendwann wird es auch gerade dann regnen, wenn Sie auf die Joggingstrecke gehen wollen.
- → Geteiltes Leid ist halbes Leid. Suchen Sie sich am besten einen Trainingspartner und verabreden Sie sich regelmäßig zum Laufen oder zum Krafttraining. Das macht Spaß und verstärkt den sozialen Druck – sich selbst versetzt man leichter als einen guten Kumpel!
- → Auch wenn Sie Ihre Runde um den Weiher lieb gewonnen haben – wechseln Sie das Terrain, bevor Sie des Vertrauten überdrüssig werden und Ihr Training ganz sausen lassen. Laufen Sie wenigstens mal andersherum, die Kurven erscheinen Ihnen dann in völlig neuer Perspektive.
- → Leben Sie Ihre Phantasien aus – Extremsportarten sind nicht nur etwas für Lebensmüde und verrückte Adrenalinjunkies. Es gibt in nahezu jeder Sportart Angebote für den abgeklärten Sportler, und nichts reißt Sie so sehr aus der Routine wie ein echtes Abenteuer!
- → Sammeln Sie Kilometer! Wer seine Trainingsstrecken protokolliert, kann sich tolle Ziele setzen, z. B. binnen zwei Wochen einmal um Sylt herumlaufen (etwa 120 Kilometer) oder per Bike von München nach Rom in drei Monaten (950 Kilometer)!
- → Schlechte Laune und Lustlosigkeit sind keine Ausrede, sondern der beste Grund, um beim Training durchzustarten: Sportliche Aktivität fördert auch die Endorphin-Produktion – Ihre Depressionen verfliegen im Nu!
- → Wer sich nach sechs bis acht Wochen entmutigt fühlt, hat prinzipiell nichts falsch gemacht. Die Leistungskurve flacht hier generell zum ersten Mal spürbar ab. Also Zähne zusammenbeißen und weitermachen – die kurze Stagnation geht schnell vorüber!
- → Und wenn Ihr Körper schreit: «Ich will nicht mehr!»? Dann ignorieren Sie ihn zunächst, das Genöle hört bald auf.

Gegenstrategie: Konzentrieren Sie sich beim Laufen auf Ihre Umgebung, benutzen Sie Ihre Augen wie eine Videokamera, zoomen und fokussieren Sie Motive Ihrer Wahl, und hören Sie Musik.

- → O. k., Sie stehen trotz aller guten Tipps kurz vor dem Abbruch – keine Lust, keine Zeit, kein Fortschritt. Geben Sie sich noch eine Chance – indem Sie sich fragen, warum genau Sie abbrechen wollen: Langeweile? Überfordert? Keine

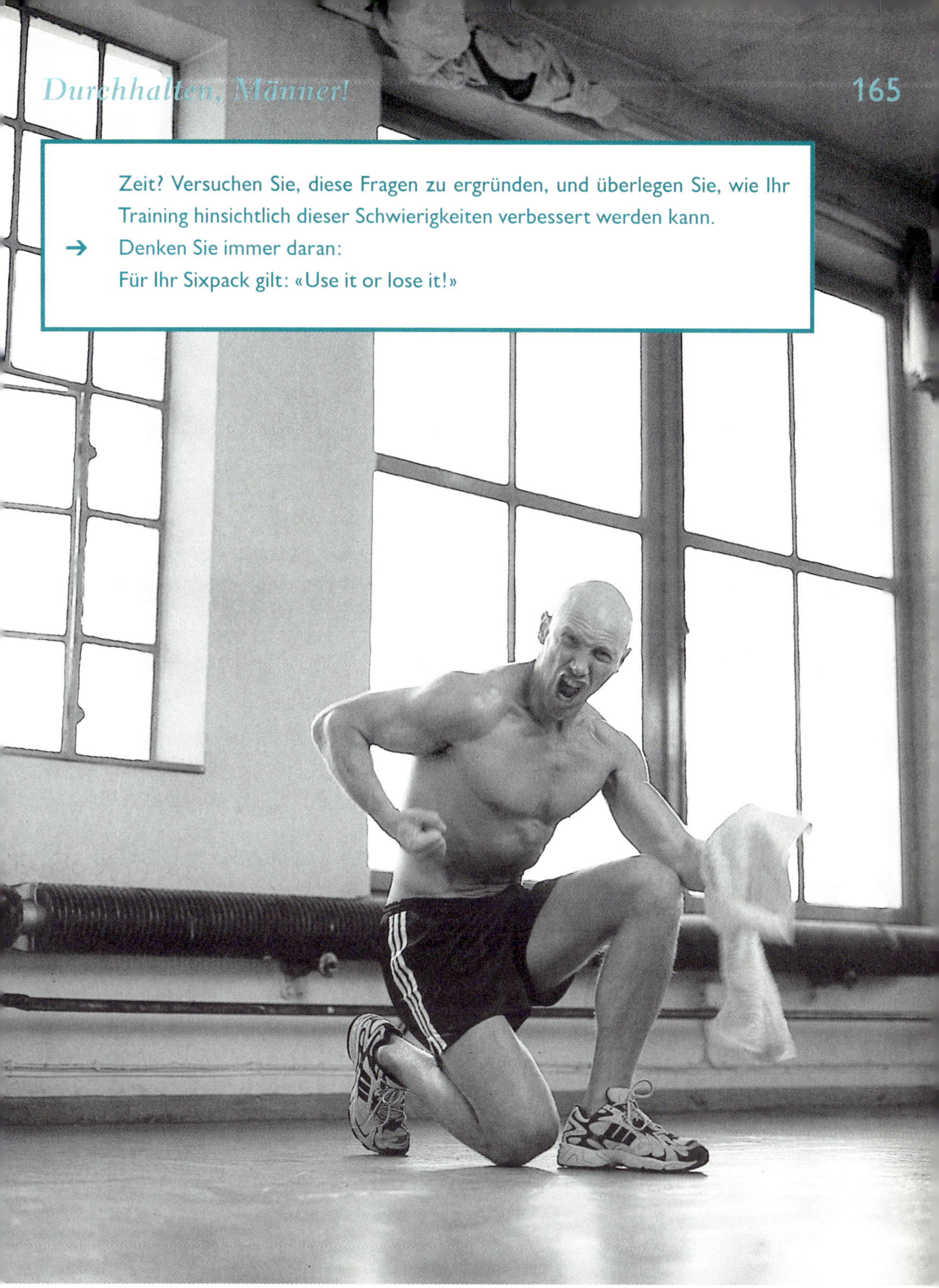

Zeit? Versuchen Sie, diese Fragen zu ergründen, und überlegen Sie, wie Ihr Training hinsichtlich dieser Schwierigkeiten verbessert werden kann.

→ Denken Sie immer daran:
Für Ihr Sixpack gilt: «Use it or lose it!»

Zu zweit
Der Flirt

macht's mehr Spaß
und Sex-Guide

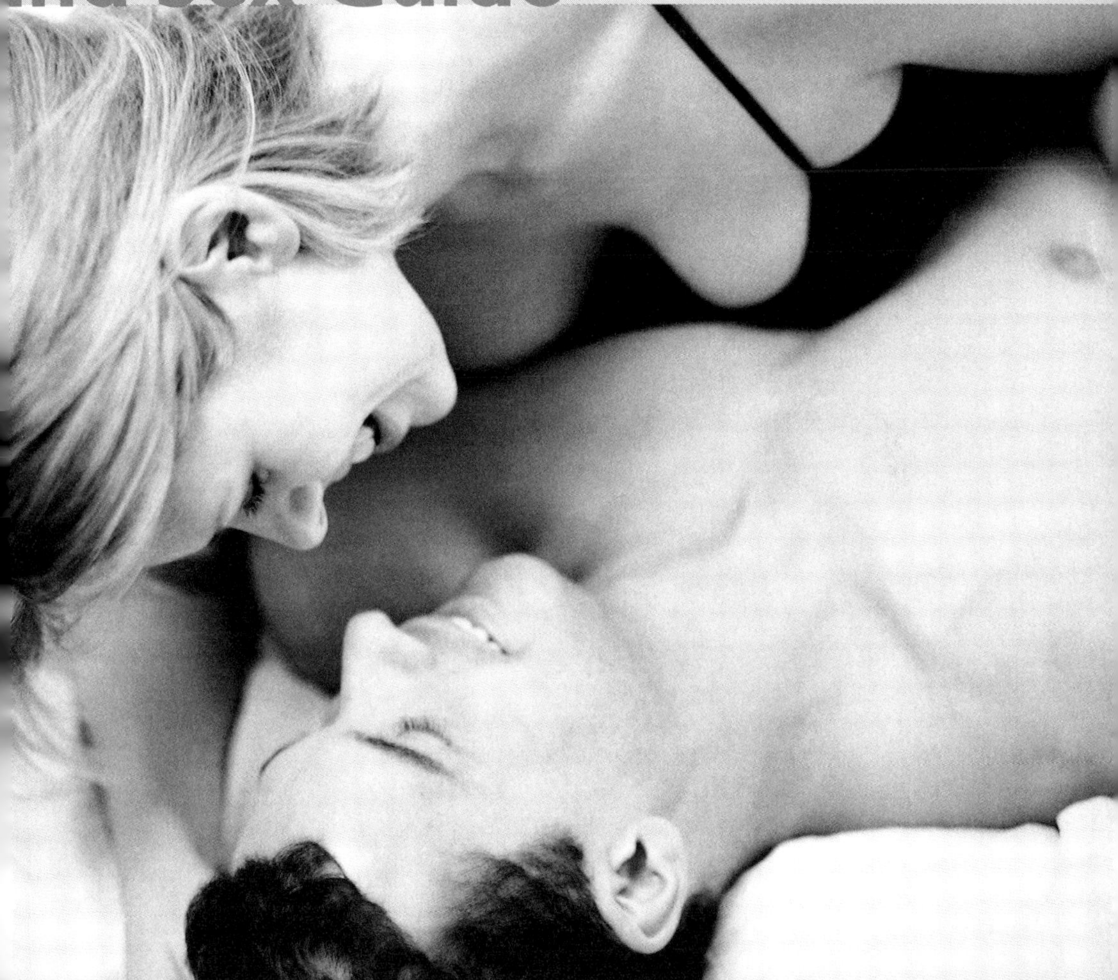

Die Zielobjektanalyse

Was die Haare über eine Frau verraten

Haar offen Nicht so sehr die Haarfarbe, sondern wie eine Frau das Haar trägt, ist verräterisch. Frauen, die ihr langes Haar offen tragen, haben sich meistens bewusst so gestylt. Die daraus sich ergebenden Nervereien (Strähnen bleiben in der Stuhllehne hängen, der Wind zaust, Haare fallen ins Essen, sie sieht nichts et cetera) nehmen sie in Kauf, weil sie schön aussehen und für ihr Haar und den ganzen Rest bewundert werden wollen – das würden die Damen übrigens nicht unbedingt freimütig zugeben.

Das erwartet Sie wahrscheinlich: Die Flirt-Chancen stehen bei den «Offenen» meist gut. Und bestimmte Flirt-Signale werden mit offenem Haar auch erst möglich – dazu später mehr.

Pferdeschwänze und **Zöpfe** und **Dutts** bedeuten im Umkehrschluss nicht zwingend, dass die Frau vor Ihnen eine von der zugeknöpften Sorte ist. Es kann erstens sein, dass sie gerade von der Arbeit kommt oder zum Sport will. Oder sie hat sich einfach nicht so viele Gedanken darüber gemacht, wie sie jetzt wirken möchte. Oder sie hat dünne Haare, die offen doof aussehen. Oder sie hat es morgens nicht geschafft, die Fusseln noch zu waschen. Oder, oder, oder …

Das erwartet Sie wahrscheinlich: Eine Prognose ist schwierig, weil Frauen Hochsteck- und Haargummifrisuren oft dann wählen, wenn es schnell gehen muss. Hier ist flirttechnisch alles möglich. Und nichts. Ausnahme: Sie hat die Haare zunächst hoch gesteckt oder zusammengebunden und öffnet sie während eines Blickkontaktes mit Ihnen oder danach. Enormes Flirt-Potenzial!

Kurzhaarfrisuren bedeuten nicht – wie manche Herren immer noch annehmen –, dass eine so genannte Emanze vor ihnen steht, die Männer hasst. Oft sind Kurzhaarfrauen aber selbstbewusst, und es ist ihnen egal, dass die Mehrzahl der Männer lange Haare toll findet. In jedem Fall hat sie keinen Bock, der Schönheit und der Männer wegen nach dem Schwimmen ewig lange Haarkuren einwirken zu lassen, herumzuföhnen, später in Stuhllehnen hängen zu bleiben, nichts zu sehen, Haare im Essen zu haben etc. Manchmal hat eine Kurzhaarfrau aber nur eine missglückte Blondierung hinter sich und hat die Haare ruiniert, sodass nur noch die Möglichkeit «Schere» blieb.

Das erwartet Sie wahrscheinlich: Mit «Baby, bist du öfter hier» erwartet Sie vermutlich höchstens eine hochgezogene Augenbraue (Ausnahme: Sie kriegen einen eindeutig ironischen Tonfall hin). Bereiten Sie sich darauf vor, mit Intelligenz zu beeindrucken. Auch dazu lesen Sie später mehr.

Die Halblangen und Wuschelköpfe sind kompromissbereit und unentschlossen wie ihre Frisur. Einerseits haben sie die Langhaar-Nerverei satt, andererseits machen sie sich Sorgen, dass eine superpraktische Kurzhaarfrisur ihnen etwas von ihrer weiblichen Ausstrahlung nehmen könnte. Das befürchten sie zwar auch bei der halblangen Frisur, trösten sich aber mit dem Gedanken: Geht gerade noch so und ist immerhin praktischer als der Rapunzellook (den sie früher meistens hatten und dem sie noch hinterhertrauern).

Das erwartet Sie wahrscheinlich: Eine Halblange können Sie im Laufe des Gesprächs mit einem Kompliment über die Frisur richtig glücklich machen. Sagen Sie, dass die Frisur ihr Gesicht wunderbar betont. Dann wird sie Ihnen vielleicht erzählen, dass sie früher irre lange Haare hatte und lange gezögert hat, bevor sie sich zur aktuellen Frisur entschloss, oder dass sie ihre Haare gerade wieder wachsen lässt, aber noch nicht so genau weiß, ob sie sie nicht doch wieder abschneiden lassen soll oder … Und schon sind Sie beide mitten im Gespräch.

Spezialfrisuren wie **Rastazöpfe, Dreadlocks** oder **Irokesenschnitte** können heute immer noch Zeichen einer bestimmten Interessenlage zugunsten bestimmter Musikrichtungen, politischer Strömungen oder Rauchwaren sein. Müssen sie aber nicht. Es kann sich genauso gut um ein rein modisches Gimmick handeln. Je jünger die Trägerin, umso wahrscheinlicher ist Letzteres. Aber das können Sie im Voraus nicht wissen. Die Wahrscheinlichkeit ist in jedem Fall groß, dass Sie eine Individualistin vor sich haben, die keine Lust hat, die Erwartungen anderer immer zu erfüllen. Auch nicht die Ihren.

Das erwartet Sie wahrscheinlich: Machen Sie hier keinesfalls Bemerkungen – auch keine Komplimente! – über die ins Auge springende Haartracht. Dazu sind Sie nicht befugt, es sei denn, Sie haben Ähnliches auf dem Kopf. Stellen Sie auch keine dummen Fragen (z. B. in Bezug auf Dreads ganz übel: «Wie wäscht man denn so was?»), wenn Sie nicht als hoffnungslos gestrig kategorisiert werden wollen. Je verschiedener Ihr eigenes Outfit von dem der Spezialfrisurenfrau, umso zurückhaltender sollte Ihr Flirtversuch sein.

Die Haarfarbe schließlich sagt dann etwas aus, wenn es sich um eine besondere Färbung handelt. Achtung, dazu zählt heute nicht mal mehr Ketchuprot. Irgendwann war das sicher mal shocking, aber inzwischen kann selbst eine biedere Finanzbeamtin mit Vorliebe für Volksmusik und Gelsenkirchener Barock mit tomatenrotem Gestrüpp auf dem Schädel die Umsatzsteuererklärungen bearbeiten, obwohl sie sich früher nicht mal getraut hätte, sich Strähnchen machen zu lassen. Auch platinblonde oder gar gelbe Haare sind kein Indiz für besonders mutige oder eigenwillige Damen mehr. Interessant wird es bei Farben wie Rosa, Grün oder Blau. Alle Farben eben, die satt von jedem Naturton abweichen und vor allem auch gerade nicht durch irgendeinen Film schwer angesagt sind.

Das erwartet Sie wahrscheinlich: Im Prinzip gilt das Gleiche wie bei den Spezialfrisuren: Hier färbt eine Individualistin. Ein langsames Vorgehen ist angesagt. Und bloß keine flapsigen Sprüche à la: «Sieht aus wie der Kunstrasen bei meinem Opa auf'm Balkon.»

Was die Kleidung über eine Frau verrät

Die wenigsten Frauen denken nicht über ihre Kleidung nach. Und wenn sie es tatsächlich nicht tun, können Sie das ebenso deuten.

Die Klassische Sie trägt zum Beispiel Bluse und Rock, Seidentüchlein und Blazer, Kostüm oder Hemdblusenkleid. Frauen, die auch in der Freizeit solche Kleidung wählen, schätzen die Sicherheit, die ihnen dieser Look verleiht. Denn konservative Kleidung ist wie eine Uniform. Sie verändert sich kaum und wird allenfalls in Details beeinflusst von irgendwelchen modischen Strömungen. Konservative Kleidung macht unangreifbar und bietet klare Orientierung. Nicht nur im Kleiderschrank. Frauen, die privat klassische Garderobe mögen, sind oft nicht unbedingt experimentierfreudig, dafür anspruchsvoll und setzen auf Qualität statt Quantität. Und auf Tradition.

Fazit: Hier erwartet Sie vermutlich freundliche Zurückhaltung. Egal was passiert, Sie sollten unter allen Umständen höflich sein. Bieten Sie Ihren Sitzplatz an, wenn sonst keiner frei ist. Haben Sie Feuer parat, sobald die Dame nur in der edlen Ledertasche kramt. Achtung: Dabei nicht hektisch werden wie ein beflissener Hausangestellter. Dann verliert sie den Respekt. Bei konservativ gekleideten Frauen dürfen Sie sich auch überlegen, ob Sie ihr einen Drink spendieren (was bei allen anderen Frauen heutzutage mit Vorsicht zu genießen ist). Sie erwarten zwar nicht unbedingt, dass der Mann zahlt – aber mögen es, wenn er es anbietet. Achtung: Immer vorher fragen, was sie trinken will. Bestellen Sie beim Kellner «Das Gleiche für die Dame» – ist die Dame weg.

Die Mainstream-Modische Um herauszufinden, was im Augenblick in einschlägigen Modehäusern verkauft wird, werfen Sie mal gegen Nachmittag einen Blick in die Fußgängerzone Ihres Heimatortes. Was dort etwa achtzig Prozent der Damenwelt trägt, ist im Moment in. Das können Hosen mit oder ohne Schlag sein, um Kopf oder Oberschenkel getragene Nietengürtel, Turnschuhe mit fünf oder keinem Streifen, was auch immer. Sie werden es erkennen. Frauen, die sich modisch kleiden, ohne Trends zu setzen, wollen gefallen, ohne aufzufallen, und keine Angriffsfläche bieten. Sie tragen, was gerade alle tragen, auch wenn ihnen das unter Umständen absolut nicht steht (das ist übrigens mit dem Begriff «Fashion Victim» gemeint). Das spricht für Unsicherheit und manchmal sogar Schüchternheit. Je jünger die Frau, umso eher trifft das zu.

Sie könnte allerdings auch zu der Sorte Frauen gehören, die sich nicht viel aus Klamotten macht und das kauft, was gerade im Angebot ist. Und das ist ja meistens die Mainstream-Mode. So unkompliziert diese Frauen einkaufen, so unkompliziert sind sie meist im Umgang.

Fazit: Sie dürfen sich entspannen. Eine Mainstream-Modische wird Ihren Annäherungsversuchen, auch wenn sie vielleicht ungeschickt ausfallen, vermutlich nicht sonderlich kritisch gegenüberstehen. Sie freut sich einfach, wenn sie Ihnen gefällt – unter anderem sieht sie das als Bestätigung, dass man nicht viel Geld ausgeben muss, um gut auszusehen.

Die graue Maus Die graue Maus erkennen Sie daran, dass Sie sie nicht erkennen. Oder besser: Sie übersehen sie. Zunächst zumindest. Graue Mäuse tragen oft zusammengewürfelte Kleidung, die vor zehn Jahren oder früher mal modern war. Oder nie. Wenn sie auffallen, dann durch seltsame Farben und Muster, die Farbenblindheit oder zumindest tief greifende stilistische Unsicherheit signalisieren. Sie sind entweder ungeschminkt oder tragen lediglich Lippenstift (den aber knallig) und haben oft komische Brillen auf der Nase. Graue Mäuse sind unerfahren, was das Ausgehen im Allgemeinen und das Flirten im Besonderen angeht. Sie haben ihr Leben oft etwas Höherem gewidmet, der Wissenschaft zum Beispiel oder einem sozialen Zweck. In den Kreisen, in denen sie sich bewegen, ist es vielleicht verpönt oder unangebracht, sich zu sehr um sein Äußeres zu kümmern. Behinderte Kinder oder pflegebedürftige alte Menschen betreut man eben nicht auf High Heels und im Designer-Fähnchen (was übrigens nicht heißen soll, dass alle Frauen in Sozialberufen in ihrer Freizeit graue Mäuse sind). Graue Mäuse sind die klassischen Kandidatinnen für die Vorher-nachher-Stilberatungen mancher Frauenzeitschriften, und oft verbirgt sich unter einer unscheinbaren Oberfläche ein funkelnder Kern. Versuchen Sie, ihn zu erkennen.

Fazit: Bei diesen Frauen lohnt es sich, genau hinzuschauen. Sie sind äußerst dankbar, wenn jemand Kontakt mit ihnen aufnimmt, aber reagieren dennoch manchmal barsch, wenn sie angesprochen werden. Lassen Sie sich nicht abschrecken. Dieser Widerspruch ist nur ein scheinbarer und rührt von der Unsicherheit der Damen her. Ganz wichtig: Sagen Sie niemals etwas über ihr Äußeres, nur um ihr zu schmeicheln, ohne das Gesagte wirklich so zu empfinden. Die grauen Mäuse fürchten schnell, verspottet zu werden, weil sie sich sehr wohl bewusst sind, dass sie nicht unbedingt der Typ sind, der Männern sofort auffällt.

Die Trendsetterin Die Trendsetterin fällt auf. Sie trägt Sachen, die erst in drei Jahren (oder nie) Mode sein werden. Wenn Sie eine Frau sichten, die etwas trägt, was Sie nicht einordnen können, was Sie aber noch am ehesten an die Bilder erinnert, die Sie schon einmal von den Modenschauen in Paris oder Mailand gesehen haben, ist es wahrscheinlich, dass Sie eine Trendsetterin vor sich haben. Sie ist kein Fashion-Victim, denn sie läuft keinem Trend hinterher, sie macht ihn selber (oft sind die Trendsetterinnen tatsächlich Schneiderinnen oder Modestudentinnen). Trendsetterinnen sind selbstbewusst, denn sie wissen, dass das, was sie tragen, nicht überall auf Gegenliebe stößt. Und das ist ihnen total egal.

Fazit: Tun Sie jetzt bloß nicht trendy, wenn Sie es nicht sind. Das fliegt sofort auf. Und sagen Sie keinesfalls, dass Ihnen das, was sie trägt, nicht gefällt. Das ist ihr ohnehin schnuppe. Loben Sie stattdessen das Styling und geben Sie zu, dass Sie keine Ahnung von gar nichts haben. Fragen Sie, ob sie die Klamotten selber gemacht hat. Auch wenn nicht: Das wird ihr schmeicheln.

Die Sportliche (Abteilung Vereinsmeierei) Die Vereinssportlerin macht nicht nur tatsächlich Sport, sondern sie liebt auch funktionale Kleidung. Wie die aussieht, ist zwar nicht egal, aber zweitrangig. Häufig sieht man bei der Sportlichen Turnschuhe zu Jeans und Sweat- bzw. T-Shirt. Sich aufzudonnern, lehnt die Vereinssportlerin sowohl im Alltag als auch zum Ausgehen ab. Wobei «aufdonnern» für sie manchmal schon damit anfängt, einen Rock anzuziehen. Schließlich kann man damit nicht so gut Fahrrad fahren. Die Vereinssportlerin ist häufig mit Nylon-Rucksack unterwegs, und bei Regen hat sie statt eines Schirms über dem Kopf eine Regenjacke einer einschlägigen Sportfirma an, weil man auch damit besser Rad fahren kann.

Das erwartet Sie vermutlich: Die Vereinssportlerin ist unkompliziert. Es gibt jedoch ein Problem: Sie fühlt sich in Gegenwart nicht ganz so sportlich gekleideter Männer schnell unsicher. Wenn Sie sich für eine Vereinssport-Anhängerin interessieren und sich neben ihr irgendwie overdressed vorkommen, weisen Sie einfach darauf hin, dass Sie gerade auch – wie die Dame – viel lieber etwas Bequemeres tragen würden, aber aus geschäftlichen oder sonstigen Gründen zum feinen Zwirn gezwungen waren. Sie wird sich gleich mit Ihnen solidarisch fühlen.

Die Sportliche (Abteilung Trendsport) Im Gegensatz zu den Vereinssportlerinnen und vielen Männern finden viele Frauen (nicht alle!), die im Look gerade aktueller Trendsportarten herumlaufen, den Sport selbst und damit die Funktionalität der Klamotten eher unwichtig. Hauptsache, was sie anhat, sieht gut aus, wirkt lässig und cool, ist von den zurzeit angesagten Marken und passt zur neuesten Snowboarding-Sonnenbrille. Turnschuhe an den Füßen sind ein Muss, aber welche erlaubt sind, wechselt wöchentlich. Die Trendsportliche sieht immer so aus, als sei sie gerade zur Ski-Piste (Winter) bzw. zum Surfstrand (Sommer) unterwegs, ist aber nicht nur dort, sondern eigentlich noch häufiger in Großstädten anzutreffen. Dabei hat sie oft Musik auf den Ohren. Die Trendsportliche ist fast immer sehr jung.

Das erwartet Sie vermutlich: Wenn Sie eine Trendsportart machen, sind Sie für die Trendsportliche der King wie für das Rockstar-Groupie der Rockstar. Ansonsten haben Sie wenig Chancen, wenn Sie nicht irgendwie, nun ja, cool aussehen. Cool heißt aber zum Glück nicht, dass Sie nun unbedingt das Gleiche in Grün anhaben müssen wie die Lady selbst. Seien Sie einfach selbstbewusst. Dann wirken auch Ihr Nadelstreifenanzug oder die Normalo-Jeans gleich viel cooler.

Ein letzter Blick auf die Details

Das Make-up Frauen schminken sich, um zu gefallen. Sich selbst, anderen Frauen und, ja, auch Männern. Außerdem haben sie sich daran gewöhnt, Wimpern zu tuschen, Lippenstift aufzumalen und Kajal zu benutzen. Viele Damen würden genauso wenig mit «nacktem» Gesicht zum Bäcker um die Ecke gehen, wie sie oben ohne vor die Tür gehen würden. Und das auch, wenn die betreffende Frau ungeschminkt durchaus ansehnlich wäre. Ziehen Sie darum bitte keine falschen Schlüsse, wenn Sie einer Ihrer Ansicht nach zu stark geschminkten Frau begegnen. Oft deutet das lediglich auf Unsicherheit hin. Und junge Mädchen schminken sich meist mit Enthusiasmus, fasziniert davon, wie dramatisches Augen-Make-up ihre Ausstrahlung verändert.

Dennoch gibt es Faustregeln: Ungeschminkte oder sehr unauffällig «bemalte» Frauen legen es nicht unbedingt darauf an zu flirten. Hier müssen Sie schon ein wenig Ihren Charme spielen lassen, um die Betreffende aus der Reserve zu locken. Aber achten Sie auf den Lippenstift! Der Lippenstift ist nämlich der Part des Make-ups, der am wenigsten haltbar ist. Frauen, die dennoch stets perfekt geschminkte Lippen haben, legen häufiger nach, um für alle Eventualitäten («Vielleicht begegnet mir ja ausgerechnet heute in der Mittagspause der Mann meines Lebens») gerüstet zu sein. Perfekte Lippenstift-Frauen sind meist flirtbereit.

Der Nagellack Lange, lackierte Fingernägel haben Signalwirkung. Frauen wissen das. Was viele Frauen nicht wissen: Die Signalwirkung auf Männer ist oft eine negative. Eine große Zahl der Jungs hasst lange, lackierte Fingernägel. Sollten Sie dazu gehören, werden Sie hier von einem Flirt vielleicht ohnehin absehen. Obwohl die Nagelstudio-Kundinnen meist dankbare Flirt-Kandidatinnen sind. So aufwendig es ist, lackierte Fingernägel zu pflegen, so gerne möchten die Damen für ihr Äußeres bewundert werden, und da kommt ihnen ein Flirt gerade recht. Überlegen Sie also nochmal, bevor Sie Ihren Blick abwenden.

Das Alter der Frau Grundsätzlich können und sollten Sie – schon aus Gründen der Übung – mit Frauen jeder Altersklasse flirten.

Es gibt aber eine Faustregel: Je älter die Frau, umso zurückhaltender seien Sie bitte mit Übertreibungen. Ansonsten riskieren Sie, sofort durchschaut zu werden. Wenn Sie noch sehr jung sind und das Gefühl haben, noch nicht viel Lebenserfahrung gesammelt zu haben, versuchen Sie das bei einer Frau ab Mitte zwanzig bitte nicht durch bunte Schilderungen Ihrer ehrgeizigen Pläne auszugleichen («Ich möchte nach meinem BWL-Studium, das ich im nächsten Sommer anfangen werde, mit meinem besten Kumpel einen multinationalen Konzern aufbauen, die Welt umsegeln und mir eine Villa in Monaco kaufen»). Sie können davon ausgehen, dass die Schöne so etwas allenfalls niedlich finden wird, schlimmstenfalls pubertär. Bescheidenheit ist angesagt. Bereiten Sie sich lieber darauf vor, über neutrale Themen zu sprechen, und geben Sie lieber offen zu, dass Sie in manchen Bereichen (Beruf, Frauen) einfach noch nicht so viele Erfahrungen sammeln konnten.

Männer, (er)kennt die Signale!

Guck mal, was da spricht!

Verhaltenspsychologen gehen von einer Maxime aus: Der Mensch kann nicht nicht kommunizieren! Das heißt: Selbst wenn das zuckersüße Mausi drei Meter neben Ihnen an der Bar nicht spricht, sondern einfach nur mit seinen Gazellenbeinen dasteht und unschuldig mit den Wimpern klimpert, sagt es damit etwas.

Mimik, Körperhaltung, manchmal nur das Bewegen eines winzigen Muskels – oder das Ausbleiben dieser Bewegung – sagen jemandem, der diese stumme Sprache versteht, mehr als tausend Worte.

Für den Flirtenden sind Körpersprache und Mimik von besonderem Interesse: Die Anfangsphase eines Flirts unter Unbekannten besteht fast immer ausschließlich aus nonverbalen Signalen. Diese beruhen zum Teil auf physiologischen und nicht willentlich zu beeinflussenden Reaktionen – etwa wenn das Gazellen-Mausi plötzlich die Gesichtsfarbe von Tofuweiß zu Tomatenrot wechselt. Zum Teil sind die

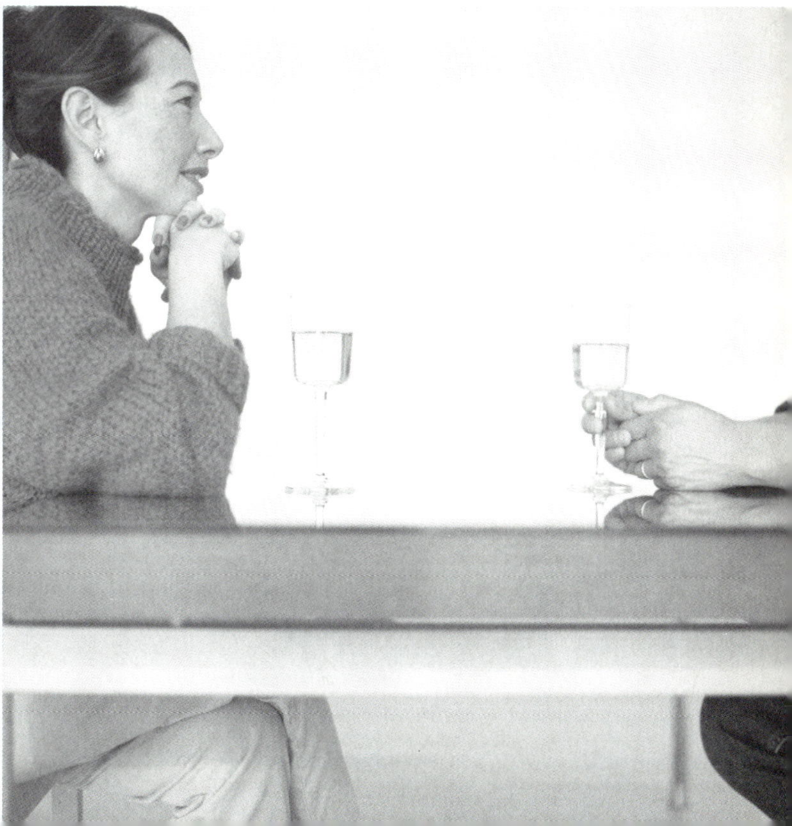

nichtsprachlichen Elemente aber auch erlernt und damit kulturell beeinflusst. Je nach Kulturkreis ergeben sich deswegen leicht veränderte oder sogar komplett gegensätzliche Bedeutungen. So gilt in manchen Ländern Blickkontakt als unhöflich. Wichtig zu wissen: In diesem Buch geht es um Flirts, wie man sie in weiten Teilen Europas oder in Nordamerika beobachten (und in die Tat umsetzen) kann. An dieser Stelle noch einmal die eindringliche Warnung, von Flirt-Versuchen in Gegenden abzusehen, mit deren Kultur Sie nicht vertraut sind (siehe auch «Das Kleingedruckte»).

Doch wenden wir uns wieder dem gepflegten Flirt in heimischeren Gefilden zu. Gehen Sie davon aus: Auch wenn die Dame stumm ist wie ein Fisch, ihr Körper spricht mit Ihnen. Und Ihr eigener Luxuskörper kommuniziert bereits vor jeglichem Hautkontakt mit der Dame. Gründe genug, sich etwas näher mit der Materie zu befassen.

Der Blick

Am Anfang ist der *Blick*. Nein, nicht die Bogart-Bergman'sche Hypnose-Variante («Starr mir in die Augen, Kleines»), sondern der allgemeine Situations-Scanner. Mit diesem ersten Blick schätzen Sie als routinierter Flirt-Experte ab, ob eine Frau in der Nähe ist, mit der zu flirten Sie interessieren könnte.

Wichtig dabei: Gewöhnen Sie sich ab, gehetzt durchs Leben zu laufen, von einem Termin zum nächsten, mit den Gedanken stets eher beim nächsten Meeting als im – wie es so schön heißt – «Hier und Jetzt». Dann werden Sie garantiert Gelegenheiten verpassen, weil Sie nicht nur a) achtlos an den Frauen vorbeilaufen, mit denen Sie doch so nett flirten könnten, sondern b) diese mentale Abwesenheit mit jeder Pore ausstrahlen. Verschränkte Arme, abwesender Blick – Ihr ganzer Körper wird den Frauen, denen Sie begegnen, sagen: «Zurzeit sind leider alle Leitungen belegt. Bitte versuchen Sie es zu einem späteren Zeitpunkt noch einmal.» Für einen Flirt brauchen Sie schon ein wenig Muße. Ob Sie sich jetzt in einem Supermarkt oder einer Disco befinden.

Beispiel Supermarkt: Der Mann mit Scheuklappen hetzt durch die Reihen, die Einkaufsliste fürs Wochenende in der Hand, gezielt zu den benötigten Waren und ohne links und rechts zu gucken. Denken Sie doch nur, was oder wer sich links und rechts nicht alles befinden kann!

Ganz anders der flirtbereite Mann! Er schlendert mit seinem Einkaufswagen durch die Reihen, lässt sich vom Warenangebot vielleicht zum einen oder anderen sinnlichen Gericht inspirieren, das er lange nicht mehr gekocht hat und das er gerne mit einer schönen Frau zusammen verspeisen würde. Beiläufig schweifen seine Augen umher, ohne besonders lange irgendwo hängen zu bleiben. Und da, plötzlich: Am Tiefkühlregal mit den Schlemmerfischfilets steht sie. Lange Beine, eine entzückende Nase im Profil, lustige Locken. Das Zielobjekt!

Los, schau mir in die Augen, Kleines! Damit überhaupt ein Flirt zustande kommt, muss es zum *Blickkontakt* zwischen den potenziell Flirtenden kommen. Da wären Sie auch schon drauf gekommen? Schön! Aber kennen Sie auch die speziellen Tücken dieser ersten «Augenblicke»?

Im Allgemeinen kreuzen sich die Blicke der beiden Parteien zunächst zufällig. Und wenn sie das nicht wirklich zufällig tun, sollte es auf alle Fälle zufällig wirken.

In der frühen Flirtphase gilt die Unverbindlichkeits-Regel. Jetzt ist es enorm wichtig, dass alle Ihre Handlungen und Verhaltensweisen nicht eindeutig auf das Vorhaben eines Flirts hindeuten. Jedes zu forsche Vorgehen Ihrerseits wird mit großer Wahrscheinlichkeit zum sofortigen Rückzug der Dame führen. Das legen zumindest soziologische Beobachtungen nahe.

Das sehen Sie nicht ein? Sie sind ein ehrlicher Mensch, und Sie legen Ihre Karten stets offen auf den Tisch? Das ist natürlich sehr edel und Ihr gutes Recht. Aber bleiben wir einmal beim Spielkarten-Vergleich. Was passiert, wenn Sie beim Pokern oder einem anderen Kartenspiel sofort alle Ihre Karten auf den Tisch legen? Genau, entweder verlieren Sie, oder das Spiel kommt erst gar nicht zustande. Zudem erwerben Sie sich einen Ruf als Spielverderber, den man nicht mehr mitmachen lässt.

Vergegenwärtigen Sie sich bitte: Auch Flirten ist ein Spiel. Die Raffinesse, mit der man es spielt, macht den Reiz dieses Spiels aus. Im Klartext heißt das jetzt:

- → Lassen Sie den Blick schweifen und starren Sie die Zielperson auf keinen Fall an! Denn Starren wird instinktiv als Bedrohung empfunden.
- → Mustern Sie besser ganz allgemein den Raum im direkten Umfeld der Zielperson.
- → Während Sie auf diese Art und Weise in Richtung der Dame sehen, lassen Sie Ihre Augen immer wieder – aber nur ganz kurz – über das Gesicht der Zielperson fliegen. Im Idealfall spürt sie, dass da irgendwer Interesse zeigt – und guckt ganz kurz zurück. Wenn nicht – nun, das ist ein Problem, auf das wir weiter hinten in diesem Kapitel eingehen werden.

Gehen wir aber einmal davon aus, dass es zum kurzen Blickkontakt kommt. Dieser dauert, das haben Untersuchungen ergeben, fast nie länger als drei Sekunden. Trotzdem werden in dieser Windeseile unbewusst etliche Informationen über den anderen gesammelt. Wenn Ihre Auserwählte Sie so scannt, könnte das folgendermaßen ablaufen: Alter? Circa dreißig! Ausstrahlung? Cooler Macho! Konstitution? Sportler! Modeorientiert? Anzugträger! Abgleich mit bereits bekannten Männern? Erinnert entfernt an den tollen Lover im Griechenland-Urlaub 1999! Familienstand? Ringlos! Potenzieller Paarungspartner? Ja! Und – schwupps – bildet sich in dieser kurzen Zeit ein kompletter erster Eindruck.

Haben Sie den Blick der Schönheit erhascht, wird sie vermutlich recht schnell mit einem Wegdrehen des Kopfes oder mit einem Senken des Blickes reagieren. Das werden Sie übrigens ganz automatisch genauso machen. Darum nicht entmutigen lassen, das bedeutet keineswegs Desinteresse!

Lächeln Sie bitte jetzt!

Jetzt geht es um die Wurst. Oder besser: Um *Blickkontakt Nummer zwei* und damit um die Fortsetzung des Flirts. Machen Sie eine kurze Pause, kramen Sie in Ihrem Einkaufswagen, inspizieren Sie das Tomatencremesuppenangebot rechter Hand. Und dann sehen Sie gezielt noch einmal hin.

Schauen Sie bei Ihrem zweiten Blick möglichst in ihre Augen und nicht auf die Beine. Auch dann, wenn die ein wahres Weltwunder sein sollten.

Sie lässt sich nichts anmerken, sieht gar starr in eine andere Richtung? In diesem Fall ist der Flirt bereits jetzt vorüber: kein Interesse bei der Dame. Nehmen Sie es sportlich. Die Gute weiß schließlich nicht, was ihr entgeht. Und auch andere Einkaufswagen haben hübsche Schubsen.

Falls aber der erste Blick bei der Zielperson Interesse geweckt hat, wird auch sie mit großer Wahrscheinlichkeit noch einmal zu Ihnen herüberschauen. (Es sei denn, sie ist wahnsinnig schüchtern oder wahnsinnig kurzsichtig oder wahnsinnig verheiratet und deswegen skrupelbehaftet – was alles einen Flirt sowieso derart schwierig macht, dass Sie besser davon Abstand nehmen.)

Nehmen wir aber an, sie sieht zurück: Lächeln Sie! Lächeln ist ein uraltes Signal, das schon unsere Vorfahren in der Steinzeit entschlüsseln konnten. Es funktioniert als Kommunikationssignal über Entfernungen bis zu fünfundvierzig Metern – also auf jeden Fall von der Käsetheke bis zum Tiefkühlfisch.

Lächeln hat mehrere für einen Flirt ausgesprochen günstige Signalfunktionen.

Zum einen transportiert es die Botschaft: «Dich zu sehen ist eine Freude für mich.» Aber was noch viel wichtiger ist: Lächeln steckt an.

Das bedeutet nicht nur, dass ein einfacher Nachahmungseffekt bei der angelächelten Person eintritt. Sie bekommt tatsächlich gute Laune! Und die Person, die durch ihr erstes Lächeln diese Stimmungsverbesserung ausgelöst hat (also Sie!), wird sofort assoziativ mit der guten Laune verknüpft und wirkt darum sympathisch. Aber damit nicht genug: Wenn Sie bewusst lächeln, werden auch in Ihrem eigenen Körper physiologische Prozesse in Gang gesetzt, die Ihre Stimmung heben und – nebenbei bemerkt – ausgesprochen gesund sind. Die Zahl der Abwehrzellen im Blut steigt, der Hormonspiegel verändert sich. Beinahe, als hätten Sie Antidepressiva geschluckt.

Nur «echtes» Lächeln funktioniert Nur das so genannte echte Lächeln hat diese positiven Effekte. Unechtes Lächeln wirkt nicht annähernd so einnehmend auf andere – speziell auf Frauen, die erwiesenermaßen nonverbale Signale zuverlässiger deuten können. Wie sich die beiden Arten zu lächeln unterscheiden? Nun, das echte Lächeln beschränkt sich nicht auf hochgezogene Mundwinkel, sondern bezieht das gesamte Gesicht mit ein. Speziell die Augen. Wenn die zu kleinen Schlitzen werden und sich drum herum die Haut in Fältchen legt, ist das Lächeln sehr wahrscheinlich echt. So sollten auch Sie lächeln!

Das unechte Lächeln ist hingegen das Foto-Lächeln der Stars oder der Assistentinnen in Fernseh-Shows. Wenn die die Aufforderung «Cheese» oder «Kamera läuft» hören, lächeln sie. Aber nur mit dem Mund, damit das Augen-Make-up nicht leidet. Ein weiteres Charakteristikum: Das unechte Lächeln verschwindet so schnell wieder aus dem Gesicht, wie es gekommen ist. Wie an- und ausgeknipst.

Echtes Lächeln wird dagegen nur langsam weniger. Wenn es länger andauert, tritt es in Wellenform auf. Das heißt: Während unechtes Lächeln «einfrieren» kann und mitunter länger als vier Sekunden unverändert auf dem Gesicht klebt wie eine Maske – zum Beispiel bis das Foto im Kasten ist –, dauert echtes Lächeln nie länger als vier Sekunden. Dann wird es weniger und setzt dann, falls es weiterhin Grund zum Lächeln gibt, von neuem an. Charakteristisch für das echte Lächeln sind auch die zuckenden Mundwinkel.

Wenn Sie den Unterschied zwischen echtem und unechtem Lächeln kennen, können Sie auch feststellen, ob eine Dame Sie nur aus purer Höflichkeit anlächelt (= unechtes Lächeln) oder sie Sie tatsächlich sympathisch findet (= echtes Lächeln).

Top oder Flop?

Grüner wird's nicht! Wenn Sie eins oder – noch besser – mehrere der im Folgenden aufgelisteten Signale sehen, dürfen Sie überlegen, ob Sie die Dame ansprechen:

→ *Echtes Lächeln* Hatten wir gerade: Nicht nur die Mundwinkel zeigen nach oben, auch die Haut um die Augen legt sich in Falten. Eine Frau, die Sie so anschaut, meint zumindest das Lächeln ernst. (Bitte vergewissern Sie sich aber zur Vermeidung von Peinlichkeiten, ob sie auch tatsächlich Sie meint und nicht das Ethan-Hawke-Double hinter Ihnen.)

→ *Schnelles Heben der Augenbrauen* Verhaltensforscher schreiben dieser Bewegung hohe Signalfunktion zu. Das schnelle Heben der Augenbrauen bedeutet Interesse und sagt: Sieh her, was ich jetzt gleich tue!

→ *Sie wendet Ihnen ihren Körper zu* Das heißt: Sie dreht nicht nur den Kopf in Ihre Richtung, sondern ihren ganzen Körper (sofern die Situation das gerade zulässt). Das heißt: Sie ist zunächst einmal offen für das, was da in den nächsten Minuten von diesem Herrn (Ihnen!) kommen mag.

→ *Angleichen der Körperhaltung, Nachahmen von Gesten* Sie schlägt die Beine übereinander, wenn auch Sie die Beine übereinander schlagen, sie führt ihr Glas zum Mund, wenn auch Sie Ihres gerade heben. Klar, das kann Zufall sein. Wahrscheinlicher ist: Sie beobachtet Sie (vielleicht ganz unbewusst und im Augenwinkel) und kopiert ganz automatisch Ihre Bewegungen. Interesse!

→ *Nach vorn lehnen* Sie wendet sich Ihnen nicht nur zu, sondern beugt sich auch noch etwas zu Ihnen herüber. Bedeutet: Sie kommen an!

→ *Erröten* Bereits Blickkontakt kann eine physiologische Reaktion hervorrufen. Und bei manchen Damen gibt es darüber hinaus eine entzückende Reaktion, die im wolkigen Erröten sichtbar wird.

→ *Glattstreichen der Kleidung* Wenn eine Dame plötzlich nervös an ihrer Kleidung zupft, weil Sie sie angesehen haben, dürfen Sie sich geschmeichelt fühlen. Speziell, wenn die Lady ihre Bluse oder ihr T-Shirt nach unten glatt streicht. Dann möchte sie Ihnen (unbewusst) ihren Busen in ganzer Pracht präsentieren. In diesem Zusammenhang achten Sie bitte auch auf den nächsten Punkt.

→ *Aufgerichtete Brustwarzen* Hat Ihr Blick besonderes Interesse ausgelöst und die anvisierte Dame in helle Aufregung versetzt, richten sich möglicherweise ihre Nippel auf. Wenn Sie Glück und Ihre Kontaktlinsen eingesetzt haben, können Sie das sehen (gut möglich, wenn die Hübsche ihre Kleidung richtet wie oben beschrieben).

Achtung: Bevor Sie sich zu früh freuen, prüfen Sie, ob die Umgebung vielleicht einfach ein wenig kühl ist. Sie wissen ja, Frauen frösteln leicht. Vor allem in der Nähe von Tiefkühlregalen.

→ *Leichtes Anheben des Rocksaumes* Auch wenn sich das so plakativ anhört, dass es kaum zu glauben ist: Mit versteckter Kamera arbeitende Wissenschaftler haben festgestellt, dass an einen bestimmten Mann interessierte (und mit einem Rock oder Kleid bekleidete) Frauen ihren Saum leicht lüpfen, sodass mehr Bein zu sehen ist. Sobald allerdings der Falsche schaut, wird sofort energisch alles verdeckt. Auf dieses Negativsignal sollten Sie also auch achten!

→ *Das Spiel mit den Haaren* Wenn eine Frau nach einem Blickwechsel mit Ihnen ihr offenes Haar wie in einer Shampoo-Reklame nach hinten wirft, will sie Ihnen gefallen. Ebenfalls, wenn sie sich «gedankenverloren» durchs Haar fährt – je langsamer, desto eindeutiger – oder sich mit der ganzen Handfläche über Hals und Nacken reibt. Nur zu, sie ist flirtbereit.

Bis hierher – und nicht weiter! Natürlich gibt es auch *Negativsignale*. Wenn Sie die erkennen, verschwenden Sie keine Zeit und Mühe mehr auf die Tussi – suchen Sie sich dankbareres Terrain.

→ *Unechtes Lächeln,* das sofort wieder aus dem Gesicht verschwindet. Die Dame ist höflich, will Sie zwar nicht brüskieren, aber vom Hocker reißen Sie sie auch nicht. Wenn Sie das unechte Lächeln fälschlich als positives Signal interpretieren und die Annäherung einleiten, werden Sie bald eine Spur unfreundlicher in Ihre Schranken verwiesen werden. Sparen Sie sich das!

→ *Widersprüchliche Körperhaltung* Die Lady wendet Ihnen ihr Gesicht zu, der Körper zeigt ganz woanders hin. Wenn Sie nicht gerade im Friseursalon im Frisierstuhl nebeneinander sitzen, bedeutet das: Sie geht pro forma auf Ihre Annäherung ein. In Wirklichkeit ist sie nicht interessiert.

→ *Verschränken der Gliedmaßen* Wenn eine Frau plötzlich Türsteherhaltung einnimmt, weil Sie sie angesehen haben: Vergessen Sie sie!

→ *Starres Wegsehen,* und zwar nach dem ersten Blickkontakt. Hier dranzubleiben wäre vergebliche Liebesmüh. Die kalte Schulter ist sprichwörtlich. Wenn Sie sich wegdreht, sollten Sie es ihr gleichtun. Sehen Sie sich lieber nach vielversprechenderen Herausforderungen um.

→ *Ein Mann* Huch, den hatten Sie ja gar nicht gesehen! Plötzlich kommt ein grimmiges Wesen (ein Bodyguard? Ihr Ehemann?) mit einer geradezu diabolischen Aura

um die Ecke und fasst das von Ihnen erstrebte Wesen demonstrativ um die Taille. Dabei wirft Ihnen der Kerl einen triumphierenden Blick zu. Nun, der muss irgendwas missverstanden haben – Sie wollten doch eigentlich gerade nach Hause.

Das «Die legt's doch darauf an»-Missverständnis Da steht nun dieses Mädel und trägt unfassbare Hot Pants und High Heels. Obenrum dieses enge, fast durchsichtige T-Shirt mit dem wahnsinnig tiefen Ausschnitt, das Sie schon beim Hingucken um den Verstand bringt.

Eindeutige Signale, denken Sie. Die legt es doch darauf an, angequatscht, wenn nicht sogar angefasst zu werden. Halt! Fataler Irrtum! Viele Frauen (wenn sie nicht gerade in einem einschlägigen Rotlichtbezirk mit angewinkeltem Bein an der Hauswand lehnen) ziehen sich sexy an, weil die momentane Mode nun mal so ist. Einen anderen Grund gibt es nicht! Flirten Sie mit diesen Frauen unbedingt genauso wie mit einer Hochgeschlossenen. Und vermeiden Sie im eigenen Flirt-Interesse Blicke und anerkennendes Kopfnicken, nachdem Sie Ihren Blick langsam und ausgiebig über den Körper der Dame haben schweifen lassen. Und verkneifen Sie sich auf alle Fälle einen anerkennenden Klaps auf den Po. Das können Sie auf dem Nutzvieh-Markt (mit dem Nutzvieh) machen, hier nicht! Ansonsten droht sofortige Disqualifikation!

Zwei häufige Probleme

Im frühen Flirt-Stadium funktioniert nicht immer alles nach Plan. Erfahrungsgemäß ergeben sich am häufigsten die folgenden zwei Probleme:

Hilfe, sie sieht mich nicht! Sie würden ja so gerne flirten, aber es kommt kein Blickkontakt zustande. Die Zielperson bemerkt Sie einfach nicht. Ziehen wir noch einmal das Supermarkt-Beispiel von vorhin heran: Nehmen wir an, die Gute wendet Ihnen den Rücken zu, weil sie völlig konzentriert darauf ist abzuwägen, ob sie jetzt das Tiefkühl-Schlemmerfilet mit dem Olivenbelag oder das mit Sauce hollandaise nehmen soll?

Auch in diesem Fall vergegenwärtigen Sie sich die goldene Regel, dass der Flirtende seine eigenen Handlungen so zweideutig wie möglich halten sollte. Will sagen: Solange Sie sich nicht sicher sind, ob Ihr Interesse auf Gegenliebe stößt bzw.

Sie sich selber noch nicht sicher sind, ob Sie wirklich Interesse haben (wer weiß, wie Schnucki von vorn aussieht), gilt: *Verschleiern Sie Ihre Flirt-Absichten!*

Wenn Sie jetzt also hingehen, der Frau auf die Schulter tippen und deutlich sagen: «Schönes Kind, ich hätte heute Abend Zeit. Sollen wir uns treffen?», legen Sie sich nicht nur verdammt fest, sondern müssen sich auch nicht wundern, wenn das schöne Kind das Weite sucht. Und das selbst dann, wenn sie bei einer anderen Kontaktaufnahme vielleicht Interesse an Ihnen gezeigt hätte. Das werden Sie leider nie erfahren!

Merke: Sie müssen vor dem Ansprechen immer und in jedem Fall Blickkontakt herstellen, sonst geht gar nichts.

Darum greifen Sie jetzt in die Trickkiste: Sie müssen sich eine unverfängliche Kontaktaufnahme überlegen, die a) die Zielperson dazu bringt, Sie anzusehen, und b) der Zielperson ihrerseits den Kontakt erleichtert. Konkret heißt das: Sie nähern sich. Und zwar nähern Sie sich, indem Sie Interesse für etwas in der unmittelbaren Umgebung der Zielperson heucheln. Sagen wir: Sie interessieren sich für die Fischstäbchen, die direkt neben dem Schlemmerfilet liegen. Da kann niemand was gegen sagen. Jeder darf sich für Fischstäbchen interessieren. Auch Sie.

Mögliche Vorgehensweise: Sie streifen nun die Dame mit Ihrem Arm – scheinbar versehentlich und bitte ganz leicht. Sie wird Sie sehr wahrscheinlich jetzt ansehen: Blickkontakt eins! Entschuldigen Sie sich und lächeln Sie. Dann wenden Sie sich – wie geplant und um keinen Verdacht zu erregen – den Fischstäbchen zu. Weiter wie oben bei: «Lächeln Sie bitte jetzt.»

Plötzliche Funkstille Alles hat so viel versprechend angefangen. Die Schöne hat geguckt, Sie haben gelächelt, dann wieder die Schöne, dann wieder Sie, und plötzlich, von einer Sekunde auf die nächste: nichts mehr. Gar nichts. Null Reaktion. Sie sind ratlos. Was ist passiert? Nun, da gibt es verschiedene Möglichkeiten.

Ist vor kurzem jemand aufgetaucht, der mit Ihrer Auserwählten ein paar Worte gewechselt hat? Wenn das der Fall und diese Person ein Mann war, kann es sein, dass es sich um ihren Freund oder Gatten oder den mit Argusaugen über das Schwesterlein wachenden Bruder handelt. Das würden Sie von selber schnell herausfinden, weil er dann mit großer Wahrscheinlichkeit neben seiner Liebsten beziehungsweise Schwester stehen bleibt.

Aber auch wenn ein Mann oder eine Frau mit der Angeflirteten gesprochen hat, ohne in unmittelbarer Nähe bei ihr zu verweilen, kann das die weibliche Flirt-Freudigkeit beeinträchtigen. Dann nämlich, wenn der oder die neu Hinzugekommene mit jemandem bekannt ist, der wiederum das offizielle Herzblatt der Hübschen kennt. Und damit es nicht zu unschönen Petzereien kommt, lässt die Kleine fortan das Flirten lieber bleiben. Es kann auch ohne die Ankunft eines Dritten dazu kommen, dass eine Frau sich plötzlich zurückzieht. Vielleicht hat ihr soeben ein Engelchen ins Gewissen geredet, wozu das noch alles führen solle und dass doch ihr Liebster daheim vor dem Fernseher auf sein Bier warte.

Letzte (und für Sie beste) Möglichkeit: Sie ist schüchtern und hatte nur einen unerwarteten Anfall von Courage, als sie eingangs mit Ihnen geschäkert hat. Jetzt wartet sie darauf, dass Sie etwas unternehmen.

In den beiden ersten Fällen sollten Sie den Flirt als beendet betrachten. Im dritten Fall wäre es schade, wenn Sie aufgeben würden.

Nur, wie finden Sie heraus, ob die Dame sich lediglich aus Schüchternheit so verhält? Da gibt es nur eine Möglichkeit, sofern kein anderer Kerl jetzt bei ihr herumsteht und den Aufpasser gibt: Gehen Sie hin. Was Sie dann tun sollen? Lesen Sie weiter!

Die Anmache

Warum witzige Anmachen wenig mit Humor zu tun haben

«5000 witzige Flirtsprüche», «Die besten Anmachsätze für Verführer» – solche Titel sind Verkaufsschlager und gern gewählte Präsente zu Geburtstagen von Singles. Was viele nicht wissen: Sie können einen großen Teil dazu beitragen, dass die auf diese Weise beschenkten Singles auch weiterhin Singles bleiben. Diese These bedarf näherer Erklärung.

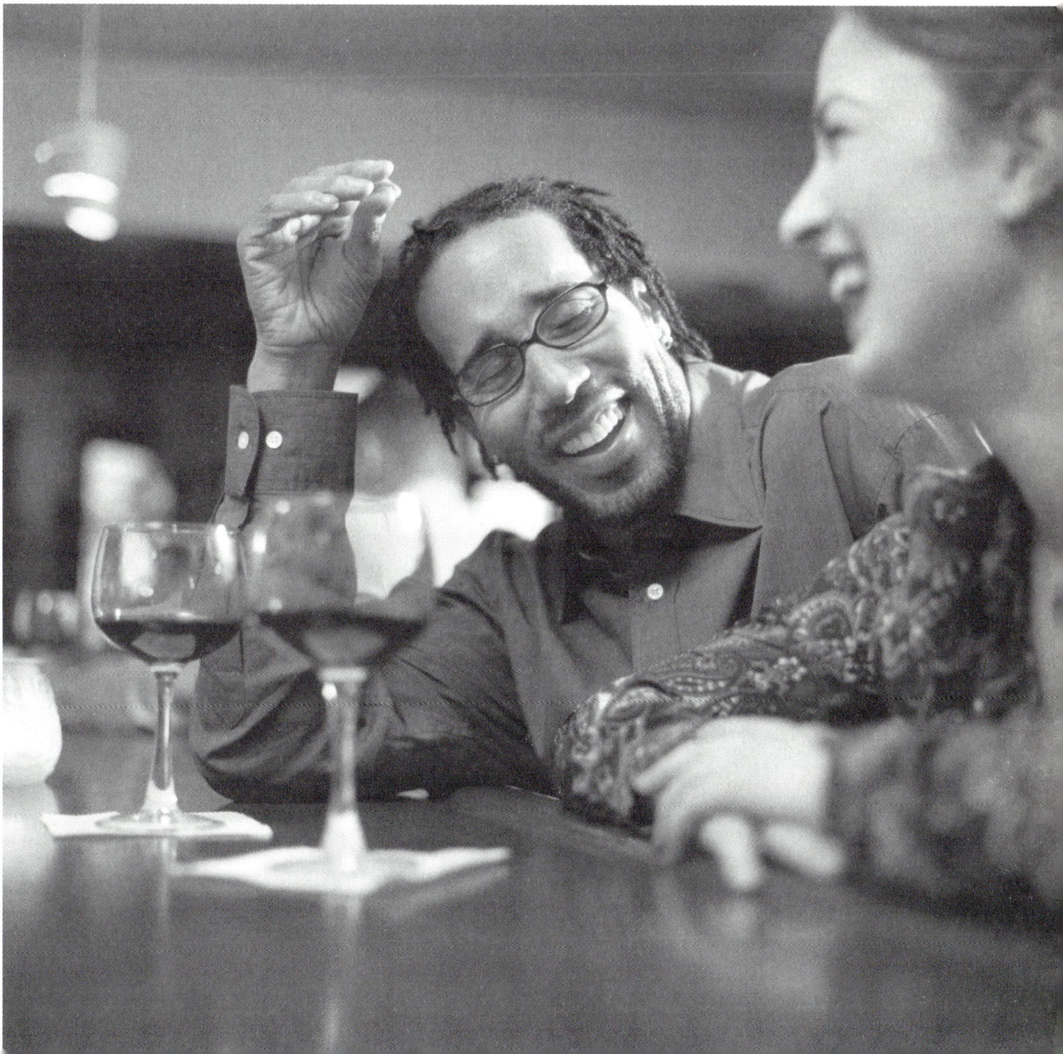

Zugegeben, es gibt sehr witzige Anmachsprüche. Wer würde nicht schmunzeln, wenn er folgende Sprüche liest:

«Glaubst du an Liebe auf den ersten Blick – oder soll ich noch mal reinkommen?»

«Ich bin neu in der Stadt. Könntest du mir den Weg zu deiner Wohnung zeigen?»

«Dieses Kleid würde wunderbar zu meinem Schlafzimmerfußboden passen.»

«Wenn ich Sie jetzt um Sex bitten würde – wäre Ihre Antwort die gleiche wie die, die Sie auf diese Frage geben?»

Die Liste könnte endlos fortgeführt werden. Auch die meisten Frauen müssen grinsen, wenn sie einen solchen Spruch irgendwo lesen. Und zwar exakt so, wie sie grinsen müssen, wenn sie einen guten Witz in einer Zeitung entdecken. Sobald sie allerdings denselben Spruch im «Ernstfall» von einem Mann zu hören bekommen, werden sie weder den Spruch noch den ihn aufsagenden Mann lustig finden. Im Gegenteil: Die Mädels fühlen sich von solchen Sprüchen nicht nur angemacht, sondern regelrecht verschaukelt. Und sie werden den wohlmeinenden Flirt-Interessenten brüsk abweisen. Das ist nicht so dahergesagt, sondern das Ergebnis wissenschaftlicher Studien. Viele Männer wird das sicher überraschen.

Schließlich heißt es doch immer, Humor sei eine so wichtige Eigenschaft, die Frauen bei einem Mann schätzen. Grundsätzlich ist das sicher richtig. Aber erlauben Sie die Gegenfrage: Haben Sie selbst schon einmal tatsächlich eine Ihnen bislang fremde Frau mit einem gemeinhin als originell angesehenen Spruch für sich gewinnen können? Und? Ihnen fällt keine Situation ein? Sehen Sie!

Warum finden Frauen witzige Sprüche also nicht witzig? Sind Frauen etwa humorlos? Nein, jedenfalls nicht humorloser oder humorvoller als Männer. Dass Frauen «originelle» Anmachsprüche auf dem Papier zwar witzig, in der Praxis aber total daneben finden, hat zum einen mit der speziellen Flirt-Situation zu tun und zum anderen mit dem Wunsch, einzigartig zu sein und auch so behandelt zu werden.

Der erste Fallstrick: «Originelle» Sprüche klingen selten spontan. Besonders übel, wenn die Frau den verwendeten Einzeiler schon kennt (vielleicht, weil sie ein «Flippige Flirt-Sprüche»-Buch zum Geburtstag geschenkt bekommen hat?). Das Gemeine: Selbst wenn sich der Flirt-Willige den Spruch tatsächlich soeben ausgedacht hat, wird die Spontanpoesie trotzdem ankommen, als sei sie auswendig gelernt. Sobald die Anmache irgendwie nach einem Witz mit Pointe klingt, wird die Dame in jedem Fall mutmaßen, dass der Mann den Satz vorbereitet hat. Daraus wiederum wird sie wenig schmeichelhafte Schlüsse ziehen:

- Dem Kerl fällt wohl nichts Eigenes ein? Gott, wie unkreativ. Ein Langweiler!
- Der ist wohl dringend auf der Suche! Denn den Spruch hat er bestimmt nicht gelernt, um ihn allein bei mir anzuwenden.
- Für wie blöd hält der mich eigentlich, dass ich das nicht durchschaue? Frechheit.
- Was erwartet der jetzt bloß von mir? Applaus? Dass ich vor ihm auf die Knie sinke? Ich kenne den Typen doch gar nicht.

Der Anwender eines «originellen» Spruchs verletzt also die Eitelkeit der Frau und heimst sofort jede Menge Negativpunkte ein. Fassen wir einmal zusammen: Ihm wird unterstellt, ein langweiliger Einfaltspinsel zu sein, der nicht nur hinter jedem Rockzipfel herrennt, sondern die Inhaberinnen dieser Rockzipfel auch noch für dumm verkaufen will und darum (aus Sicht der Mädels mit vollem Recht!) nicht eine Einzige abbekommt. Hinzu kommt: Der originelle Sprücheklopfer verletzt die bereits erwähnte Unverbindlichkeits-Regel des Flirts. Durch seine Äußerung macht er eindeutig klar, dass er etwas von der Dame will – mindestens einen Flirt –, und kriegt auf diese Weise nicht mal einen solchen.

Ein erfolgreicher Flirt-Dialog – auch das ist das Ergebnis wissenschaftlicher Studien – wird immer zunächst als unverbindliches Gespräch getarnt. Dabei tun beide Parteien zumindest die erste Zeit so, als könne dieses Gespräch auch etwas ganz anderes sein als ein Flirt. Zum Beispiel ein harmloser Austausch über die Zubereitungsmöglichkeiten von Tiefkühlfisch (beim Flirt im Supermarkt) oder die Vor- und Nachteile der Haustierhaltung (beim Flirt auf der Hundewiese). Diese ständige Zweideutigkeit des Flirts ist nämlich die Voraussetzung dafür, dass jeder der Flirtenden sich eine Rückzugsmöglichkeit offen hält und sich nicht in irgendeiner Weise festlegen muss. *Um ein Beispiel aus dem Sport zu benutzen: Ein Erfolg versprechender Flirt-Dialog ist vergleichbar mit einer Situation, in der man sich beim Tennis Bälle zuspielt und erst hinterher entscheidet, ob die Punkte zählen oder nicht. Wer sofort mit einem originellen Spruch aufschlägt, sagt von vornherein: Wir spielen ein Turnier! Und das, obwohl die Mitspielerin sich nicht mal aufgewärmt hat.*

Der Verwender eines originellen Anmachspruchs setzt der Dame also, ohne es zu wollen, die Pistole auf die Brust. Und selbige wird sich im Zweifel (fast) immer gegen den ihr noch gänzlich unbekannten Fremden entscheiden.

Fazit: Witzige Anmachsprüche sind ein vermeidbarer Anfängerfehler!

Plump und peinlich – das sollten Sie sich sparen

Finden die meisten Frauen bereits «originelle» Anmachen schlimm, ist die Steigerung selbiger der plumpe Spruch. Dazu zählt zum Beispiel das jovial-kumpelhaft gemeinte «Lach doch mal». Dieser Satz ist sowohl dann ein Tritt in den Fettnapf, wenn die Dame ihrer eignen Einschätzung zufolge völlig neutral dreinblickt, als auch in dem Fall, wenn sie wirklich traurig und ihr nicht nach Lachen zumute ist. So schenkt sie Ihnen bestimmt kein ehrliches Lächeln! Falls die Dame dennoch einer derartigen Aufforderung nachkommt und grinst, wird es sich um eine Verlegenheitsreaktion handeln. Junge Mädchen wissen sich oft nicht anders zu verhalten. Etwas erfahrenere Frauen schleudern dem sie auf diese Weise ansprechenden Mann schon eher ein «Ich gucke, wie es mir passt» entgegen. Ebenso zu vermeiden sind Sprüche wie «Boah, du hast echt Potenzial» oder «Darf ich mal anfassen?». Wenn Sie dann auch noch tatsächlich der Frau unters Kinn (oder sonst wohin) fassen, dürfen Sie von Glück sagen, wenn Sie es nicht mit einer in Kampfkunst geschulten Lara Croft zu tun haben.

Genial banal – die *wirklich* guten Anmachen

Fragen Sie mal ein paar glücklich liierte Paare, wie sie sich kennen gelernt haben und wer von beiden den anderen wie angesprochen hat. Sie werden Ratlosigkeit erleben! Die meisten Paare erinnern sich meistens sehr gut an die Themen des allerersten Gesprächs. Auch daran, dass er ein T-Shirt mit der Mick-Jagger-Zunge trug und sie einen ultrakurzen Rock von Dior. Natürlich erinnern sich die Paare an den ersten Kuss und daran, dass gerade «Que sera» im Fahrstuhl gedudelt wurde, in dem man gemeinsam stecken blieb. Aber wenn die zwei Auskunft darüber geben sollen, wie denn nun der – ganz offensichtlich erfolgreiche – Anmachspruch gelautet hat, der sie beide zusammengeführt hat: Fehlanzeige! Da wird gegrübelt, dass es raucht. Und dann sagt vielleicht der weibliche Part des Paares nach langem Überlegen etwas wie: «Ich glaube, der Rüdiger hat damals einfach ‹Ist hier noch frei?› gesagt.» Worauf Rüdiger lauthals protestiert und behauptet, so einfallslos könne er seine Susi gar nicht angequatscht haben. Und doch hat er das wahrscheinlich.

Das Geheimnis der wirklich guten «Anmachen» lautet: Sie sind so wahnsinnig normal, so skandalös unspektakulär, dass man damit einfach über jeden Verdacht erhaben ist.

Die besten Fragen Die Person, mit der man gerne flirten möchte, freundlich etwas Unverfängliches zu fragen ist ein raffinierter Schachzug. Die Höflichkeit gebietet es nämlich zu antworten. Zumindest, sofern die Frage nicht unverschämt («Sind Sie ein Luder?») oder vulgär ist («Ficken?») oder zumindest als unverschämt empfunden werden kann.

Am häufigsten kommen sicher Fragen vor wie «Hast du mal Feuer?», «Ist hier noch frei?» oder «Entschuldigung, könnten Sie mir vielleicht sagen, ob die Linie 3 hier hält?» Diese Fragen werden oft nicht zum Zweck der Anmache benutzt, und genau darin liegt ihre Stärke, um sie genau zu diesem Zweck zu verwenden.

Sie sind unverdächtig und stellen dennoch auf direktem Weg Blickkontakt her und sorgen dafür, dass man nah genug beieinander steht, um sich unterhalten zu können. Darauf kann man aufbauen.

Der Nachteil dieser Fragen ist allerdings: Sie sind meist mit ein bis zwei Worten zufrieden stellend beantwortet. Wollen Sie ein Gespräch aufbauen, müssen Sie wieder ganz neu ansetzen.

Noch raffinierter ist es darum, offene Fragen zu stellen, auf die die Angesprochene – zumindest theoretisch – mit längeren Ausführungen antworten kann.

Stellen Sie sich vor, Sie sind im Museum und haben bereits eine Kunstinteressierte entdeckt, die Sie im Grunde mehr fasziniert als die Plastiken und Gemälde um Sie herum und mit der Sie schon Blicke getauscht haben. Fragen Sie nicht: «Wissen Sie, wo die Toiletten sind?» Das wäre eine Sackgassen-Frage, ebenso wie alle Fragen, die nur mit Ja oder Nein beantwortet werden können. Stellen Sie lieber eine Frage wie: «Entschuldigung, kennen Sie sich mit Picasso/Monet/Beuys aus? Können Sie mir zufällig etwas über dieses Werk erzählen?» Die Angesprochene wird Ihnen im Idealfall jetzt etwas über Picasso, Monet oder Beuys erzählen, wofür Sie sie als Dankeschön später zum Tee im Museumscafé einladen können. Sie weiß nichts? Egal. Dann haben Sie eine Gemeinsamkeit, auf der Sie aufbauen können, etwa indem Sie sagen: «Wie schön, dass ich nicht alleine bin mit meiner Unwissenheit.»

Gesprächsaufhänger Gesprächsaufhänger sind der «Schuhanzieher» einer Unterhaltung: Mit ihnen kommt man rein. Ist man einmal drin, braucht man sie nicht mehr. Will sagen: Wenig später wird meist das Thema gewechselt – dazu mehr im Kapitel «Raus mit der Sprache».

Als Aufhänger eignen sich grundsätzlich Dinge, Personen und Gegebenheiten, die sowohl für Sie als auch für die Dame, die das Ziel Ihres Flirts ist, unmittelbar wahrnehmbar sind oder von denen Sie wissen, dass sie Ihnen beiden bekannt sind. Zum Beispiel:

- **Die Musik** Ob Sie gerade in einem Supermarkt stehen oder in einem Café, in einer Disco oder auf einem Konzert, im Grunde wird überall irgendetwas gedudelt. Erkundigen Sie sich bei der Dame nach dem gerade laufenden Stück, Ihnen sei der Name entfallen, liege Ihnen aber auf der Zunge. Daran lässt sich leicht ein Gespräch über die musikalischen Interessen im Allgemeinen und Besonderen anknüpfen. Geben Sie sich dabei möglichst tolerant gegenüber von Ihnen nicht unbedingt favorisierten musikalischen Stilrichtungen. Sagen Sie statt «Das finde ich furchtbar» lieber «Das höre ich seltener». Es sei denn, es ist ein K.-o.-Kriterium für Sie, wenn die Süße auf Metal, Bob Marley oder das Musikantenstadl abfährt.
- **Gemeinsame Bekannte** Auf einer Party ist der Gastgeber immer ein ergiebiges Thema, wobei hier von Lästern abzuraten ist, wenn man noch einmal eingeladen werden will. Zum Lästern eignen sich hingegen hervorragend Macken und Allüren von Lehrern oder Seminarleitern.
- **Thema der Veranstaltung** Im Rahmen eines Depeche-Mode-Konzerts unterhält man sich über Depeche Mode, auf einem Kongress zu «Psychosen des Alltags» über Psychosen des Alltags, auf dem Empfang des Bundeskanzlers über die tolle Architektur des Kanzleramtes und im Volkshochschulkurs «Spanisch für Anfänger» über den letzten Andalusien-Urlaub. Ganz einfach.
- **Das Büfett** Mit vollem Mund spricht man ja eigentlich nicht. «Mmmm, lecker» ist trotzdem ein klasse Gesprächsöffner, wenn man das Gleiche auf dem Teller hat. Denn: Sofern sie bereits probiert hat, hat sie auch eine Meinung dazu. Enthusiastische Empfehlungen kommen ebenfalls gut. («Dat Chili is sen-sa-tio-nell!!!») Ansonsten kann man bei nicht unmittelbar zu identifizierenden Speisen einfach um Aufklärung bitten: «Was ist das?» Wenn die Angesprochene auch nicht Bescheid weiß, ergibt sich manchmal eine hübsche Kette sich gegenseitig überbietender Assoziationen: «Sieht aus wie spanische Heuschrecken in einer altägyptischen Zikaden-Marinade» wird da schon mal überboten von: «Ich denke, es handelt sich eher um zentralfranzösische Mistelzweige mit Karamellüberzug.»
- **Dekoration** Ein Kunstdruck von Cézanne, die von Hand gebatikte Tischdecke in der Teestube oder die liebevolle, wenn auch optisch fragwürdige Schleifchendekoration auf dem Vierzigsten Ihrer Schwägerin sind Dinge, auf die Sie sich beziehen können. Legen Sie sich aber nicht wertend fest, denn Kunstgeschmack ist eine sehr persönliche Sache. Was Sie scheußlich finden, kann Ihr Gegenüber schät-

zen. Sagen Sie lieber «Ungewöhnlich!» oder «Interessant», und warten Sie die Reaktion ab.

→ **Der Tanzstil der anderen Gäste** Um diesen unter gewissen Voraussetzungen sehr spaßigen Gesprächsaufhänger benutzen zu können, sollten Sie die Dame, mit der Sie gemeinsam über Dritte lästern wollen, zuvor gründlich beobachten. Erstens darf der eigene Tanzstil der Dame keine Ähnlichkeiten mit dem aufs Korn genommenen Stil haben. Zweitens darf sie mit der Person, über deren Gehampel hergezogen werden soll, keinesfalls bekannt sein. Ansonsten kann dieser Gesprächsaufhänger unangenehm in die Hose gehen. Etwa weil Sie das Gespräch mit der Bemerkung «Die tanzt irgendwie wie der elektrische Plastik-Weihnachtsbaum, den ich mal beim Wichteln gewonnen habe» einleiten, der Christbaum aber leider ihre beste Freundin ist.

→ **Das Wetter** Dieses Thema sollte nur kurz angeschnitten werden, zwingt sich aber geradezu auf, wenn es aus Eimern schüttet und Sie einen Schirm anzubieten haben.

Der «Hallo»-Trick Manchmal ist es ganz simpel, Damen aus der Reserve zu locken und sie dazu zu bringen, zu Ihnen zu laufen wie ein Hündchen.

Nehmen wir an, Sie sehen eine Ihnen vollkommen unbekannte Dame. Zum Beispiel in einem Café. Sie sitzt vor einer Schale Milchkaffee, liest Zeitung. Sie gefällt Ihnen auf Anhieb: tolle Schenkel, Spitzenbusen, volle Lippen et cetera et cetera. Normalerweise würden Sie jetzt versuchen, ihren Blick zu erhaschen, dann den zweiten Blick, lächeln und so weiter. Eben, weil Sie sie noch nie gesehen haben. Diesmal probieren Sie etwas anderes.

Der Trick ist: *Sie stellen sich einfach vor, Sie würden die Dame kennen*. Nein, Sie sollen sie nicht einfach verwechseln und sagen: «Hey, Linda, lange nicht gesehen.» Das ist viel zu plump und fliegt wahrscheinlich sofort auf. Und sogar wenn Sie nicht ertappt werden, wird sie Ihnen lediglich mitteilen, dass sie nicht Linda ist – und das war's dann.

Der «Hallo»-Trick funktioniert subtiler: Sie tun einfach so, als würden Sie die Frau flüchtig kennen. Nur vom Sehen her, nicht mal ihr Name ist Ihnen geläufig. Trotzdem ändert sich sofort Ihr Verhalten. Noch einmal von vorn:

→ Sie kommen herein, sehen die Dame, entwickeln spontane Begeisterung.

→ Wählen Sie den Weg so durch das Lokal, dass Sie durch das Blickfeld der Zielperson laufen. Gehen Sie so nah wie möglich an ihrem Tisch vorbei.

- *Nun müssen Sie genau das tun, was Sie tun würden, wenn Ihnen die Dame bekannt wäre.* Vielleicht stellen Sie sich einfach vor, dass sie zeitweise in Ihrer Firma am Telefonempfang sitzt. Und was tun Sie in so einem Fall? *Genau: Sie nicken ihr freundlich lächelnd zu und sagen laut und deutlich: «Hallo».*
- Dann gehen Sie weiter und suchen sich einen Platz, von dem aus ein Blickkontakt mit der Zielperson möglich ist.

Würden Sie die Frau tatsächlich flüchtig kennen, würde jetzt gar nichts mehr passieren. Denn in diesem Fall hätte die Frau Sie ja auch erkannt, zurückgegrüßt und sich dann vermutlich wieder der Lektüre zugewandt. Ganz anders, wenn sie Sie nicht kennt! Dann ist jetzt ihre Aufmerksamkeit geweckt. Vielleicht hat sie zwar reflexartig zurückgegrüßt, weiß aber (natürlich) nicht, wen. Sie wird grübeln: Mensch, woher kenne ich denn den? Wer, zum Teufel, ist das? Habe ich Alzheimer? Sie wird immer wieder fragend und forschend zu Ihnen hinübersehen. Natürlich lächeln Sie sie in diesem Fall freundlich an. Versuchen Sie dabei bitte, den triumphierenden Gesichtsausdruck über die gelungene Aktion zu unterdrücken.

Die Wahrscheinlichkeit ist hoch, dass sie irgendwann zu Ihnen kommt und Sie fragt: «Entschuldigung, ich komme nicht drauf, woher kennen wir uns?» Dann können Sie wahrheitsgemäß antworten: «Aus diesem Café.» Bieten Sie ihr einen Platz an Ihrem Tisch an. Sie wird sich wahrscheinlich setzen, immer noch grübeln und vielleicht fragen: «Wann war das denn?»

Jetzt kommt der heikle Moment der Geschichte. Wenn Sie nämlich ganz forsch zugeben «Jetzt gerade», kann es sein, dass sie sich veräppelt vorkommt und sofort wieder abrauscht. Soziologisch gesehen ist das, was Sie gerade machen, nämlich eine «Rahmungstäuschung» – dass Sie so tun, als würden Sie die Frau kennen, ist der vorgetäuschte Rahmen – und damit eine sehr milde Form dessen, was von Fernsehteams im Namen einer «versteckten Kamera» oft veranstaltet wird.

Greifen Sie darum aus Sicherheitsgründen zu einer Notlüge: «Ich meine, ich hätte Sie hier schon mal gesehen.» Vielleicht erwidert sie jetzt: «Kann gar nicht sein», vielleicht auch: «So oft bin ich hier aber gar nicht.» Egal, was sie sagt, lenken Sie das Gespräch auf ein ergiebiges «Wo hätten wir uns denn noch begegnen können?». Da wird Ihnen beiden sicher eine Menge einfallen. Irgendeine Übereinstimmung wird sich schon finden. Jetzt liegt es an Ihnen, daraus einen gelungenen Flirt zu machen.

Die kenn ich schon! Da drüben in der Wartehalle des Bahnhofs sitzt die Süße, mit der Sie sich letzten Monat auf einer Party schon mal ganz toll über die Vor- und Nachteile von Boxershorts versus Slips mit/ohne Eingriff unterhalten haben. Und dann war sie plötzlich weg. Jetzt wäre die Gelegenheit, den Flirt von damals wieder zu beleben. Tun Sie's!

Gehen Sie zu ihr, sagen Sie «hi» – und berühren Sie dabei sachte ihre Taille oder ihren Arm. Diese Art der Kontaktaufnahme hat sich in Studien als diejenige herauskristallisiert, die – unter bestimmten Umständen – die wohlwollendste Resonanz beim weiblichen Geschlecht hervorrief.

«Bestimmte Umstände» heißt: Die Gefahr einer Abfuhr muss von vornherein recht gering sein. Und zwar entweder, weil Sie a) die Frau bereits kennen, am besten schon einmal mit ihr geflirtet oder sich zumindest nett unterhalten haben (wobei das ja selten eindeutig zu trennen ist) oder Sie sich b) in einer Umgebung befinden, in der explizit geflirtet werden *soll*. Zum Beispiel auf einer Single-Party. Auch im Swinger-Club werden Sie so sicher schnell Erfolg verbuchen können.

In allen anderen Fällen berühren Sie Ihnen unbekannte Frauen bitte nur nach Aufforderung durch die Dame.

So allein, schönes Kind?
Warum schöne Frauen nie angesprochen werden

Ein weit verbreiteter Irrtum lautet: Die attraktivsten Frauen können sich vor Verehrern nicht retten.

Weil ja jeder Mann die schillernden Schmetterlinge haben möchte, um sich mit ihnen zu schmücken. Wer hört, dass eine von den Superattraktiven sagt: «Ich lerne nie Männer kennen», verbucht das gleich unter Koketterie. Dabei sagt die Schöne sehr wahrscheinlich die Wahrheit.

Wie kann das sein? Dass gerade die Attraktivsten nicht angesprochen werden, hat mit dem zu tun, was Kommunikationswissenschaftler «Erwartungserwartungen» nennen.

Stellen Sie sich vor, Sie sitzen in der S-Bahn einem Model-Typ gegenüber. Sie erwarten, dass dieses schöne Mädchen sich vor Angeboten kaum retten kann. Man muss sich nur mal die ganzen anderen Typen anschauen, die verstohlen zu dem Supergirl hinüberschielen. Sie sind felsenfest überzeugt: Die hat an jedem

Finger zehn Minnedienstler (mindestens!) der Brad-Pitt-Kategorie. Zu dieser Kategorie zählen Sie sich – ganz bescheiden – einmal nicht. Sie erwarten also, dass das Supermodel erwartet (darum auch «Erwartungserwartung»), dass ein Mann, der sie interessieren könnte, mindestens so gut aussieht und so viel verdient wie Brad Pitt. Außerdem haben Sie sowieso den starken Eindruck von ausgeprägter Arroganz bei Ihrem Gegenüber. Ergebnis: Sie sprechen die Dame nicht an. Dasselbe denken neunundneunzig Prozent der Männer, die dem Supermodel begegnen.

Seinerseits ist das Supermodel aufgrund der verhaltenen Resonanz der Männerwelt längst nicht von seiner Supermodel-Ausstrahlung überzeugt. Zumal die meisten seiner nicht masochistisch veranlagten Geschlechtsgenossinnen eher barfuß über glühende Kohlen laufen würden, als der attraktiven Konkurrenz auch noch zu bestätigen, dass sie attraktiv ist. Weil Letzteres eine noch größere Demütigung wäre als die Sache mit den Kohlen. Dem Supermodel sagt also niemand, dass es aussieht wie ein Supermodel. Möglicherweise hält es sich sogar für unattraktiv. Und käme deswegen auch nicht auf die Idee, aktiv den Kontakt zu einem netten Mann (wie Ihnen!) herzustellen, und schaut resigniert aus dem S-Bahn-Fenster. Woher soll sie denn wissen, dass das bei einer Schönheit wie ihr arrogant wirkt?

Subtile Verführung – so geht's!

Wie Sie eine Frau glauben lassen, Sex sei ihre Idee gewesen

Frauen mögen es nicht, bedrängt zu werden. Den unverblümten Satz «Sollen wir ficken?» mag die eine oder andere zwar lustig finden, Lust bekommt sie davon wahrscheinlich nicht. Wenn sie darauf eingeht, dann nur, weil sie sowieso gerade von unbändiger Erregung erfüllt ist. Lassen Sie sich also nicht täuschen. Die Damen haben es am liebsten, wenn sich Sex auf natürliche Art und Weise aus Kuscheln und Knutschen ergibt. Allerdings möchten sich die Mädels durch ein bisschen Knutschen und Kuscheln auch nicht gleich zum Beischlaf verpflichtet fühlen. Sie finden das kompliziert? Ist es auch. Aber wenn man die Untiefen der sexuellen Annäherung kennt, ist es nicht mehr so schwierig, sie zu umschiffen.

Die bereits getroffenen Vorbereitungen (sexfreundliche Modifizierung der Wohnung, anregendes Essen, gute Musik etc.) bilden aber eine gute Basis.

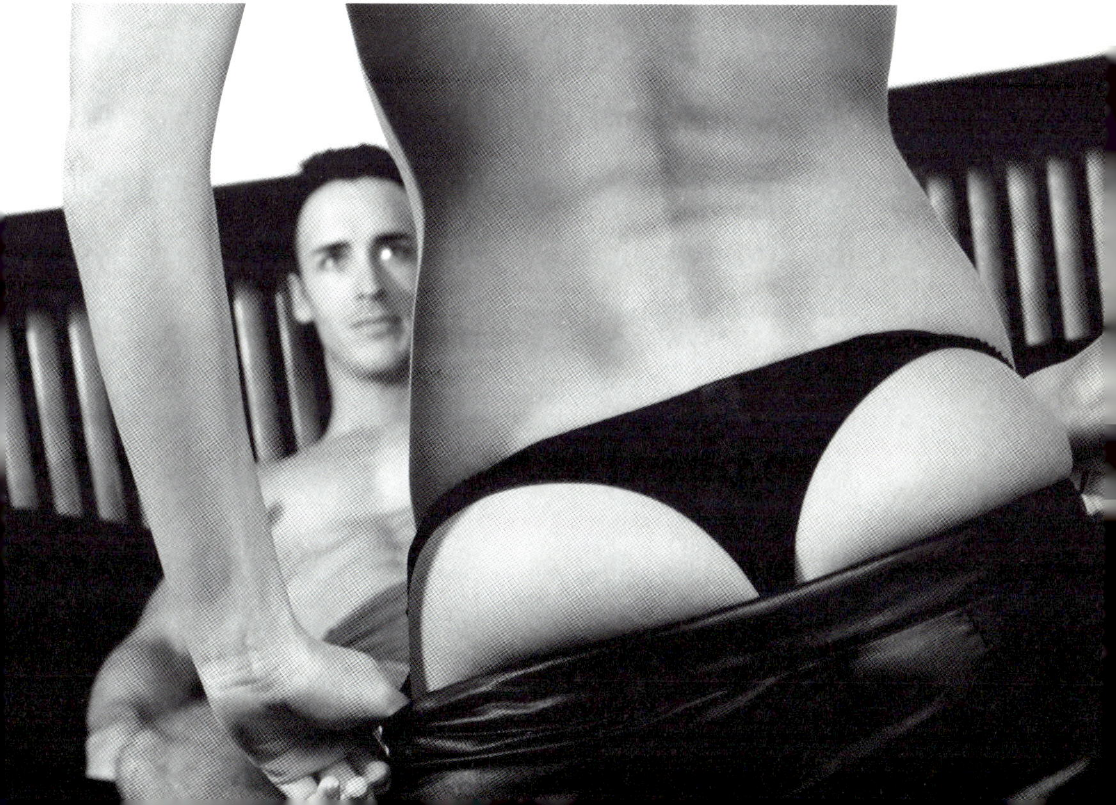

Fallen Sie nie mit der Tür ins Haus Sprechen Sie nach Möglichkeit nicht frühzeitig explizit aus, dass Sie mit ihr schlafen möchten. Denn dadurch verbauen Sie sich und ihr unwiderruflich die Chance der Illusion, dass sie diejenige war, die von Ihnen beiden Sex haben wollte. Erst wenn die Sache ohnehin kurz vor der Durchführung steht, sollten Sie sich zu derartigen Bekenntnissen hinreißen lassen.

Andererseits sollten Sie aber auch *keinesfalls* betonen, dass Sie *nicht* mit ihr schlafen wollen. In den meisten Fällen weckt eine solche Aussage Misstrauen – kaum eine Frau wird es Ihnen abnehmen, dass Sie kein sexuelles Interesse an ihr haben, wenn Sie sich privat mit ihr verabreden. In allen anderen Fällen – also wenn Sie tatsächlich glaubhaft vermitteln können, dass Ihnen nichts ferner liegt als Sex – beleidigen Sie die Dame. Sie wird annehmen: Er findet mich so unattraktiv, dass er von vorneherein weiß, dass er auf gar keinen Fall mit mir ins Bett gehen möchte. Zweite Möglichkeit: Sie hält Sie für schwul.

Überzeugen, nicht überreden! Auch wenn Sie sehr gut wissen, dass Sex entspannt und gut wäre für den verkrampften Nacken der Dame und ihr durch Ausschüttung der stimmungsaufhellenden Hormone überhaupt viel bessere Laune machen würde und längerfristig sogar Falten und Cellulite reduziert – die Anführung dieser Argumente sollten Sie sich unbedingt sparen. Eine Frau will nicht zum Beischlaf überredet werden, und sei es mit noch so guten Gründen. Und seien Sie mal ehrlich, möchten Sie wirklich, dass die Süße nur mit Ihnen ins Bett geht, weil sie sich davon Linderung ihrer Rückenschmerzen verspricht?

Auch die von manchen pädagogisch orientierten Herren gerne herangezogene Küchenpsychologie («Entspann dich. Du hast Angst vor deiner eigenen Sexualität. In Wirklichkeit willst du genauso mit mir schlafen wie ich mit dir») führt in den seltensten Fällen zum Erfolg. Im Gegenteil: Die Zweckorientiertheit dieser Argumentation wird schnell durchschaut und lässt die betreffende Dame vermuten: Aha, ich soll einfach nur flachgelegt werden. Für wie blöd hält der Typ mich eigentlich?

Noch schlimmer: Sie beschweren sich, dass Sie es im Vergleich zum Durchschnittsbürger zu selten tun und es langsam mal an der Zeit wäre. Die Begründung: Sie haben gelesen, dass ein führender Kondomhersteller in einer Studie herausgefunden hat, dass die Deutschen im sexuell aktiven Alter 97-mal im Jahr Sex haben.

So wenig wie Ihre Süße eine Durchschnittsfrau sein will, so wenig wird sie durch irgendwelche durch Umfragen geschürten Erwartungen spontane Lust entwickeln und sich die Klamotten vom Leib reißen. Frauen sind der Ansicht: Was zählt, ist Qualität, nicht Quantität – und schon gar nicht der Bundesdurchschnitt.

Bauen Sie Vertrauen auf! Das ist der elementare Grundsatz erfolgreicher Diplomaten! Und was anders ist die Liebe als Diplomatie? Und um Vertrauen aufzubauen, braucht man Geduld. Manchmal sehr viel Geduld, aber am Ende zahlt sich die Selbstbezähmung fast immer aus! Nehmen wir einmal an, Sie haben ihr ein exzellentes Essen gekocht, waren mit ihr in der Sauna, haben die x-te Wiederholung von «Top Gun» über sich ergehen lassen, und jetzt würden Sie gerne mal zum Zuge kommen. Aber Ihr Schnucki gähnt nur und scheint kein bisschen sexuell angeregt. Haben Sie etwas falsch gemacht? Keineswegs. Allerdings machen Sie etwas verkehrt, wenn Sie jetzt ungeduldig werden. Das Gegenteil sollten Sie tun: Wenn Sie merken, dass sie (noch) keine Lust hat, schalten Sie einen Gang zurück. Sagen Sie sich außerdem, dass es nicht unbedingt zum Äußersten kommen muss. Heute ist nicht alle Tage.

Wenn Sie es schaffen, trotz spannender Hose der Dame zu vermitteln, dass Sie sie mögen, auch dann, wenn Sie *nicht* mit Ihnen schläft, haben Sie das nächste Mal die besten Karten, die Angelegenheit unter Dach und Fach beziehungsweise unter Decke und Kissen zu bringen.

→ Viele Frauen prüfen unbewusst bei den ersten Treffen, wie ernst es der Mann mit ihnen meint. Ein Mann, der in der Lage ist zu verzichten, gerät nicht so schnell in den Verdacht, einfach nur ein Schürzenjäger zu sein. Und mit einem solchen Mann kann man auch bedenkenlos ins Bett gehen. So paradox, wie sich das anhört, ist das gar nicht.

→ Während ein forsch voranpreschender Kerl oft zunächst eine Abwehrhaltung bei der betreffenden Dame hervorruft, erzeugt ein (sexuell) zurückhaltender Mann (bei einer an ihm grundsätzlich interessierten Frau) meist besonderes Interesse. Da kann es gut sein, dass sie plötzlich die Initiative ergreift, weil sie ihm beweisen möchte, wie attraktiv sie ist. Stellen Sie sich Ihren (scheinbaren) Rückzug einfach wie ein Vakuum vor, das die Frau magisch anzieht.

Laden Sie sie erotisch auf

Die wichtigste erogene Zone der Frau, heißt es, ist das Gehirn. Das ist nicht einfach so dahergesagt. Frauen brauchen länger als Männer, um auf Touren zu kommen, und der Zündfunke springt nicht einfach durch optische Reize über. Noch kaum eine Frau hat sich beim Anblick eines nackten Kerls vor Verzückung die Klamotten vom Leib gerissen.

Wenn Sie mit einer Frau schlafen wollen, tun Sie gut daran, in ihrem Kopfkino schon ein wenig Werbung für den Hauptfilm zu machen.

Erotisches Aufladen (I)

- Schenken Sie Ihrer Freundin ab und zu **erotische Lektüre**. Nicht unbedingt den oft besonders von Frauen als ordinär empfundenen Charles Bukowski. Wählen Sie lieber Anaïs Nin, Philippe Dijan oder die Erinnerungen des Giacomo Casanova. Sie dürfen auch über eine Ausgabe des Kamasutra nachdenken. Diese Werke sind literarisch über jeden Zweifel erhaben und lassen dennoch unweigerlich an Sex denken.
- Bildbände mit anspruchsvollen Aktfotos tun auch gute Dienste. Auf den Bildern müssen nicht unbedingt nackte Männer sein, Frauen sehen sich auch gerne schöne unbekleidete Frauen an und stellen sich dann vor, sie seien das Modell.
- Achtung, Falle: Winken Sie in puncto Literatur besser nicht mit dem Zaunpfahl, indem Sie ihr Bücher mit Titeln wie «Was Männer wirklich anmacht» oder «Die perfekte Liebhaberin» auf den Nachttisch legen. Sie wird Sie zweifellos für einen Pascha halten, der bedient werden will, und jeden Blick ins Buch schon aus Trotz verweigern. Solche Ratgeber kaufen sich Frauen höchstens heimlich selbst – und zwar oft dann, wenn sie der Mann durch seine erotische Virtuosität beeindruckt hat.
- Vor allem bereits länger liierte Paare sollten den **Liebhaber-Trick** testen. Das Grundprinzip dieses Tricks ist ein simples Rollenspiel, das zunächst nur am Telefon umgesetzt wird. Beide Partner stellen sich vor, dass entweder er ihr heimlicher Liebhaber ist oder umgekehrt sie die heimliche Liebhaberin des Mannes. Im ersten Moment mag das gewöhnungsbedürftig klingen. Probieren Sie es einfach mal aus, Sie werden sich wundern, wie viel Spaß dieses Spiel macht und wie

freudig Ihre Süße mitmachen wird, vor allem wenn sie diejenige ist, die einen «Liebhaber» haben darf.

- Die Phantasie, einen heimlichen Geliebten zu haben, gibt ihr nämlich a) die Erlaubnis, anders zu sein, als Sie sie für gewöhnlich kennen, und damit b) die Möglichkeit, sexuelle Phantasien, in denen andere Männer eine Rolle spielen, ohne Scham zu Ende zu denken und vielleicht sogar c) mit Ihnen zusammen umzusetzen. Wahrscheinlich hat Ihre Süße sowieso schon einmal davon geträumt, den Pizzalieferanten zu verführen oder eine Affäre mit Brad Pitt oder einem anderen Hollywood-Star zu haben. Sie hat es Ihnen aus Rücksicht nur nicht erzählt.
- Die konkrete Umsetzung könnte in etwa so aussehen: Wenn sie zum Beispiel Freiberuflerin ist und von zu Hause aus arbeitet, Sie aber in einer Firma angestellt sind, rufen Sie sie kurz vor der Mittagspause aus dem Büro an und fragen: «Ist dein Mann da?» Sie behauptet daraufhin, sie habe momentan sturmfreie Bude, ihr Mann (der ja Sie sind) sei im Büro. Schon diese simple Vorstellung einer geheimen Liaison erzeugt Erregung und regt die Phantasie an, wie die verhinderten Herzen zueinander kommen beziehungsweise miteinander kommen könnten.
- Wenn Sie es irgendwie einrichten können, verlassen Sie nach einem solchen Telefongespräch wirklich Ihren Arbeitsplatz – um nach Hause zu eilen und die «verlassene» Dame zu vögeln. Eine andere Variante wäre es, dass sich beide in der Mittagspause im Hotel auf einen Quickie treffen oder es heimlich auf einem Parkplatz im Auto tun. Selbstverständlich funktioniert das Ganze auch in anderen Konstellationen als der Variante Freiberuflerin – Büroangestellter.

Erotisches Aufladen (II)

- Es gibt ein paar erogene Punkte an einer Frau, die sind sogar im komplett angezogenen Zustand gut erreichbar.
- Dazu zählen zum Beispiel die **Unterarme**, speziell die Innenseite. Ab und zu eine scheinbar zufällige Berührung, einfach nur von Arm zu Arm, wenn Sie gerade nebeneinander in der Kinoschlange stehen oder in der Küche zusammen Nudeln kochen, sorgen für einen wohligen Schauder bei der Dame.
- Eine warme, unaufdringliche **Hand auf ihrem Rücken** ist hingegen eine Geste,

die sich nicht nur angenehm anfühlt, sondern auch Vertrauen und Geborgenheit vermittelt. Wie Sie bereits gelesen haben, ist Vertrauen eine Grundvoraussetzung dafür, dass eine Frau gerne mit Ihnen Sex haben möchte.

→ Ebenfalls Vertrauen erzeugend ist das sanfte **Streicheln des Gesichts**. Allerdings auf keinen Fall in Form eines abfälligen Wangentätschelns oder gar -kneifens. Streicheln Sie mit der Oberseite der locker gekrümmten Finger über Mund, Nase, Kinn und Wangen. Frauen lieben das, ebenso wie Küsse aufs Haar.

→ Hauchen Sie ihr zwischendurch auch einfach mal einen **Kuss in den Nacken** – vielleicht wenn sie sich gerade über die CD-Sammlung beugt. Fassen Sie sie sanft mit Ihren Händen auf die Hüften oder seitlich in die Taille, ohne sie zu sich heranzuziehen, und nähern Sie Ihre Lippen ihrem Nacken. Achtung, hüten Sie dabei Ihre Zunge. Das Ganze sollte absolut trocken vonstatten gehen. Öffnen Sie leicht Ihre Lippen und hauchen Sie Ihren warmen Atem unmittelbar unter den Haaransatz. Dann drücken Sie Ihre Lippen leicht auf ihre Haut. Diese Art von Küssen nennt sich «Federküsse», und die machen, vor allem wenn sie unerwartet kommen, Frauen verrückt.

Perfect Kiss – so will sie mehr!

Sie haben bereits gelesen, dass rund um den Mund zahlreiche Pheromondrüsen liegen, die beim Küssen ihre Ladung direkt dorthin feuern, wo sie hinsoll: in die Nase des geküssten Gegenübers. Möglicherweise ist hier der Grund zu suchen, warum Prostituierte ihre Kunden nicht küssen mögen, denn beim Küssen kann man sich nicht so leicht darüber hinwegtäuschen, wenn man jemanden nicht mag.

Falls Sie eine Frau kennen oder kennen gelernt haben, die Sie gerne küsst, haben Sie schon halb gewonnen, denn dann wird sie aller Wahrscheinlichkeit auch gern mit Ihnen ins Bett gehen. Ein Mann, der allerdings beim Küssen nicht zu überzeugen vermag, hat in aller Regel verspielt. Vielen Damen ist die Kussfertigkeit eines Mannes sogar wichtiger als seine Fähigkeiten im horizontalen Bereich. Es darf vermutet werden, dass sie vom einen aufs andere schließt. Vergessen Sie nicht, dass Sie sowohl beim Küssen als auch beim Geschlechtsverkehr in die Dame eindringen. Außerdem beklagen viele Frauen, die in festen Beziehungen leben, dass sie der

Mann an ihrer Seite viel zu selten küsst. Das kann die Bereitschaft zur gemeinsamen Matratzengymnastik negativ beeinflussen. Küssen Sie Ihre Partnerin darum, sooft es geht, und nicht nur, wenn Sie mit ihr ins Bett wollen.

Während Sie die Beschaffenheit Ihrer Pheromone nicht beeinflussen können, liegt alles andere in der Hand oder besser: im Mund. Ein guter Kuss ist wie ein erfolgreiches Bewerbungsgespräch für Tätigkeiten weiter unten. Also bereiten Sie sich gut vor.

Die Basics

- → Der regelmäßige Zahnarztbesuch ist unerlässlich. Münder mit gammelnden Zähnen werden nicht gern geküsst. Ebenso ist gründliche Zahnhygiene essenziell. Nach jedem Essen die Zähne zu putzen und einmal am Tag die Zunge zu bürsten sowie die Zahnzwischenräume mit Zahnseide zu reinigen sollte für Sie zum Standardprogramm gehören.
- → Pflegen Sie Ihre Lippen. Bürsten Sie sie von Zeit zu Zeit mit einer weichen Zahnbürste, um abgestorbene Hautfetzchen zu lösen. Benutzen Sie ab und zu einen Lippenpflegestift, im Sommer mit Lichtschutzfaktor. Wussten Sie, dass Frauen viel seltener als Männer Lippenkrebs bekommen, weil sie Lippenstift benutzen? Übertreiben sollten Sie es dennoch nicht, weil Sie sich sonst trockene Lippen quasi «heranzüchten»: Durch die ständige Zufuhr von Fett hört die Haut um die Lippen herum auf, selber Talg zu produzieren. Belassen Sie es also bei ein- bis zweimal am Tag.
- → Wenn Sie zu Lippenherpes neigen, sollten Sie stets eine kleine Tube Creme mit dem Wirkstoff Aciclovir mit sich führen. Sofort auftragen, sobald Sie auch nur das kleinste Kribbeln verspüren. So können Sie meistens die Bläschenbildung verhindern oder zumindest den Krankheitsverlauf – und damit die kussfreie Zeit – stark verkürzen. Übrigens: Mit Bläschen an den Lippen, auch nicht mit ganz kleinen oder fast abgeheilten, nie, nie, nie Genitalien berühren. Der Erreger kann von den Lippen aufs Genital übertragen werden.
- → Vorsicht mit Tabakkonsum. Der Spruch «Wer küsst schon gerne einen Aschenbecher?» gilt noch immer. Falls Sie sich mit einer Frau treffen, die Nichtraucherin ist, erhöhen Sie Ihre Kusschancen enorm, wenn Sie auf die Glimmstängel verzichten. Außerdem produziert Rauchen Falten rund um den Mund.
- → Rasur ist Trumpf. Die meisten Frauen mögen keine Vollbärte, vor allem nicht

beim Küssen. Optisch können die Ladys den Dreitagebärten etwas abgewinnen, allerdings nur, solange sie nicht kratzen – und das tun sie eigentlich immer. Am angenehmsten zum Küssen finden Frauen ein frisch rasiertes Männergesicht. Tun Sie ihr den Gefallen!

Die Technik

- Kontrollieren Sie Ihren Speichelfluss. Vielleicht empfinden Sie einen feuchten Kuss als Zeichen für besondere Leidenschaft. Sie dürfen allerdings darauf vertrauen, dass Frauen das anders sehen und einen solchen Knutscher höchstens als Zeichen für einen ungeschickt küssenden Mann betrachten. Ab und zu schlucken hat noch keinem Kuss geschadet.
- Besonders tief in die Dame vorzudringen ist beim Kuss kein Hinweis auf Können. Eher ruft eine Zunge tief hinten im Hals einen Würgereiz hervor. Wechseln Sie die Tiefe Ihres Eindringens, aber bewegen Sie sich vorwiegend in der vorderen Hälfte des Mundes. Und imitieren Sie **bitte nicht** die Stoßbewegungen eines Geschlechtsaktes.
- Variieren Sie die Schnelligkeit Ihrer Zungenbewegungen. Sie müssen keinen Zitteraal imitieren, um gut zu küssen. Merken Sie sich bereits jetzt den **Grundsatz: mal schnell, mal langsam.** Der gilt nämlich später auch weiter unten.
- Erforschen Sie den Mund der Dame. Fahren Sie mit der Zunge ihre Zahnreihen entlang, spielen Sie sanft mit der Zunge der Süßen. Berühren Sie mit der Zunge den vorderen Gaumen und streicheln Sie ihn. Dieser Bereich ist besonders empfindsam.
- Saugen Sie zwischendurch ganz sanft an den Lippen Ihrer Kusspartnerin, speziell an der Oberlippe, die im Tantra eine besondere Bedeutung hat. Achtung: nicht zu fest, sonst hat die Dame ganz schnell einen Knutschfleck auf der Lippe. Knabbern Sie zart an ihren Lippen, fahren Sie dann zärtlich mit der Zunge über die gezwickte Stelle.
- Wechseln Sie alle diese Kussvariationen ab. Bedecken Sie zwischendurch das Gesicht der Dame mit (trockenen) Küssen. Aber nehmen Sie nicht das Gesicht Ihrer Freundin in beide Hände und küssen Sie sie auf die Stirn. Sie sind doch kein Bischof, oder?

→ Üben Sie mit Ihrem Handrücken, wenn keiner zusieht. Alles, was sich hier gut anfühlt, darf auch an der Dame eingesetzt werden.

Woran Sie erkennen, dass eine Frau Sex mit Ihnen will

Wenn Männer gefragt werden, ob sie etwas bereuen, was sie in ihrer Vergangenheit getan oder nicht getan haben, grübeln sie erst ein bisschen, und dann fallen ihnen all die verpassten Gelegenheiten ein: Mit Judith auf Fuerteventura wäre sicher was gelaufen an diesem einen Lagerfeuerabend am Strand oder mit Nina auf der Fortbildung im Schwarzwald (die hat schon immer so geguckt!) oder mit der aufreizenden Rosi mit dem sensationellen Wonderbra-Dekolleté auf dieser einen Party am See oder oder oder …

Manchmal wird eine Chance zum Sex verpasst, weil die Zeichen nicht richtig gedeutet wurden. Bei Zufallsbekanntschaften, neuen Lieben, aber auch der langjährigen Partnerin ist es hilfreich, zu wissen, wann Frauen so scharf auf Sie sind, dass sie lieber früher als später mit Ihnen in die Kiste springen möchten.

Je mehr der folgenden Signale Sie bei der Frau, mit der Sie den Abend verbringen, feststellen, umso sicherer will sie, dass Sie beide bald zusammen auf Entdeckungstour zu geheimen Körperarealen gehen.

→ **Das Spiel mit den Haaren** Sie trägt ihr Haar offen und wirft es wiederholt wie in einer Haarpflege-Reklame über die Schulter. Sie streicht sich die Haare aus dem Gesicht, dabei präsentiert sie Ihnen ihren zarten Hals – Verhaltensforscher nennen dieses Aufforderungssignal «Hair-Flip». Vielleicht wickelt sie auch ständig Strähnen um einen ihrer Finger oder lutscht gar an den Haaren. All das tut sie mit einem unglaublichen …

→ **Schlafzimmerblick** Ihre Augen sind halb geöffnet und fixieren Sie. Sie will keinen Blick, keine Geste von Ihnen verpassen und scheint Sie mit den Augen zu verspeisen.

→ **Leicht geöffnete Lippen,** über die sie immer wieder von links nach rechts oder rechts nach links mit der Zunge leckt. Auch dieses so genannte Züngeln gilt unter Wissenschaftlern als Aufforderungssignal zur näheren Kontaktaufnahme.

→ **Sie lacht laut, viel und bereitwillig** über jede auch nur annähernd witzige Bemerkung von Ihnen. Je dämlicher der Witz, über den sie trotzdem herzhaft (!) kichert, umso größer ist ihr sexuelles Interesse an Ihnen. Höflichkeitslächeln mit nur kurz mechanisch angehobenen Mundwinkeln gilt nicht!

→ **Sie hebt die Arme über den Kopf,** während sie lacht. Forscher nennen das «Axillapräsentieren» und vermuten, dass dabei Pheromone aus der Achselhöhle in Richtung eines potenziellen Sexualpartners geschickt werden sollen.

→ **Sie zieht die Schultern zurück** und streicht ihre Kleidung glatt. Unbewusst will sie Ihnen ihren Busen in voller Schönheit zeigen.

→ **Sie trinkt zu viel** Das bedeutet: Sie ist in Ihrer Gegenwart unsicher und will sich Mut antrinken.

→ **Sie fummelt sich im Gesicht herum**, spielt an ihrer Unterlippe. Das bedeutet: Sie machen sie nervös.

→ **Sie tanzt mit viel Körperkontakt** – und zwar nicht, weil Sie sie zu sich heranziehen, sondern aus völlig freien Stücken. Heißt: Sie möchte Ihren Körper spüren. Das Gleiche gilt für den folgenden Punkt:

→ **Sie fasst sie bei jeder Gelegenheit an** Beim Bestellen des Drinks legt sie die Hand auf Ihren Arm; wenn sie an Ihnen vorbeigeht, berührt sie Ihren Rücken …

→ **Sie redet von Sex** Irgendwie kommt sie immer wieder auf dieses Thema; ob sie jetzt Mutmaßungen darüber anstellt, wie sich das Pärchen am Nebentisch wohl am häufigsten liebt, oder ob sie von ihren One-Night-Stands erzählt, ist ganz gleich. Sex mit Ihnen ist es, was ihr wahrscheinlich im Kopf herumgeistert.

→ **Sie lässt den über die Schulter gerutschten Träger, wo er ist** Sie will Sie reizen.

→ **Ihre Stimme kiekst** Sie ist wahnsinnig aufgeregt wegen Ihrer Anwesenheit.

→ **Sie redet entweder ohne Punkt und Komma oder gar nicht** Beides gilt als Ausdruck der Unsicherheit. Sie mag Sie. Sehr!

→ **Sie entkleidet sich peu à peu** Weg mit der Strickjacke, weg mit den Schuhen, weg mit den Strümpfen. Wenn sie irgendwann barfuß auf Ihrem Sofa (oder Bett) sitzt, wartet sie sehr wahrscheinlich nur noch darauf, dass Sie zu ihr kommen und den Rest erledigen.

Warnung: Sollte eine Frau trotz einer geballten Ladung solcher Aufforderungssignale in Ihre Richtung wider Erwarten plötzlich nein zum Sex mit Ihnen sagen, dann sollten Sie das unbedingt und im eigenen Interesse akzeptieren. Vielleicht wollte sie zunächst wirklich, hat dann aber Gewissensbisse bekommen, weil zu Hause nichts ahnend ihr Freund sitzt. Oder sie war betrunken und wird langsam wieder nüchtern. Oder sie möchte nichts überstürzen. Es gibt tausend Gründe. Ein Nein bedeutet immer auch nein. Auch wenn Sie möglicherweise schon mal etwas anderes gehört haben.

Von handgemacht bis mundgeblasen

Teenager praktizieren das so genannte Petting noch mit Genuss. Eingeschlossen ist dabei das Streicheln des ganzen Körpers, aber vor allem das manuelle Stimulieren der Geschlechtsteile. Allerdings betrachten auch die Teens diese Form der Intimität meist als Übergangslösung. Sie ermöglicht das Sammeln von Erfahrungen ohne die Angst vor einer ungewollten Schwangerschaft. Viele junge Leute praktizieren Petting, weil sie sich für den «richtigen Sex» noch zu jung fühlen. Erwachsene – Männer *und* Frauen – neigen später dazu, Intimitäten, die keine Kopulation sind, als Vor-, Nach- oder Zwischenspiel abzutun, auf das man notfalls verzichten kann.

Aber: Es muss nicht immer Koitus sein. Auch Sex, bei dem der Mann nicht mit seinem Penis in die Vagina der Frau eindringt, ist vollwertiger Sex. Wer das verinnerlicht und beizeiten den bewussten Verzicht auf einen Koitus praktiziert, wird merken, dass er sein sexuelles Vokabular erweitert, und das heißt im Klartext: ein unwiderstehlicher Liebhaber wird. Aber, das versteht sich von selbst, natürlich können Sie alle Vorschläge, die Sie in diesem Kapitel finden, auch mit klassischem Sex kombinieren. Mehr dazu dann später.

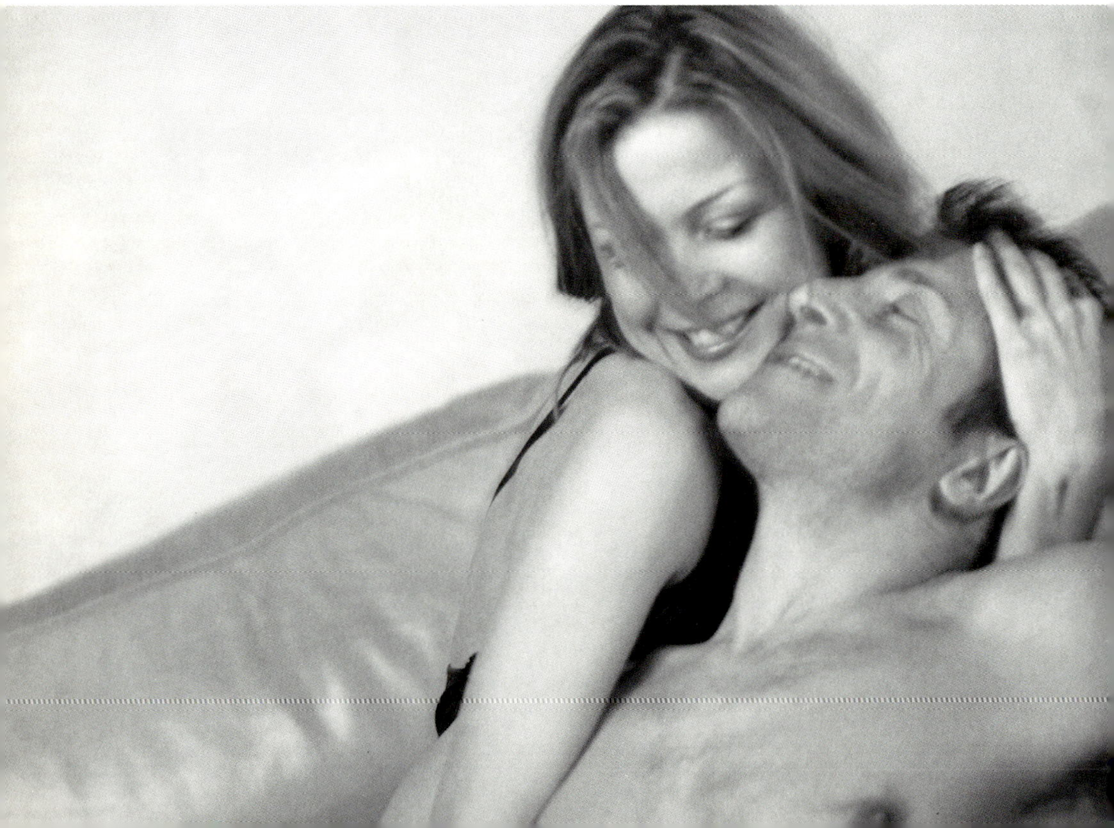

Die Geheimnisse des Gewölbes – über G-Punkte, A-Zonen und eine griechische Insel

Immer wieder ist die Rede von geheimen inneren Lustpunkten der Frau. Am bekanntesten ist wohl der G-Punkt. Zu diesem Thema entbrennen seit Jahrzehnten wiederholt heftige Diskussionen. Skeptiker sind der Ansicht, der G-Punkt gehöre in die Kategorie moderner Mythen wie «die Spinne in der Yucca-Palme». Für die These der Nichtexistenz würde zumindest sprechen, dass viele Frauen längst nicht davon überzeugt sind, dass sie einen G-Punkt haben, schließlich müssten ihre Klaus-Dieters, Jürgens und Marios, mit denen sie seit Jahren die Matratze teilen, bei ihren fleischlichen Bemühungen doch schon mal auf diesen mysteriösen Punkt gestoßen sein, nicht wahr?

Nun, nicht unbedingt. Wenn die Herren in Ermangelung besseren Wissens jene Hausmannskost anbieten, die hierzulande manchmal üblich ist und die sich im Wesentlichen auf die robuste Rein-raus-Technik stützt, wird der ominöse Punkt zwar passiert, das ist dann aber auch alles. Wenn dann auch die zu den Klaus-Dieters, Jürgens und Marios gehörenden Damen nicht die Initiative ergreifen, sondern wie Käfer auf dem Rücken liegend erwarten, dass irgendwas Aufregendes passiert, bleibt der G-Punkt ein weißer Fleck auf der weiblichen Landkarte.

Was ist dran am G-Punkt?

Neuere Forschungen haben bestätigt, dass es ihn gibt. Er liegt relativ nah am Scheideneingang an der dem Bauch zugewandten Seite. 1950 berichtete der in den USA lebende deutsche Gynäkologe Ernest Gräfenberg zum ersten Mal als westlicher Wissenschaftler von einem Areal mit einem Durchmesser von etwa anderthalb Zentimetern im Inneren der Scheide. Eine Stimulation dort habe ganz erstaunliche Folgen. Jene Stelle wurde später nach Gräfenberg benannt: «**G**räfenberg-Punkt» – abgekürzt «G-Punkt». Die Lehre des Tantra kennt den gleichen Punkt schon viel länger, nennt ihn «heilig» oder «**G**öttinnenpunkt», er fand aber in jüngerer Zeit auch schon Erwähnung als «H-Punkt», weil er sich in direkter Nachbarschaft der **H**arnröhre befindet. Wie auch immer man ihn bezeichnet, seine Struktur unterscheidet sich von der des umgebenden Schleimhautgewebes. Während Letzteres weich und glatt ist, ist der G-Punkt eher rau und geriffelt, in etwa so wie der Gaumen. Hier laufen etliche Nerven und Drüsen zusammen, das Gewebe ähnelt strukturell der männlichen Prostata. Darum wird der G-Punkt zuweilen auch als «weibliche Prostata» bezeichnet.

Wer suchet, der findet auch

Der Punkt schwillt bei sexueller Erregung an, weil sich das Gewebe mit Blut füllt, ähnlich wie das männliche Glied. Am besten ertasten Sie ihn also, wenn Ihre Süße bereits ein kleines bisschen wollüstig ist – auf dass sie noch wollüstiger werde. Wenn Sie ungeachtet dessen eine Suchaktion im «Kaltzustand» starten, werden Sie nicht nur seltener fündig werden, Ihre Partnerin wird sich vielleicht auch an ihren letzten Besuch beim Gynäkologen erinnert fühlen, aber ihr wird vermutlich nicht der Gedanke an aufregende Abenteuer kommen.

Handarbeit am G-Punkt

Sie ist schon warmgelaufen? *Dann führen Sie einen oder zwei Finger ein (Mittel- und/oder Zeigefinger), die Handfläche zum Bauch gewandt, und krümmen Sie ihn/sie, als wollten Sie jemanden heranzitieren.* Sie sollten jetzt die annähernd runde und geriffelte Fläche unter Ihrer Fingerkuppe spüren.

Drücken Sie nicht zu sanft zu – der Punkt reagiert nur auf stärkere Stimulation – und massieren Sie kreisend mit der Fingerkuppe. Obacht: Falls Ihre Liebste länger nicht auf der Toilette war, kann das für sie eventuell nicht sofort lustvoll sein, sondern das Gefühl eines dringend nötigen Gangs ins Bad erzeugen. Das hat damit zu tun, dass sich der Punkt, wie bereits erwähnt, in unmittelbarer Nähe von Blase und Harnröhre befindet. Manche Frauen finden aber gerade diesen «Druck» besonders erregend. Hier hilft nur ausprobieren! Erwarten Sie bitte beim ersten Mal nicht zu viel von der Massage. Da die Damen im Allgemeinen nicht daran gewöhnt sind, dass ihr «heiliger Punkt» ins Liebesspiel einbezogen wird, und das Areal anatomisch so liegt, dass sie bei der Selbstbefriedigung selten zufällig auf ihn stoßen, müssen sie erst einmal ihre eigenen Empfindungen kennen lernen. Der G-Punkt wird übrigens bei der klassischen Missionarsstellung so gut wie gar nicht gereizt, allerdings gibt es ein paar Variationen, die die Sache nicht nur für Ihre Freundin aufregender machen! Mehr dazu weiter hinten im Kapitel «Ein*stellung*ssache».

Weibliches Ejakulat?

Auch über die Existenz des weiblichen Ejakulats wird noch immer unter Sexualwissenschaftlern gestritten, allein die Tantriker sind sich mal wieder sicher, sie sagen, der so genannte Nektar fließe bei entsprechender Erregung bei jeder Frau.

Sicher ist, dass mindestens *manche* Frauen bei sexueller Erregung beziehungsweise gezielter Stimulation des G-Punktes geringe Mengen einer klaren Flüssigkeit über die Harnröhre absondern. Frauen, die das merken, schämen sich oft, weil sie fälschlicherweise annehmen, dass es sich dabei um Urin handele. Das ist falsch. Die Flüssigkeit ist in Menge, Funktion und Konsistenz aber auch keineswegs zu vergleichen mit dem männlichen Sperma, vielmehr scheint es sich um eine Art zusätzliches Feuchthaltemittel zu handeln. Wundern Sie sich also nicht, wenn's ein bisschen flutschiger wird, wenn Sie die Tipps hier ausprobieren.

Die Klitoris

Früher hielt man sie oft für eine griechische Insel. Heute hat sich bei den meisten Männern, die nicht die letzten dreißig Jahre auf einer einsamen Insel verbracht haben, bereits herumgesprochen, dass die Klitoris für das weibliche Vergnügen mindestens so wichtig wie der G-Punkt ist. Klitoris und Penis entwickeln sich übrigens beim Embryo aus dem gleichen Zellverbund, sind also nah verwandt. Genauso wie die Eichel besitzt die Klitorisspitze eine Vorhaut, eine Haube, die bei Erregung durch die Blutfüllung des Gewebes automatisch zur Seite gedrückt wird.

Der gute alte Sigmund «Macho» Freud sprach ja seinerzeit noch von einem «unreifen» klitoralen und von einem «reifen» vaginalen Orgasmus der Frau, wobei Letzterer allein durch die Penetration mittels des männlichen Fortpflanzungsstabes und ohne weitere Stimulation erreicht werden könne.

Diese Unterscheidung ist spätestens dann hinfällig geworden, als die australische Urologin Helen O'Connell von der Uni Melbourne 1998 (!) herausgefunden hat, dass die Klitoris nicht nur aus ihrem sichtbaren, stecknadelkopf- bis bohnengroßen Ende besteht – auch Perle oder Glans genannt –, sondern Letzteres lediglich die Spitze des «Eisbergs» markiert.

Der Rest befindet sich – so die Forschungsergebnisse von Mrs. O'Connell – wie ein verborgener Penis im Inneren und besteht aus einem etwa drei Zentimeter langen Schaft und zwei Ausläufern, die entlang den äußeren Schamlippen nach unten innen verlaufen und sage und schreibe bis zu neun Zentimeter lang sind.

Dadurch wird die Klitoris durch Stimulation der oberen Vaginalwand, aber auch durch Druck oder Streicheln fast der gesamten Region um den Scheideneingang indirekt mitgereizt.

Was bedeutet das für Sie? Genau, wenn Sie mit Ihrer Freundin schlafen, punkten Sie weniger mit möglichst tiefen und festen Stößen als mit Bewegungsvariationen, die auf das vordere Drittel der Vagina sowie deren Oberseite abzielen.

Außerdem gibt es ein paar wichtige Regeln zur fachgerechten manuellen Reizung des zentralen «Lustzentrums» der Frau. Es gibt noch immer den einen oder anderen Herrn, der glaubt, es hier mit einer Art Mini-Joystick zu tun zu haben, und genau so behandelt er den Kitzler dann auch. In diesem Fall sollte er sich allerdings nicht wundern, wenn seine Liebste unwirsch reagiert, für manche Frauen ist die direkte Berührung nämlich geradezu schmerzhaft.

Ihnen passiert das nicht (mehr), wenn Sie die folgenden Tipps beherzigen:

Die drei goldenen Regeln einer unwiderstehlichen Klitoris-Massage

1. Die Bewegung sollte *immer locker aus dem Handgelenk* kommen, nie aus dem ganzen Arm, weil sie sonst zu grob wird. Winkeln Sie die Hand an. Stellen Sie sich einfach vor, Sie wollten Tischtennis spielen. So locker, wie Ihr Handgelenk beim Tok-Tok an der grünen Platte immer ist, so sollte es auch jetzt sein. (Das wäre es dann aber auch mit der Parallele, denn Schlagen ist das Letzte, was Sie jetzt tun sollten.)
2. Aus dem gleichen Grund die Finger flach auflegen, nicht senkrecht aufsetzen.
3. Nie direkt auf die Klitoris drücken. Sie ist noch wesentlich empfindlicher als Ihre Eichel. Zwei oder mehr angefeuchtete Finger links und rechts des Kitzlers platzieren und mit leichtem Druck schnell hin und her bewegen, sodass ein vibrierender Effekt eintritt. Mit steigender Erregung Ihrer Partnerin den Abstand zur Klitoris vergrößern und den Druck verstärken. So erwischen Sie auch die innen liegenden Ausläufer des Organs.

Der mysteriöse A-Punkt

Der Vollständigkeit halber sei hier auch noch der A-Punkt erwähnt, den ein malaysischer Frauenarzt entdeckt hat. Dr. Chua Chee **A**nn stellte seine neuesten A-Punkt-Forschungsergebnisse auf dem 7. Asiatischen Sexualwissenschafts-Kongress des Jahres 2002 vor, nachdem er Mitte der Neunziger bereits mit der Entdeckung des Punktes für Furore gesorgt hatte. A steht für «Anterior Fornix Erogenous Zone» und bezeichnet die Lage des Punktes: Er befindet sich wie der G-Punkt am Scheidendach (also an der dem Bauch zugewandten Seite), allerdings weiter hinten, nahe dem Gebärmutterhals. Anders als der G-Punkt ist er nicht anhand seiner Struktur vom umliegenden Gewebe zu unterscheiden, aber der A-Punkt soll bei Stimulation das Feuchtwerden der Vagina fördern und ein Anschwellen der Genitalien bewirken. Möglicherweise hat man es wiederum mit einer indirekten Reizung des innen liegenden Teils der Klitoris zu tun, wobei Dr. Anns Erkenntnisse durchaus mit denen von Dr. O'Connell konform gehen.

Dr. Ann gibt an – und jetzt wird es wirklich interessant –, dass 270 untersuchte Frauen auf eine Massage des Punktes mindestens mit sexueller Erregung reagierten, ein Drittel der Damen soll sogar multiple Orgasmen erlebt haben. Nun, es bleibt Ihrer Phantasie überlassen, sich vorzustellen, auf welche Art und Weise Dr. Ann genau an seine Ergebnisse gekommen ist.

Es bleibt festzuhalten: *Alle bisher entdeckten erregungsrelevanten Punkte innerhalb der Vagina liegen an ihrem Dach.*

Wenn Sie einer Frau besondere Lust bereiten wollen, sollten Sie sich das merken.

Mit dem Mund

Frauen stehen auf Cunnilingus. Nicht alle, aber die meisten. Sollte Ihre Frau oder Freundin zu den Mädels gehören, die diese Praktik nicht mögen, hat sie vermutlich einmal einen schlechten Liebhaber gehabt, der ihr die Lust daran verdorben hat. Manche Frauen, vor allem sehr junge, sind allerdings auch schüchtern, wenn Sie sich vor einem Mann so gehen lassen sollen. Sie haben Probleme, sich fallen zu lassen, während der Mann – vermeintlich – leer ausgeht. Erklären Sie ihr, dass sie irrt und dass Sie sie sehr gerne mit dem Mund verwöhnen möchten. Vielleicht hat sie aber auch Angst, dass ihr Intimbereich nicht Ihren ästhetischen Ansprüchen genügt oder nach ihren Liebessäften oder anderen menschlichen Absonderungen riecht.

In solchen Fällen schaffen gezielte *Komplimente* Abhilfe.

Betrachten Sie ihre Vulva und sagen Sie ihr, dass sie wundervoll aussehe.

Atmen Sie mit der Nase zwischen ihren Beinen tief ein und stoßen Sie mit genießerisch geschlossenen Augen ein «Oh, Mann, wie das duftet!» aus. Das baut Hemmungen ab.

Sollte wirklich einmal etwas nicht so angenehm riechen, lassen Sie es Ihre Partnerin nicht spüren, denn sonst werden Sie vermutlich nie wieder an ihr Oralsex praktizieren können. Wechseln Sie in diesem Fall einfach die Baustelle und schlafen Sie mit ihr oder streicheln Sie sie mit der Hand. Übrigens: Analog zum Geschmack des Spermas wird auch der Geschmack der Vaginalsekrete durch das bestimmt, was zuvor gegessen wurde. Mehr dazu weiter hinten in diesem Kapitel.

Männer, die gut küssen können, haben meistens auch ein «Mündchen» für die empfindliche Intimzone. Sofern sie es denn mögen, eine Frau mit Zunge und Lippen zum Orgasmus zu bringen. Einige Herren haben hier nämlich die gleichen Vorbehalte wie die Damen bei der Fellatio: Denn, wie gesagt, es geht hier meist nicht aseptisch und geruchsfrei zu. Andere Männer werden gerade von den verschiedenen Duftsensationen hier unten angetörnt.

Sollten Sie zu den Jungs gehören, die eine Frau nicht so gern lecken, tun Sie es doch einfach einmal, nachdem Ihre Liebste gerade geduscht oder gebadet hat. Oder nachdem Sie selbiges zusammen getan haben.

Sie sollten nämlich nicht vergessen, dass das Praktizieren von Cunnilingus ein wichtiges Argument dafür ist, dass Sie von der Frau eine ähnliche orale Behandlung Ihres Lendenbereiches bekommen.

Manchmal sind die Männer, die Cunnilingus nicht mögen, auch einfach noch nicht erregt genug, um Gefallen an dieser Aktivität zu finden. In diesem Fall fällt es Ihnen vermutlich leichter, Ihre Partnerin zu verwöhnen, wenn Sie sich in der berühmten **69-Stellung** befinden, in der die Partner so aufeinander liegen, dass Sie sich gleichzeitig gegenseitig mit dem Mund befriedigen können. Dabei fällt auch das Gefühl weg, von der Frau dominiert zu werden, das manche Männer nicht mögen.

Der perfekte Cunnilingus

Ein guter Cunnilingus ist wie ein guter Kuss: Einfach die Zunge zur Lanze rollen und rhythmisch vorstoßen reißt nur die wenigsten Mädels vom Hocker. Auch unkontrollierter Speichelfluss, wie sie es sonst nur von der freudigen Begrüßung von Nachbars Waldi kennt, ist nicht jederfraus Sache. Das Wichtigste der Reihe nach:

Wagen Sie keinen Kaltstart! Ausziehen und zwischen die Beine abtauchen funktioniert einfach nicht. Erregen Sie Ihre Partnerin zuvor durch Streicheln und Küssen am ganzen Körper. (Konkrete Anregungen finden Sie im nächsten Kapitel beim «Routenplaner».)

Wandern Sie nun langsam (!) mit Ihren Lippen über den Bauch in Richtung der

Beine. **Halten Sie dabei zunächst noch die Brüste und stimulieren Sie sie mit den Fingern.** Küssen Sie den Bauchnabel und das Gebiet darunter bis zur Scham.

Schieben Sie jetzt mit ein wenig Druck die Beine auseinander. Nicht zu zaghaft, drücken Sie sie ruhig ein bisschen weiter zur Seite, als unbedingt notwendig. Sehen Sie Ihrer Partnerin in die Augen (Nicht lächeln! Sie sind lüstern, das soll Ihre Süße sehen!).

Küssen Sie die Innenseite der Oberschenkel. Fahren Sie mit den geöffneten Lippen darüber und **lassen Sie nur ganz wenig Ihre Zungenspitze aus dem Mund ragen.**

Teilen Sie nun mit den Händen die äußeren Schamlippen. Betrachten Sie, was sich Ihnen darbietet. Sehen Sie, wie der kleine rosa bis dunkelviolette Knopf – die Klitoris – angeschwollen ist? Vielleicht ist sie aber noch nicht ganz so weit, doch an diesen Punkt werden Sie sie bald bringen!

Sie fangen unbedingt **langsam** an und gehen **gezielt** vor! Einfach die ganze Region von oben bis unten abzulecken bringt nicht sehr viel. Lecken Sie vorsichtig den Bereich um die Klitoris herum. **Sparen Sie den Kitzler zunächst aus**. Der kleine Schlingel soll sich nach Ihrer Zunge verzehren!

Um die Klitoris herum machen Sie die Zunge etwas spitzer, im weiteren Umkreis flach und locker.

Stellen Sie sich dann vor, Sie würden den Mund Ihrer Partnerin küssen. Gleiten Sie sanft mit der Zunge in die Vagina, berücksichtigen Sie dabei vor allem das Scheidendach, also den dem Bauch zugewandten Bereich. Gleiten Sie wieder hinaus und lecken Sie außen weiter.

Praktizieren Sie den **Vakuum-Kuss:** Legen Sie die Lippen sanft um die Klitoris (nicht direkt darauf!), formen Sie mit den Lippen ein O und saugen Sie langsam Luft aus ihrem Mund, sodass ein leichtes Vakuum entsteht. Ziehen Sie dann den Kopf leicht (nicht mehr als einen halben Zentimeter!) zurück, sodass das Vakuum die Klitoris aus ihrem Versteck lockt. Lassen Sie Ihre Zunge zunächst in Ihrem Mund und kitzeln Sie mit ihr schließlich nur ganz leicht über die Klitoris, als sei Ihre Zunge eine Biene, die immer wieder von der Honig spendenden Blume abhebt. Wetten, dass Ihre Süße begeistert sein wird?

Pusten Sie auf den nun angefeuchteten Kitzler.

Probieren Sie einmal, bei leicht geöffnetem Mund leise zu summen und die Lippen sanft um den Kitzler herum zu bewegen. Die entstehenden Vibrationen wird Ihre Freundin lieben.

Wechseln Sie alle vorgeschlagenen Techniken ab!

Unterstützende Maßnahmen

Sie können die Erregungskurve Ihres Herzblattes noch steigern, indem Sie mit Ihren Händen oder anderen Hilfsmitteln unterstützend eingreifen.

Massieren Sie zum Beispiel pulsierend mit einem oder zwei Fingern und nicht zu zaghaft ihren **G-Punkt**, während Sie die Gegend um die Klitoris lecken.

Je nach den persönlichen Vorlieben können Sie ihr auch einen gut mit Speichel angefeuchteten Finger vorsichtig in den **Anus** stecken. Beobachten Sie die Reaktion Ihrer Freundin, denn nicht alle Frauen mögen das. Geben Sie aber nicht zu schnell auf, manchmal ziert sie sich nur zu Beginn – das Einführen ist etwas unangenehm – und entdeckt dann, dass sich ihre Lust durch den Finger noch weiter steigert. Vielleicht nehmen Sie in diesem Fall das nächste Mal noch einen zweiten Finger hinzu? Ein entschiedenes «Nein!» sollten Sie natürlich im eigenen Interesse akzeptieren. Achten Sie unbedingt darauf, dass ein Finger, der im After gesteckt hat, nicht mehr die Vaginalregion berühren darf!

Massieren Sie leicht den **Damm**, den Bereich zwischen After und Vagina. Etwa in dessen Mitte legt das Perineum, das für Berührungen sehr empfänglich ist. Viele Frauen reagieren auf eine zarte Fingermassage dort mit gesteigerter Lust.

Wenn Ihre Freundin klein ist und/oder Sie lange Arme haben, können Sie mit einer Hand vielleicht noch ihre **Brüste** bearbeiten.

Führen Sie während des Cunnilingus **asiatische Liebeskugeln** (auch Geisha-Kugeln genannt, aus dem Sexshop) in die Vagina ein. Diese Wunderdinger schwingen in ihrem Inneren und erzeugen auf diese Weise bei Bewegung wunderbare Gefühle. Sie bekommen die Kugeln entweder mit einem Bändchen verbunden oder als einzelne Kugeln. Die Kugeln mit dem Bändchen können Sie zwischendurch langsam einzeln herausziehen und genauso langsam wieder in der Vagina verschwinden lassen. Das wird sie schier verrückt machen! Falls Sie Qi-Gong-Kugeln besitzen: Die gehen auch.

Sie können auch einen **Vibrator** oder einen **Dildo** (eine Penisnachbildung, die im Unterschied zum Vibrator keine Vibrationsfunktion hat) in ihr verschwinden lassen, während Sie sie oral befriedigen. Bitte nehmen Sie keine scharfkantigen Gegenstände oder Dinge aus Glas. Auf gar keinen Fall dürfen Sie offene Flaschen (egal, aus welchem Material) einführen, die saugen sich fest, und dann fahren Sie mit Ihrer Freundin samt Flasche ins Krankenhaus. Unschön!

Eiswürfel können Sie benutzen, um heiß-kalte Empfindungen zu erzeugen. Wenn Sie zunächst mit einem Würfel langsam rund um Scheideneingang und Kitzler und entlang den äußeren Schamlippen fahren und diese Bereiche anschließend mit Ihrem heißen Mund wieder schön aufwärmen, verdoppelt das die Erregung (mindestens!). Sie können mit den Eiswürfeln auch einen Ausflug nach Norden zu ihren Brüsten und schließlich ihren «richtigen» Lippen machen, bevor Sie sich wieder dem Bereich zwischen den Schenkeln widmen. Aber führen Sie die Eiswürfel nicht in Vagina oder Anus ein, das ist vergebliche Mühe, denn dort gibt es keine «Fühler» für Kälte.

Wie erkennen Sie, ob das, was Sie tun, ihr gefällt?

Bekanntlich sind nicht alle Frauen gleich und haben darum auch nicht alle die gleichen Vorlieben. Das, was in diesem Buch vorgeschlagen wird, wird sehr wahrscheinlich einer Menge Mädels gefallen, aber nun mal eben nicht allen. Darum sollten Sie bei allem, was Sie Ihrer Süßen Gutes tun (wollen), immer auf ihre Reaktionen achten. Das gilt insbesondere für den Cunnilingus. Wenn Sie auf diese Anzeichen achten, kommen Sie auch nicht in Versuchung, besorgt zu fragen: «Ist das gut so?» Grundsätzlich ist Lernbereitschaft ja löblich, aber wenn es wirklich gut ist, was Sie tun, und Sie so fragen, wird das Ihre Liebste aus ihren lustvollen Phantasien reißen. Und das ist dann wirklich gar nicht gut.

Je mehr Sie von den folgenden Anzeichen bei Ihrer Herzensdame feststellen, umso sicherer können Sie sein, dass es ihr *wirklich* gefällt:

Gut:

- ➔ Sie verfällt ins Hohlkreuz und drückt Ihnen ihr Becken entgegen. Das passiert meist unwillkürlich und wird darum selten gefälscht.
- ➔ Sie fängt an, sich rhythmisch unter Ihrer Zunge zu bewegen. Hier gilt das Gleiche wie beim vorhergehenden Punkt.
- ➔ Ihre Genitalien zucken ab und zu. Diese Zuckungen sind nur schwierig willentlich zu beeinflussen.
- ➔ Sie sagt Dinge wie «Ja, ja, mach weiter so» oder «Nicht aufhören». Das dürfen Sie ihr ruhig glauben.

… auch gut – unter Vorbehalt:

- ➔ Ihr Atem wird schneller und heftiger – das kann man allerdings schauspielern.
- ➔ Ihre Wangen und Lippen röten sich. Aber wenn sie Rouge und Lippenstift aufgetragen hat, können Sie sich auf diese Zeichen nicht verlassen.

- Stöhnen. Ist oft echt, manchmal nicht. Frauen stöhnen oft auch dann, wenn sie den Mann nicht enttäuschen wollen. Er soll nicht merken, dass das, was er tut, ihr nicht gefällt. Darum gilt Stöhnen nur dann als Lustindikator, wenn es immer auch mit mehreren der oben aufgeführten Anzeichen einhergeht. Manche Frauen stöhnen übrigens nie, selbst bei größter Wollust!

Nicht ganz so gut:

- Sie bewegt sich gar nicht.
- Sie zieht sich immer ein paar Millimeter mehr von Ihrer Zunge zurück.
- Sie zerrt irgendwie an Ihrem Kopf herum. In diesem Fall will Sie Ihnen wahrscheinlich mitteilen, dass Sie mehr oben, mehr unten, zumindest aber anders lecken sollen. Hören Sie kurz auf, sehen Sie sie an. Vermutlich wird sie Ihnen nun mit dem Finger zeigen, wo sie Ihre Zunge lieber spüren möchte. Oder Sie sagt Dinge wie: «Nicht so fest, Liebling.»

Wie Sie Frauen dazu kriegen, gerne Fellatio zu machen

Kaum etwas mögen Männer lieber, als hingebungsvoll einen geblasen zu bekommen. Und es gibt viele Frauen, die es sehr genießen, wenn der Schwanz eines Mannes in ihrem Mund hart und fest wird. Die genießen, welche erotische Macht sie mit ihrer Zunge über den Kerl haben, der an diesem Prachtschwengel hinten dranhängt. Wie kommt es dann, dass Männer oft darüber klagen, dass ausgerechnet ihre Freundin keinen so rechten Spaß am Dienst an der Stange hat? Ganz einfach: Es gibt ein paar Voraussetzungen, die erfüllt sein sollten, damit es Ihnen eine Frau gut, gerne und häufig mit dem Mund macht. Sie können eine Menge dafür tun.

Hygiene ist natürlich eine Grundvoraussetzung. Selbstverständlich waschen Sie sich regelmäßig, das möchte auch niemand anzweifeln. Aber achten Sie auch darauf, dass Sie dabei die Vorhaut vollständig zurückziehen, um auch die letzten Reste Smegma zu entfernen? Bitte waschen Sie Ihren Schwanz nur mit klarem Wasser,

Seife bringt schnell das natürliche Gleichgewicht durcheinander und macht Sie anfällig für Pilze und Ähnliches. Apropos: Sollten Sie ab und an Brennen und/oder Jucken beim Wasserlassen (oder auch sonst) verspüren, müssen Sie zum Arzt gehen. Sie könnten tatsächlich einen Pilz haben. In diesem Fall sollten Sie keinesfalls zulassen, dass Ihnen Ihre Freundin einen Blowjob angedeihen lässt!

Sperma-kuläres Sie sollten nicht darauf bestehen, dass Ihre Partnerin Ihr Sperma schluckt. Einer Frau, die Sie ansonsten gerne oral befriedigt und lediglich nicht schlucken mag, kann durch diese Macho-Forderung die Lust vergehen – von Frauen mit bestimmten sexuellen Vorlieben, die unter anderem mit dem Entgegennehmen von Befehlen zu tun haben, einmal abgesehen. Falls Ihre Süße also *nicht* zufällig auf Herr-und-Sklavin-Spielchen abfährt, sollten Sie allenfalls betonen, dass Sie es sich unheimlich aufregend vorstellen, wenn sie Ihren Liebessaft schluckte.

Allerdings nicht genau dann, wenn Sie schon kurz vor dem Höhepunkt stehen, sondern am besten, wenn Sie sich post- oder präkoital beim Kuscheln über Ihrer beider Vorlieben und Phantasien unterhalten.

Aber mal ehrlich, ist es nicht auch viel aufregender, wenn ihr das nicht geschluckte Sperma langsam aus den Mundwinkeln tropft? Oder – falls sie auch das nicht mag – im rechten Moment am Busen herunterläuft? Nein? Nun ja, dann sollten Sie alles in Ihrer Macht Stehende tun, um Ihr Lendenelixier so attraktiv wie möglich zu machen.

Bei vielen Männern hat es sich ja mittlerweile herumgesprochen, dass der Geschmack ihres Samens variiert, je nachdem, was sie gegessen haben. Eine insgesamt vorwiegend vegetarische Ernährung soll den Samen wohlschmeckender machen. Vor allem Fruchtsäfte stehen in dem Ruf, diesbezüglich wirksam zu sein, insbesondere Ananassaft soll wahre Wunder wirken.

Nicht ganz so delikat schmeckt Ihr Samen hingegen nach Konsum all der Dinge, die auch Ihren Urin streng riechen lassen. Nach Kaffeegenuss und viel Alkohol wird der Samen bitter. Fleischorgien wie das sommerliche Grillen machen Ihr Sperma säuerlich – die Abbauprodukte der Proteine sind daran schuld. Ganz übel werden Geruch und Geschmack des Spermas nach Spargelgenuss. Dumm nur, dass Spargel so gesund ist und gleichzeitig als Aphrodisiakum gilt. Da müssen Sie sich wohl entscheiden. Achtung: Der miese Geschmack hält sich bis zu zwei Wochen! Grundsätzlich gilt also: Das, was gemeinhin als «gesunde Ernährung» angesehen wird, führt möglicherweise auch zu einer gesunden (= positiven) Einstellung Ihrer Partnerin gegenüber einem Blowjob.

Stress und Drogenkonsum beeinträchtigen den Sperma-Gusto ebenfalls. Sie können den Erfolg veränderter Ernährungsgewohnheiten zunächst einmal selber testen: Onanieren Sie in Ihre Hand und schlucken Sie Ihren eigenen Samen. Igitt, so was machen Sie nicht? Ihr gutes Recht. Aber dann sollten Sie auch nicht erwarten, dass es Ihre Frau tut.

Besonders bitteres Sperma – trotz vorbildlicher Ernährung – kann übrigens auf eine bakterielle Infektion hindeuten. Ab zum Doktor!

Wie sag ich's ihr? Sollen Sie Ihre Partnerin eindringlich bitten, Ihnen einen zu blasen? Lieber nicht! Die meisten Damen möchten selber bestimmen, wann sie was in den Mund nehmen. Das gilt fürs Abendbrot genauso wie für Ihren Freund in der Lendengegend. Sie können es natürlich einmal versuchen, aber müssen in jedem Fall ein Nein als solches akzeptieren. Da sollten Sie auch nicht mit der faktisch richtigen Aussage zum Zuge kommen wollen, dass eine Ladung Sperma durchschnittlich 5 Milligramm des abwehrsteigernden Spurenelements Zink enthält – fast die Hälfte der empfohlenen Tagesdosis. Das wird sie vermutlich nicht überzeugen, denn wofür hat sie geschmacksneutrale Mineralstofftabletten?

Langfristig besser funktionieren Komplimente nach einer gelungenen Fellatio. Frauen wollen gut im Bett sein und wissen, dass Blasen dazugehört. Wenn sie das Gefühl hat, die Sache zu beherrschen, wird sie auch eher Lust dazu haben, es wieder zu tun.

Der «Ich hab nur von dir geträumt»-Trick: Erzählen Sie nach dem gemeinsamen Aufwachen, dass Sie gerade davon geträumt hätten, wie sie es Ihnen mit dem Mund besorgt hat. Schwärmen Sie in den höchsten Tönen und räkeln Sie sich dabei ein wenig wollüstig. Die Chancen stehen gut, dass die Frau neben Ihnen den direkten Konkurrenzkampf mit ihrem eigenen Traum-Ich nicht scheut und sich an Ihrer Morgenlatte zu schaffen macht.

Bei Gelegenheit der Traum-Berichterstattung können Sie auch unauffällig ganz genau erklären, was Ihnen besonders Spaß macht und wo und wie Sie Ihr bestes Stück am liebsten angefasst haben wollen. Vielleicht trifft ein vorsichtiges Lutschen der Eier Ihren Gout? Oder eine dezente Drehbewegung des Kopfes beim Blasen? Egal, was Sie jetzt erzählen, Ihre Süße wird es sich sehr genau merken, darauf dürfen Sie zählen. Und wenn sie es nicht sofort in die Tat umsetzt, dann bestimmt später.

Aber erwähnen Sie keinesfalls, dass die sexy Filmschauspielerin (oder – noch schlimmer – Ihre Ex) sich im Traum Ihres Gemächts angenommen hat. Das geht garantiert nach hinten los. Denn dabei wird nicht das Konkurrenzgefühl Ihrer Süßen angestachelt, eher das «Pöh, dann soll er doch weiter von der Tussi träumen»-Gefühl.

Besser nicht! Wenn Ihre Lady vor Ihnen in die Knie geht, werden Sie ihr vermutlich die Hände auf den Kopf legen. Das ist auch völlig in Ordnung, solange Sie nicht versuchen, den Kopf zu dirigieren. Ein Mann, der mit Hilfe seiner Hände versucht, der Frau, die ihm gerade einen bläst, seinen Schwanz weiter in den Rachen zu stoßen, ruft nicht nur direkten Würgereiz hervor. Allein die Vorstellung lässt die meisten Frauen erschaudern. Und zwar nicht vor Wollust.

Überhaupt, die Sache mit dem so genannten *Deep Throat*, dem «tiefen Schlund». Die Idee, eine Frau richtig tief in den Mund zu vögeln – und zwar so, dass ihr der Schwanz an die Rachenmandeln stößt –, ist möglicherweise sehr erregend. In der Umsetzung hapert's dann meist an plötzlicher Atemnot der Dame und dem bereits erwähnten Würgereflex.

Der Name «Deep Throat» geht übrigens auf einen berühmten Porno des Jahres 1972 zurück, mit dem Hauptdarstellerin Linda Lovelace an der Seite von Lendenwunder John Holmes weltberühmt wurde. Der krause Plot: Eine Frau hat ihre Klitoris nicht dort, wo sie hingehört, sondern weit hinten in der Speiseröhre. Darum findet sie nur beim Oralsex mit Männern Befriedigung, deren Lustorgan besonders lang ist.

Da bei Ihrer Freundin die Klitoris ganz sicher nicht im Hals sitzt, sparen Sie sich diese Schwertschluckerpraktik am besten für Ihre Phantasien auf. Und wenn es denn wirklich sein soll – vielleicht fährt Ihre Süße ja auch darauf ab –, bugsieren Sie Ihre Mundfertige aufs Bett, und zwar so, dass ihr Kopf über den Rand hängt, sodass Mund und Kehle eine Linie bilden. Stellen oder knien Sie sich dann über sie. Und achten Sie unbedingt auf stumme Hilfesignale!

Sag's mit Sahne Erinnern Sie sich noch an «9 1/2 Wochen»? *Den* Softporno der Achtziger, der Kim Basinger und Mickey Rourke berühmt machte? Dass die Qualität dieses saxophonuntermalten Schwül-Sex-Opus umstritten ist, soll hier nicht Gegenstand der Erörterung sein. Tatsache ist: Hier wurde mit Lebensmitteln gespielt. Und Lebensmittel können auch Sie nutzen, um Ihren hübschen Kerl in der Leiste besonders schmackhaft zu machen.

Sicher, natürlich sollen Sie nicht mit einem mit Nuss-Nougat-Creme bestrichenen Schwanz erwartungsfroh im Flur warten, wenn Ihre Freundin gerade von der Arbeit heimkehrt. Das ist eventuell eine Spur zu plakativ.

Aber verstreichen Sie doch einmal beim Kuscheln und Knutschen ein bisschen Schlagsahne (oder Sahnejoghurt) auf dem Busen Ihrer Liebsten und schlecken Sie sie (es) ab. Zeichnen Sie eine Schlagsahnespur über ihren Bauch bis zwischen ihre Schenkel und fahren Sie sie mit der Zunge nach. Übrigens besonders im Sommer bei hohen Temperaturen zu empfehlen, denn Milchprodukte kühlen erhitzte Haut.

Falls Ihr Schatz dann nicht von selber darauf kommt, platzieren Sie einen Klecks Sahne auf Ihrer Schwanzspitze. Sie wird ihn ablecken, garantiert. Und vielleicht wechseln Sie ja einfach in die «69»?

Bitte keine Sahne – vor allem welche, die schon gezuckert ist – in die Vagina bringen, denn die natürlicherweise in kleinen unschädlichen Mengen dort lebenden Pilzkulturen werden dann vermutlich eine Bevölkerungsexplosion erleben – und Ihre Freundin die unangenehmen Beschwerden einer Pilzinfektion.

Schneller kommen Selbst Männer, die sonst immer ziemlich früh ejakulieren (müssen), halten eine Fellatio meist endlos lange aus. Ist ja auch ein schönes Gefühl, warum sollte man das nicht auskosten? Die an ihrem Lustbolzen tätige Dame wird vermutlich ganz anderer Meinung sein. Wenn die Mundmuskeln spätestens nach einer Viertelstunde zu erlahmen beginnen und die zu Hilfe genommene Hand ebenfalls, wünschen sich selbst oralsexbegeisterte Frauen oft, der Herr möge doch nun endlich mal kommen. Dafür bringen Sie kein Verständnis auf? Dann versuchen Sie doch selbst einmal, länger als zehn Minuten phantasie- und hingebungsvoll an einem Rettich oder Ähnlichem zu lutschen.

Fakt ist: Wenn die Sache ein wenig schneller vonstatten ginge, wären viel mehr Frauen viel öfter bereit, ihrem Liebsten einen guten Blowjob zu verpassen. Darum tun Sie gut daran, die Sache zu beschleunigen, wenn Sie können. Zumindest sollten Sie diesmal nicht versuchen, Ihren Höhepunkt so lange wie möglich hinauszuzögern. Scheuen Sie sich ebenfalls nicht, Ihre Freundin freundlich auf Techniken hinzuweisen, die Sie besonders scharf machen. Loben Sie sie überschwänglich, wenn sie etwas außerordentlich Geiles macht, stöhnen Sie und feuern Sie sie damit an. Bitten Sie sie vielleicht, sich andersherum auf Sie zu setzen, sodass Sie ihren Hintern direkt vor dem Gesicht haben, sofern Sie das anmacht. Oder legen Sie selber Hand an Ihren Penis, während sie ihn noch leckt.

Einstellungssache

Nein, keine Sorge, es soll hier jetzt nicht um akrobatische Höchstleistungen gehen, die osteuropäischen Turnern aus den Zeiten der Sowjetunion zur Goldmedaille gereicht hätten. Ebenso sollen Sie nicht das gesamte Bewegtbild-Sortiment des nächsten Ehehygiene-Ladens nachturnen und auch nicht das Kamasutra von vorn bis hinten auswendig lernen. Schließlich sollen Sie sich im Bett weniger über die Belastbarkeit Ihrer Sehnen und Gelenke Gedanken machen als vielmehr Spaß haben.

Darum dreht sich im Folgenden alles um die Vor- und Nachteile jener lustvollen Körperkonstellationen, die selbst für den durchschnittlich gelenkigen und muskulösen Beischläfer nachzuvollziehen und – das ist das Wichtige – umzusetzen sind. Es gibt ohnehin nur eine Hand voll Grundstellungen, alle anderen leiten sich daraus ab.

Es gibt Stellungen, die helfen zu verhindern, dass der Mann zu früh kommt. Es gibt auch Stellungen, die verhindern, dass die Frau zu früh kommt (ja, ja, auch das gibt es!). Es gibt Stellungen, die sind günstig bei kleinerem Penis, und welche, die sich gut für größere Formate eignen.

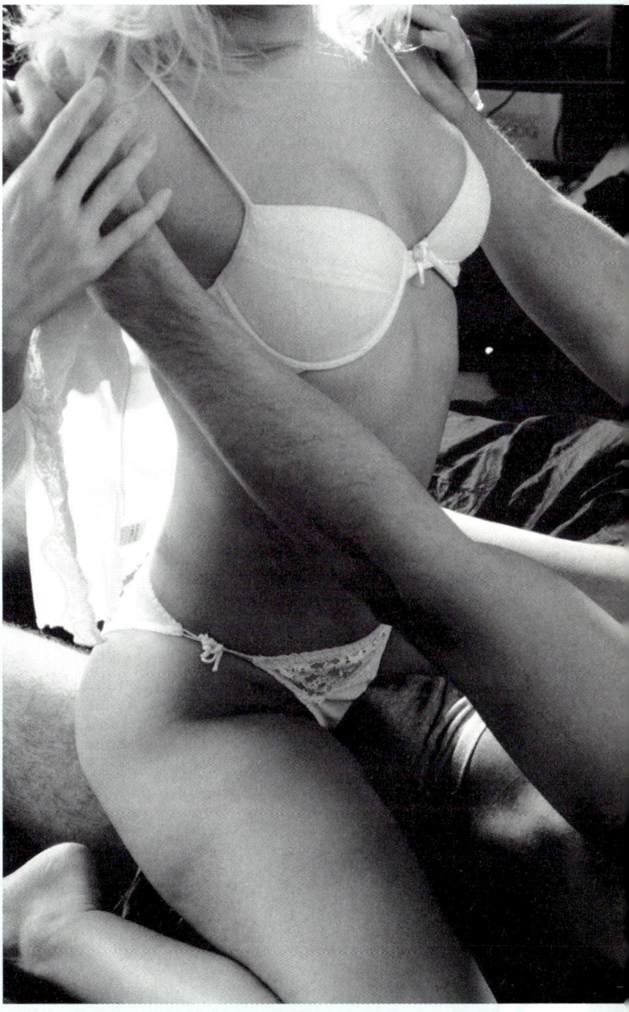

Die Stellung der Missionare

Interessanterweise gilt die Missionarsstellung als *die* Stellung der patriarchalischen Gesellschaften. Das Klischee: Der Mann macht ein paar rhythmische Liegestütze, während die Frau untätig auf dem Rücken liegt und an das dringend nötige Putzen der Fenster denkt. Angeblich soll der Name dadurch entstanden sein, dass Angehörige jener Naturvölker, die von christlichen Missionaren bekehrt werden sollten, den Herren Missionaren heimlich beim Sex zugesehen haben. Die auf diese Weise beobachtete Art und Weise der Kopulation sollen die Einheimischen zum Schreien komisch gefunden haben, liebten sie sich untereinander doch, nun ja, anders eben. Und darum, so die Überlieferung, wurde die Position Mann oben/Frau unten zur «Stellung der Missionare». Dass diese Geschichte stimmt, ist bei näherer Überlegung zweifelhaft – warum sollte ein Insider-Gag eines Naturvolks Eingang in unseren alltäglichen Sprachgebrauch gefunden haben? Am Ende ist das aber auch ganz egal.

In alten Zeiten, als man Frauen beim Sex noch nicht das Recht auf schöne Gefühle zustand, war die Position für den lustökonomisch denkenden Mann («Hauptsache, *ich* komme») das simpelste Mittel zum Zweck. Frauen kommen in dieser Stellung lusttechnisch nicht ganz so gut weg, zumindest nicht, wenn nicht zugleich die Klitoris von außen gereizt wird. Zum Glück für die Ladys hat sich die Pascha-Attitüde bei den meisten Herren geändert, aber die Missionarsstellung ist immer noch die am häufigsten praktizierte Position.

Und sie hat ja auch viel Gutes: Die Missionarsstellung ist sehr romantisch, weil sich die Liebenden dabei in die Augen sehen und sich küssen können. Sie als untauglich aus dem Repertoire zu verbannen wäre darum vorschnell (sie sollte allerdings nicht das Repertoire *sein*). Außerdem gibt es ein paar Tricks, die die Stellung für die Dame erregender machen.

So geht's

Die Normalvariante ist vermutlich hinlänglich bekannt. Der Mann liegt oben, die Frau unten, er ist aktiv, sie gezwungenermaßen weitgehend passiv.

Vorteile

Die Missionarsstellung ist günstig, wenn die Dame immer zu schnell kommt (lachen Sie nicht, das gibt es!). Die Reizung der Lustpunkte am Dach der Vagina ist bei der herkömmlichen Variante nämlich minimal. Sollte Ihre Liebste also zu den raren, aber dennoch vorkommenden Exemplaren gehören, die schneller zum Orgasmus kommen als ihr männlicher Konterpart, sollten Sie zwischendurch in diese Stellung wechseln.

Ebenfalls ist die klassische Missionarsstellung zu empfehlen, wenn Sie einen sehr langen Penis haben, der ihr in anderen Positionen Schmerzen bereitet: Als «Missionar» können Sie nicht so tief eindringen. Allerdings gibt es auch noch andere Stellungen, die ebenso diese Anforderung erfüllen, für die Frau aber lustvoller sind. Mehr dazu weiter unten.

Auch ist die für die Frau ungleich bequeme Missionarsstellung die Position der Wahl, wenn Sie merken, dass Ihre Süße eigentlich zu müde/zu gestresst/zu kopfschmerzgeplagt zum Sex ist, aber sich Ihnen zuliebe auf ein bisschen Beischlaf einlässt. Wenn eine Frau nämlich partout keine Lust hat und das auch deutlich zum Ausdruck bringt, nützt es oft wenig, raffinierte Streicheltechniken anzuwenden. Sie merken generelle Unlust daran, dass Ihre Freundin Ihre hilfsbereiten Hände immer von ihren Brüsten und anderen zentralen Hot Spots wegschiebt. Legt sie sich dennoch bereitwillig auf den Rücken, dann möchte sie eigentlich nur drei Dinge: a) dass Sie schnell zur Sache kommen, b) schnell weitermachen und c) schnell fertig werden, während sie nun vielleicht tatsächlich über die ungeputzten Fenster nachdenkt oder darüber, welche Zutaten sie im Asia-Markt für das leckere thailändische Curry-Gericht noch einkaufen muss. Manchmal kommt freilich dennoch – der Vergleich liegt gerade so nah – der Appetit beim Essen. (Probieren Sie dazu einfach mal die unten vorgeschlagene Variationsmöglichkeit der Stellung aus.) Wenn eine Frau sich Ihnen hingibt, ohne selber wirklich Lust zu haben, bedeutet das übrigens nicht unbedingt ein Opfer. Viele Damen genießen dabei einfach die körperliche Nähe (falls sie dazu nicht zu sehr in Gedanken sind).

Die Missionarsstellung ist die beste Stellung für Analsex. Dazu später im entsprechenden Kapitel mehr.

Nachteile

Die Missionarsstellung ist ungünstig, wenn Sie sehr schnell zum Höhepunkt kommen, denn dann hat die Frau kaum eine Chance, Erregung aufzubauen. Nicht nur, dass Sie im Erdgeschoss wenig ausrichten, Sie müssen sich ja auch mit beiden Händen abstützen. Zum Bearbeiten restlicher Zonen (z. B. der Brust) bleiben Ihnen nur Ihre Lippen.

Varianten

Sie können die normale Missionarsstellung recht einfach ein bisschen «tunen».

a) Platzieren Sie ein dickes, festes Kissen unter dem Po Ihrer Süßen. Dadurch ändert sich der Einstiegswinkel Ihres Penis, und es wird mehr Druck auf die weiblichen Lustzentren ausgeübt. Falls Sie es schaffen, sich nur mit einem Arm abzustützen, forcieren Sie die Reizung noch zusätzlich, indem Sie ihr Ihre flache Hand auf den Bauch unmittelbar oberhalb des Venushügels drücken.

b) Je mehr Sie Ihren Oberkörper anheben, umso stärker wird der Druck des Penisschafts auf Klitoris und G-Punkt. Ebenso, wenn Sie die Beine Ihrer Freundin auf Ihre Schultern legen.

c) *Die Turbo-Variation* sieht so aus: Die Ausgangsposition ist wie gehabt. Rutschen Sie nun mit Ihrem Becken ein Stück nach oben (in Richtung des Kopfes Ihrer Partnerin), sodass sich schließlich Ihre eigenen Beckenknochen direkt über den Beckenknochen Ihrer Liebsten oder sogar noch weiter oben befinden. Ihre Arme sind nun etwa in Höhe der Schultern Ihrer Partnerin. Legen Sie sich flach auf Ihre Partnerin. Die Klitoris wird in dieser Position hervorragend von Ihrem Penisschaft massiert. Wechseln Sie langsame mit schnellen Bewegungen ab, kreisen Sie Ihre Hüften. *Diese Stellungsvariante gilt unter Sexualexperten als diejenige, in der ein simultaner Orgasmus der Partner am wahrscheinlichsten ist.*

Stehende Ovationen

Die Stellung, in der die Frau auf einer Unterlage sitzt, während er steht und in sie eindringt, ist eine der platzsparendsten Varianten des Liebesspiels.

So geht's

Er hebt sie auf eine Unterlage und dringt dann in sie ein. Der Untergrund sollte aber wirklich stabil sein, verzichten Sie im eigenen Interesse auf Experimente mit Klapptischen, Waschbecken, Bücherregalen o. Ä. Derartige Dinge sind nicht für mehrere Zentner sich ruckartig bewegenden Lebendgewichts ausgelegt und brechen zuweilen ab, was besonders für Ihren Penis ungünstige Folgen haben kann (Penisbruch). Und sich dann auch noch mit einer überfluteten Wohnung auseinander zu setzen, weil obendrein das Waschbecken der Erdanziehung gefolgt ist, ist einfach zu viel.

Oder Sie verzichten auf die Unterlage, und sie schlingt ihre Beine um Ihre Hüften, schwebt quasi frei. Nur zu empfehlen, wenn sowohl Sie als auch Ihre Süße ordentlich Kraft in Beinen, Hüften und Armen haben. Wenn sie nämlich abrutscht, kann auch das zu einem schmerzhaften Penisbruch führen. Und mit Sex ist's (mindestens) fürs Erste Sense. Wenn Sie zwar in den Extremitäten Kraft haben, aber nicht im Lendenbereich, sollten Sie auch Abstand von dieser Turnübung nehmen, denn dann macht's keinen Spaß.

Vorteile

Empfehlenswert, wenn Sie wenig Platz (und meist auch Zeit) zur Verfügung haben. Also *die* Stellung für den Quickie in Flugzeugtoiletten, Umkleidekabinen, Telefonhäuschen, Agenturküchen, Besenkammern und so weiter.

Die Stellung ermöglicht eine gute Stimulation von Klitoris und G-Punkt durch den Koitus und ist darum vor allem in Kombination mit ungewöhnlichen Orten sehr erregend.

Nachteile

Nichts für Leute mit einem ausgeprägten Bedürfnis nach Romantik, denn besonders kuschelig geht's hierbei nicht zu. Schließlich kommen beim Sex an ungewöhnlichen Orten meist noch Zeitmangel und die Furcht vor Entdeckung hinzu.

Außerdem sollten Sie bedenken, dass in der unabgestützten Variante weder Sie noch Ihre Partnerin die Hände für eine zusätzliche Stimulation frei haben, die viele Frauen – vor allem wenn's schnell gehen muss – nötig haben, um zum Orgasmus zu kommen. Und zwar selbst dann, wenn der Penis in einem so günstigen Winkel in sie eindringt. Falls Sie aber so heiß aufeinander sind, dass die Erregungskurve ohnehin schon fast ihren Zenit erreicht hat, steht den «Standing Ovations» natürlich nichts im Wege.

Varianten:

a) Sie haben keine Ablagefläche zur Verfügung und auch nicht so viel Spinat gegessen, dass Sie es sich zutrauen würden, die Lady ohne Stütze anzuheben? Falls Sie beide etwa gleich groß sind, kann die Dame eines ihrer Beine zur Stabilisierung auf dem Boden stehen lassen und nur das andere um Ihre Hüfte schwingen. *Eine sehr gute*

Möglichkeit, falls Ihr Penis sehr groß ist und der Dame bei der anderen Variante Schmerzen bereitet. Sind Sie unterschiedlich groß, brauchen Sie allerdings ein dickes Buch, ein Fußbänkchen, einen Stein oder Ähnliches, um den Größenunterschied auszugleichen. Vorsicht bei glitschigen oder wackligen Untergründen!

b) Sie können auch beide mit beiden Füßen auf dem Boden stehen bleiben und trotzdem miteinander schlafen. Damit das problemlos funktioniert, muss die Frau entweder ein klein wenig größer sein als der Mann, oder er geht etwas in die Knie, um in sie eindringen zu können. Außerdem kann sich selbstverständlich auch in diesem Fall einer von Ihnen beiden auf einen Gegenstand stellen.

Zur schönen Aussicht

«Doggy Style» oder auch «a tergo» beziehungsweise «von hinten» ist bei Männern die beliebteste Stellung, können sie ihr bestes Stück doch hervorragend dabei beobachten, wie es majestätisch hinein- und hinausgleitet, und auch sonst ist die Aussicht nicht zu verachten. Zudem verengt sich in dieser Stellung die Vagina. Die Damenwelt teilt diese Vorliebe nicht unbedingt. Allerdings weniger, weil es sich um eine Position handeln würde, die ihre Lustzonen nicht ausreichend stimuliert – das Gegenteil ist der Fall. Vielmehr fürchten die Frauen, ungünstig auszusehen. Der Bauch hängt herunter, die Brüste ebenso, und beides schlackert im Rhythmus der Stöße. Außerdem finden viele Mädels diese Stellung unpersönlich und bekommen schnell das Gefühl, es komme dem Mann nicht auf ihre Person an, die sie eher durch ihr Antlitz repräsentiert sehen, sondern lediglich auf ihren Körper. Hinzu kommt, dass manche Männer, vor allem die kleineren Herren, in dieser Position nicht mehr an die Brüste kommen.

So geht's

Die Frau geht auf alle viere, er kniet hinter ihr – und los geht's.

Vorteile

Hervorragend, wenn Sie schnell kommen wollen (oder Ihre Partnerin möchte, dass Sie schnell kommen).

Günstig bei Mundgeruch (lachen Sie nicht, das kann zuweilen der Grund für Unlust einer Frau sein!).

Ebenfalls eine gute Stellung für Besitzer eines kürzeren und schmaleren Liebesstabes, denn Sie dringen tief in die durch die Streckung der Wirbelsäule verengte Vagina ein.

Nachteile

Nicht so gut, wenn Ihre Partnerin besonders auf die Stimulation ihrer Brüste steht und gerne Blickkontakt mit Ihnen hält.

Varianten

a) Die folgende Variationsmöglichkeit erhält das Prädikat «besonders wertvoll für Träger eines großen Schwanzes». Wenn Ihr «kleiner» Freund eher ein großer ist und Ihre Bettgenossinnen beim Sex mit Ihnen ab und an über Schmerzen ob Ihres riesigen Gerätes klagen, dann sei Ihnen vom herkömmlichen «a tergo» abgeraten und die Doggy-Stellung *im Liegen* empfohlen. Sie liegt dabei auf dem Bauch. So kommen Sie nicht so tief in sie hinein, können von hinten auch noch ihren Nacken und Rücken liebkosen und ihren Busen in die Hände nehmen.

b) Ihre Partnerin legt ihren Oberkörper auf einem Gegenstand ab, etwa einem Tisch, einem Sofa oder dem Badewannenrand, während sie davor steht oder kniet und Sie von hinten in sie eindringen. Auf diese Weise wird mindestens das Herabhängen des Bauches verringert (falls das für sie ein Problem darstellt), außerdem wirkt sich der Druck auf den Bauchraum günstig auf die Stimulation des G-Punktes sowie der innen liegenden Teile der Klitoris aus.

Schön romantisch

Die kuscheligste aller Stellungen ist die Löffelchen-Position. Und obwohl Sie sich dabei nicht in die Augen sehen können, vermittelt diese Liebesvariante ein besonders von Frauen geschätztes Gefühl von Intimität.

So geht's

Sie liegen seitlich – eben in «Löffelchen-Position» – hintereinander, die Frau vorn, Sie hinten. Von hier aus dringen Sie in sie ein.

Vorteile

Angenehm, wenn Sie gerade aufgewacht sind und mal eine andere anregende Methode zum Wecken Ihres Herzblattes ausprobieren wollen als «Der Kaffee ist fertig».

Ebenfalls handelt es sich um eine gute Stellung in der fortgeschrittenen Schwangerschaft: Der dicke Bauch ist nicht im Weg, und Sie kommen nicht so tief in Ihre Partnerin hinein, dass Probleme auftreten können.

Außerdem haben Sie beide problemlos Zugriff auf alle besonders lustrelevanten Bereiche. Sie können sich in der Löffelchen-Stellung nicht besonders ruckartig bewegen, die Stöße werden langsamer, was Frauen meist besonders intensive Gefühle verschafft.

Nachteile

Schlecht, wenn Sie selbst aussehen, als trügen Sie ein ungeborenes Kind unter dem Herzen. Sie erkennen das daran, dass Sie beim Zubinden Ihrer Schuhe Letztere nur unter großen Anstrengungen orten oder gar nicht mehr sehen können.

Variation

Ihre Partnerin liegt auf dem Rücken, Sie neben ihr auf der Seite und wenden ihr Ihren Körper zu. Nun legt die Dame das Bein, das Ihnen am nächsten ist, über Ihre Hüfte, Sie dringen von hier aus in sie ein, sozusagen «um die Ecke». Hervorragend geeignet, um während des Miteinanderschlafens an den Brüsten zu saugen oder selbige mit den Händen zu massieren. Außerdem kommen Sie auf diese Art und Weise etwas tiefer in Ihre Partnerin hinein als in der Normalversion der Löffelchen und drücken von unten gegen die weiblichen Lustpunkte. Und Sie können einander ansehen!

Nehmen Sie Platz!

Die Stellung, bei der beide Teilnehmer sitzen, ist sehr bequem und vermittelt ein starkes Gefühl von Nähe, weil man sich gegenseitig umarmen und küssen kann.

So geht's

Er sitzt auf einem Bett oder Stuhl – jedenfalls mit abgestütztem Rücken –, sie setzt sich auf ihn. Oder beide sitzen sich gegenüber, auf gleicher Ebene, nicht aufeinander, und er dringt von vorn in sie ein.

Vorteile

Günstig, wenn Sie zu einem frühzeitigen Orgasmus neigen.

Die Position, bei der sich die Partner gegenübersitzen, ist gut bei einem extrem großen Penis. Sie erlaubt kein tiefes Eindringen.

Nachteile

Beim Gegenübersitzen haben Träger kürzerer Penisse das Nachsehen. Wenn Sie im Lendenbereich nicht ganz so großzügig bedacht worden sind, sollten Sie unbedingt darauf achten, dass Ihre Freundin sich in dieser Stellung *auf* Sie setzt. Ziehen Sie sie auf Ihr Becken, sodass möglichst viele Zentimeter in ihr verschwinden. (Gut für Sie eignet sich dann auch die Variante a.)

Variante

a) Sie sitzt auf Ihnen und lehnt sich zurück. Dadurch wird ein kräftigeres, tieferes Stoßen möglich. Dazu greifen Sie mit einer Hand um ihren Hintern und ziehen ihn zu sich heran, während Sie den Oberkörper Ihrer Partnerin mit der anderen Hand von sich wegdrücken.

b) Sie sitzen sich gegenüber, Ihr Penis steckt in ihr, und Sie lehnen sich beide nach hinten und stützen sich auf die Ellenbogen, sodass Ihre Beine quasi ein X bilden. Ausgesprochen günstig zur Reizung der weiblichen Lustpunkte. Die Bewegung wird zwangsläufig so verlangsamt, dass Sie ein für die Dame besonders lustvolles moderates Tempo einlegen (müssen).

Führungswechsel

Wenn die Frau auf dem Mann «reitet», ist das für die meisten Herren ein wunderbares Erlebnis. Endlich mal nichts – oder nur ganz wenig – tun müssen (und sich vor allem nicht irgendwie insgeheim für den Orgasmus der Frau verantwortlich fühlen)! Nicht umsonst ist diese Position die, die Männer meistens haben möchten, wenn sie für Sex bei einer Prostituierten bezahlen. Manche Jungs haben aber auch Probleme, die «Kontrolle» abzugeben. Schade eigentlich!

So geht's

Er liegt flach auf dem Rücken, sie dockt sich an seinen Penis an.

Vorteile

Die Stellung für Frauen mit Orgasmusschwierigkeiten. Sexualtherapeuten empfehlen ihren Patientinnen diese Stellung, weil die Dame es selber in der Hand, oder besser: im Schoß hat, wie sie erregt wird. Gut auch abends, wenn die Frau noch putzmunter ist und Lust hat, der Mann schon ziemlich müde in den Seilen hängt.

Ein Mann braucht in dieser Lage meist länger bis zur Ejakulation. Prima für die Jungs von der schnellen Truppe.

Nachteile

Die Stellung eignet sich nicht besonders bei einem Riesengemächt, weil der Platz, den die Vagina bietet, in dieser Lage meist voll ausgeschöpft wird. Allerdings kann die Dame sich vor- oder zurücklehnen, um die Tiefe des Eindringens zu verringern.

Varianten

Die Variationsmöglichkeiten sind zahlreich. Allerdings führen Sie ja gerade nicht das Ruder. Sie können aber Vorschläge machen oder Ihre Partnerin mit Ihren Händen ein wenig dirigieren. Wahrscheinlich wird sie die Sache gut im Griff haben, aber wenn Ihre Sexpartnerin vielleicht noch etwas unerfahren ist, können Sie ihr und sich selbst die Sache so noch vergnüglicher machen.

a) Die Frau lehnt sich nach vorn in Richtung Ihres Gesichts (oder Sie ziehen sie zu sich heran). Auf diese Weise reibt die Klitorisspitze vorteilhaft an Ihrem Penisschaft, und Sie können die Brüste liebkosen oder die Frau küssen.

b) Sie lehnt sich nach hinten (oder Sie drücken sie von sich weg) und presst so quasi Ihr Glied gegen ihren G- und A-Punkt. Der Kitzler wird dabei durch Ihren Penis «nur» indirekt gereizt, dafür kommen Sie beide sehr gut mit der Hand an dessen außen liegende Bereiche.

c) Sie reitet auf Ihrem kleinen Freund, dass die Brüste hüpfen, immer senkrecht auf und ab, so, wie man es aus diversen Erotikfilmen und 0190-Werbesendungen kennt. Für die weiblichen Lustzonen ist das im Grunde nicht so ideal, aber wenn's ihr gefällt – warum nicht? Passen Sie nur auf, dass Ihr Wildfang nicht zu übermütig wird, sonst knickt am Ende noch was ab, was besser nicht abknicken sollte.

d) Sie setzt sich umgekehrt auf Sie, mit dem Gesicht zu ihren Füßen. Diese Position ist zur Reizung der diversen Hot Spots noch günstiger, aber die Aussicht auf zwei behaarte Männerfüße ist – von speziellen Vorlieben einmal abgesehen – für Frauen nicht gerade spektakulär. Aber sie kann ja die Augen schließen und sich ausschließlich ihren schönen Gefühlen hingeben. An diese Option werden Sie in dieser Position allerdings sicher nicht denken, denn Ihr Blick ist ungleich aufregender.

e) Sie platzieren ein festes Kissen unter Ihrem Hintern. Auf diese Weise dringt Ihr Penis noch tiefer in Ihre Partnerin ein. Diese Variante eignet sich darum gut für kürzere Exemplare.

Und sonst?

Natürlich gibt es noch weitere Abwandlungsmöglichkeiten der Basisstellungen. Lassen Sie Ihre Phantasie spielen, versuchen Sie gedanklich oder tatsächlich die verschiedenen Möglichkeiten auszuloten, die bestimmte räumliche Gegebenheiten zum Sex bieten (etwa ein Kinosaal oder ein alter VW Käfer). Machen Sie auch Sex innerhalb Ihrer eigenen vier Wände nicht immer nur im Bett, sondern nutzen Sie die speziellen Herausforderungen von (beispielsweise) Schaukelstuhl, Kellertreppe, Dachboden, Fensterbank … Denn das ist nicht nur aufregend, sondern inspiriert zu immer neuen Positionen, die immer wieder neue reizvolle Eigenheiten haben.

Wenn Sie glauben, nach einigem Herumprobieren *die* Stellung gefunden zu haben, die Ihnen und Ihrer Süßen am allermeisten Spaß bringt, wechseln Sie trotzdem ab und zu Art und Weise Ihres Liebesspiels. Denn es ist wie mit dem Lieblingsgericht: Was man jeden Tag zu essen bekommt, wird irgendwann fade.

Zur Spannung erzeugenden Abwechslung trägt auch die Variation der Stöße bei.

Pannendienst

Betriebsausfall Wenn im Bett gar nichts mehr (hoch)geht, kann das verschiedene Ursachen haben. Die gute Nachricht: Nur sehr selten kann man daran nichts ändern.

Je älter der Mann, umso größer wird die Wahrscheinlichkeit, dass er an einer Erektionsstörung – im medizinischen Fachjargon als «erektile Dysfunktion» bezeichnet – leidet. Zwar gibt es bei Männern nicht so krasse Hormonveränderungen wie bei den Frauen in den Wechseljahren, dennoch lässt im Alter hormonbedingt die Libido meist ein wenig nach und ebenso die Standfestigkeit.

Die Erektion ist ein kompliziertes Wechselspiel zwischen dem Gehirn und den Blutgefäßen im Penis. Das Erektionszentrum reagiert auf sexuelle optische oder taktile Reize mit Nervenimpulsen, die den Befehl «Blut in den Penis einströmen lassen» senden. Dadurch entsteht eine Erektion. Neben erregenden Reizen wird das Erektionszentrum aber auch von hemmenden Faktoren – wie Stress, Erwartungsdruck oder Depressionen – beeinflusst. Manchmal entwickelt sich ein Teufelskreis, denn die Erfahrung des Versagens macht vorhandene Erektionsstörungen noch schlimmer.

Egal, wie alt Sie sind, die erste Maßnahme bei über längere Zeit bestehenden Erektionsstörungen sollte ein Gang zum Arzt sein. Tun Sie sich bitte den Gefallen! Denn wo psychische Ursachen wie Stress und depressive Verstimmungen meist nur für vorübergehende Probleme sorgen, hat permanente erektile Dysfunktion oft organische Gründe. Etwa Diabetes, der sowohl Gefäße als auch Nerven schädigen kann, oder Arteriosklerose. Seltener sind Krankheiten wie multiple Sklerose oder Morbus Parkinson. Was genau in Ihrem Fall die Ursache ist, sollten Sie erst einmal professionell klären lassen. Je früher Sie Bescheid wissen, umso größer ist die Wahrscheinlichkeit, dass eine Therapie fruchtet!

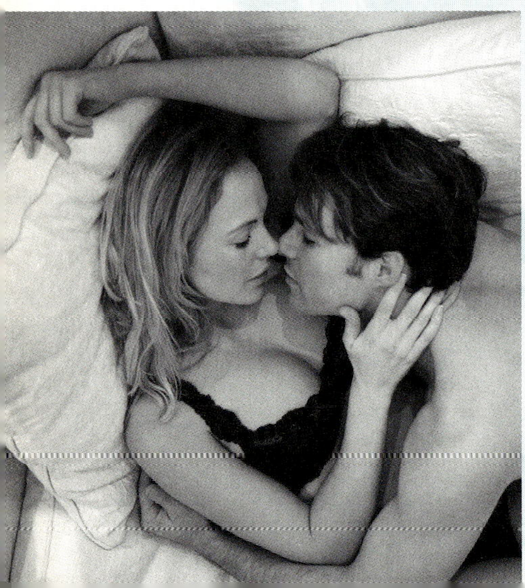

Sind ernstere organische Ursachen ausgeschlossen worden, gibt es immer noch einige therapeutische Möglichkeiten. Am bekanntesten (und teuersten) ist natürlich Viagra, aber auch Präparate, die *Yohimbin* enthalten, einen Extrakt aus der Rinde des westafrikanischen Yohimbe-Baumes, helfen häufig. Während Viagra «nur» durch Erweiterung der Blutgefäße für die Erektion sorgt, wirkt Yohimbin zusätzlich nachweislich leicht aphrodisierend.

Bei Durchblutungsstörungen kann ebenfalls *Ginseng* zur Anwendung kommen, der allgemein tonisierend wirkt und auch einen positiven Erffekt auf die Gehirndurchblutung hat, oder *Ginkgo-Biloba*-Extrakt. Übrigens, falls Ihnen als erektionsförderndes Mittel gleich die berühmte «Spanische Fliege» eingefallen ist: Dieses Mittel wird aus einer bestimmten Käfersorte hergestellt. Das in diesem Insekt enthaltene Gift Cantharidin verhindert nach der Einnahme den Blutabfluss aus dem Glied. Das Ergebnis sieht zwar nach toller Erektion aus, ist aber äußerst schmerzhaft, und als Nebenwirkung winkt auch noch ein Nierenschaden. Allerdings werden Sie Mühe haben, echte «Spanische Fliege» aufzutreiben, denn das Zeug ist verständlicherweise verboten. Was Sie im Sexshop unter diesem Namen bekommen, ist harmlos, wirkt aber auch nicht.

Falls Ihr Hausarzt nichts feststellen kann, sollten Sie auch einen Besuch beim Homöopathen in Erwägung ziehen. Einigen homöopathischen Wirkstoffkombinationen, etwa der *Pikrinsäure* (Acidum picrinicum) und *Mönchspfeffer* (Vitex agnuscastus), wird eine hohe Wirksamkeit nachgesagt. Auch die traditionelle chinesische Medizin (TCM) hat einige Geheimrezepte zu bieten. Viele Heilpraktiker und mittlerweile auch der eine oder andere Schulmediziner bieten diese Form der Medizin ergänzend an, Patienten der gesetzlichen Krankenkassen müssen allerdings meist selbst zahlen.

Natürlich können und sollten auch die psychischen Gründe für eine Erektionsstörung behandelt werden. Bei Depressionen oder Schwierigkeiten innerhalb der Partnerschaft ist oft eine Therapie beziehungsweise Paartherapie angezeigt. Im Falle von Stress und anderen psychischen Erschöpfungszuständen helfen Entspannungstechniken wie das autogene Training. Manchmal tut es aber auch schon eine Auszeit vom Job – Urlaub genannt – oder ein wenig mehr Sport.

Wenn alles andere nicht hilft, bleibt immer noch die Möglichkeit der so genannten SKAT-Therapie. Dabei nimmt der Patient vor dem beabsichtigten Verkehr eine lokale Injektion vor, die eine durchblutungsfördernde Substanz enthält.

Übrigens können bei Depressionen verabreichte Medikamente ebenfalls Libido und Erektionsfähigkeit stören. Werfen Sie mal einen Blick auf den Beipackzettel, falls Sie so etwas nehmen, und sprechen Sie mit Ihrem Arzt über medikamentöse Alternativen!

Sie können mit einer entsprechenden Lebensweise aber auch vorbeugen. Die meisten Erektionsstörungen haben ihre Ursache nämlich in verstopften Adern, und die lassen sich recht einfach verhindern, wenn man frühzeitig mit Vorbeugemaßnahmen beginnt.

Vorbeugend oder therapiebegleitend wirken:

- gesunde Ernährung mit viel Gemüse, Obst, mehrfach ungesättigten Fettsäuren und Vitamin E (z. B. in Nuss- und Olivenöl), aber mit wenig Fleisch und wenig tierischem Fett
- zinkreiche Nahrung, besonders Meeresfrüchte
- wenn Sie ein Müsli-Freund sind, nehmen Sie statt Cornflakes besser Haferflocken: Hafer senkt ein testosteronbindendes Protein im Blut, der Testosteronspiegel steigt
- ein gesundes Maß an Sport, insbesondere Ausdauersport wie Schwimmen oder Walking
- wenig Alkohol, und wenn, dann am besten den gefäßfreundlichen Rotwein
- wenig Koffein, ersetzen Sie den Kaffee am besten ab und an durch gefäßschützenden und koffeinfreien Roibos-Tee
- keine Zigaretten, die Glimmstängel wirken gefäßverengend
- keine illegalen Drogen
- Vermeidung von Stress
- Erlernen von Entspannungs- und Meditationstechniken, z. B. Yoga oder autogenes Training

Im Dauerbetrieb Für einen von Erektionsstörungen geplagten Mann mag sich der Begriff «Dauererektion» himmlisch anhören. Aber lassen Sie sich versichern: Diese Diagnose ist alles andere als das. Medizinisch heißt eine Dauererektionsstörung «Priapismus» nach dem griechischen Fruchtbarkeitsgott Priapos, der immer mit einem riesigen erigierten Liebesstab dargestellt wird.

Verursacht werden kann Priapismus durch Überdosierung von Potenzmitteln (!), Entzündungen, verschiedene Grunderkrankungen und Verletzungen der Blutgefäße. Manchmal sind auch psychische Probleme der Grund. Oder es handelt sich um eine Folge von Alkohol- beziehungsweise Drogenmissbrauch. In Ausnahmefällen kann Priapismus auch durch längeres Fahrradfahren auf einem zu harten Sattel entstehen. Falls Sie also für die Tour de France trainieren, sagen Sie nicht, es hätte Sie niemand gewarnt.

Auf alle Fälle sollten Sie *sofort* zum Arzt gehen, wenn Ihr Penis unnatürlich lange hart bleibt! Wenn Ihr Penis länger als zwei Stunden steif ist, schmerzt das nicht nur und sieht wegen der blaulila Farbe nicht so schön aus. Sie riskieren, wenn Sie aus Scham oder anderen Gründen zu lange warten, irreparable Schäden an Ihrem Lustorgan. Das heißt mit anderen Worten: Sie können nie wieder eine Erektion bekommen. Und das möchten Sie vermutlich nicht wirklich, oder?

Brechstange? Was soll an einem normalen Penis denn brechen, das Ding ist doch grätenfrei, sagen Sie? Das stimmt schon, aber mit einem Penisbruch ist auch kein «klassischer» Knochenbruch gemeint. Vielmehr «bricht» ein Penis, wenn er im steifen Zustand plötzlich gewaltsam um 180 Grad nach unten gedreht wird. Das ist fast immer die Folge dummer Unfälle. Etwa, wenn das Waschbecken, auf dem Sie Ihre Freundin soeben nehmen wollten, der Belastung nicht mehr standhält und samt Freundin (in der sich Ihr Penis befindet) der Gravitation folgt. Oder wenn der Klapptisch weniger stabil ist als angenommen. Oder wenn Ihre Süße beim Reiten Ihres empfindlichen Sexualorgans mit dem Knie vom Sofa abrutscht. Oder wenn Sie beim Sex in der Flugzeugtoilette durch Turbulenzen ins Trudeln geraten. Es gibt viele Möglichkeiten.

Sicher ist: Sie sollten so bald wie möglich einen Arzt aufsuchen oder, sofern das nicht mehr möglich ist, einen rufen (lassen). Denn beim Penisbruch platzen Blutgefäße im Penisinneren, das Glied schwillt an und wird blau.

Besuch im Erdgeschoss Es gibt ein paar Lebewesen, die werden mit Vorliebe beim Sex übertragen. Dazu gehören auch Filzläuse. Sagen Sie nicht, dass Ihnen der Befall mit diesen possierlichen Tierchen nicht passieren kann. Sie sind weiter verbreitet, als man gemeinhin annimmt, denn einen wirksamen Schutz gibt es nicht. Die harmlosen, aber lästigen Parasiten legen ihre Eier in Scham-, Brust- und Achselbehaarung. Symptom ist heftiges Jucken. Befallene Personen können in ihrer Behaarung am Haar auf halber Höhe fest angebrachte winzige weiße Eier entdecken. Bevor Sie in die Apotheke laufen, um dort eine der rezeptfrei erhältlichen Chemiekeulen gegen Filzläuse zu erstehen, versuchen Sie zunächst, die Eier mit bloßem Auge oder der Lupe zu orten und mit der Pinzette vom Haar abzuziehen. Rasieren hilft auch. Zunächst weniger lästig, aber viel gefährlicher sind Viren und Bakterien, mit denen man sich beim Sex anstecken kann. Am bekanntesten ist HIV, aber auch Hepatitis, Genitalherpes, Warzenviren und noch eine Menge anderer Fieslinge wählen diesen Übertragungsweg.

Pilze können ebenfalls bei ungeschütztem Verkehr übertragen werden. Meist leben zwar ohnehin gewisse Mengen im Genitalbereich, die werden aber vom Immunsystem in Schach gehalten. Wird die Population dann schlagartig größer, weil eine Invasion von außen stattfindet, wird der Körper damit nicht mehr fertig. Männer merken übrigens oft nicht mal, dass sie einen erhöhten Pilzbefall am Genital haben, weil er bei ihnen kaum Beschwerden verursacht. Frauen merken an Jucken und Brennen hingegen sehr schnell, dass sie betroffen sind.

Bei all diesen gemeinen Winzlingen hilft Enthaltsamkeit – aber auf Dauer ist das ja auch keine Lösung. Gegen einige Hepatitis-Typen können Sie sich immerhin impfen lassen, gegen HIV und andere Viren müssen Sie sich immer noch mechanisch schützen: durch ein Kondom. Auch wenn die wunderschöne Lady, die Sie eben in der Bar aufgelesen und mit nach Hause genommen haben, kerngesund wirkt, das bedeutet nichts. Und fühlen Sie sich bitte nicht auf den Schlips getreten, wenn die Dame ihrerseits Ihnen misstraut: Betrachten Sie die Kondomverwendung als Vorsichtsmaßnahme, die auch Sie selbst schützt. Falls Sie jetzt die in Situationen großer Geilheit gerne genommene Frage vorbringen: «Vertraust du mir etwa nicht?», wird sie Ihnen erst recht misstrauen. Wenn sie schlau ist.

Sollten Sie mit einer Frau länger zusammenbleiben und die Absicht haben, sich sexuelle Exklusivität zuzugestehen und nicht permanent ein Verhüterli zu benutzen, empfiehlt es sich, dass jeder von Ihnen beiden den HIV-Test machen lässt. Man beachte: Noch immer können Antikörper erst zuverlässig nach drei Monaten im Blut nachgewiesen werden, frühere Tests sind nicht aussagekräftig. Wenn Sie sich also drei Monate lang treu waren und dann beide ein negatives Testergebnis haben, dürfen Sie sich ungeschützten Freuden hingeben.

Oralverkehr gilt übrigens als Praktik mit geringem Ansteckungsrisiko, allerdings sollte dann auch kein Sperma in den Mund Ihrer Partnerin gelangen, dabei ist es gleich gefährlich, ob sie es schluckt oder nicht. Um ganz sicher zu gehen, sollten Sie auch beim Oralverkehr ein Kondom verwenden. Wenn Sie Ihre Partnerin supersicher lecken wollen, sollten Sie ein Femidom – ein Kondom für die Frau – über ihren Genitalbereich stülpen.

Peak-Search Verschiedene deutsche und US-amerikanische Studien sind zu dem Ergebnis gekommen, dass zwischen 10 und 26 Prozent aller sexuell aktiven Frauen beim Sex noch nie einen Höhepunkt erlebten. Das sind auf den ersten Blick enorme Zahlen. Aber natürlich sind darin auch Anfängerinnen enthalten, die noch nicht so recht wissen, wie sie am besten erregt werden, und auch jene Frauen, die zwar beim

Geschlechtsverkehr keinen Orgasmus bekommen, bei der Selbstbefriedigung aber schon.

Dann gibt es noch Frauen, die früher Orgasmen hatten, aber durch bestimmte Ereignisse, etwa die Geburt eines Kindes, zunächst keinen Höhepunkt mehr bekommen. Der Körper hat sich durch Schwangerschaft und Geburt verändert, die Muskeln am Beckenboden sind überdehnt.

Die anorgasmische Frau als solche gibt es eigentlich nicht. Die meisten Frauen mit Orgasmusproblemen können bei der Selbstbefriedigung und beim Cunnilingus durchaus kommen. Was nicht bedeuten soll, dass Frauen, die nie oder selten einen Höhepunkt haben, immer miese Liebhaber haben müssen. Oft weiß die Dame einfach nicht, wie sie ihrem Männe klar machen soll, was sie gern hat und was nicht. Oder sie hat Hemmungen, sich beim Verkehr zusätzlich zur Penetration durch ihren Partner anzufassen, oder hat allgemein Hemmungen beim Sex und Probleme, sich fallen zu lassen.

Was können Sie tun, um ihr den Weg zum Gipfel so einfach wie möglich zu machen?

- Sorgen Sie dafür, dass Ihre Partnerin sich wohl fühlt. Viele Frauen brauchen eine Atmosphäre absoluten Vertrauens, um zum Orgasmus kommen zu können. Geben Sie ihr das Gefühl, sie mit all ihren kleinen und großen Fehlern zu begehren. Geben Sie ihr durch zärtliche Blicke, Gesten und Berührungen das Gefühl, geliebt zu sein, so wie sie ist.
- Fordern Sie sie auf, sich zu streicheln, während Sie mit ihr schlafen.
- Bitten Sie sie doch einmal, es sich selbst vor Ihren Augen zu machen. Damit sie sich dabei nicht so beobachtet vorkommt, setzen Sie sich gegenüber und onanieren ebenfalls. Beobachten Sie trotzdem ganz genau, wo sie sich anfasst, was für Bewegungen sie macht, ob sie ihre Finger anfeuchtet, ihre Finger spreizt, etwas in die Vagina einführt, ihren Venushügel mit einbezieht, an den Brüsten spielt ... Was tut sie, kurz bevor sie zum Orgasmus kommt? Wenn Sie sich das merken, wissen Sie schon eine ganze Menge, wie Sie Ihrer Freundin zu wohligen Wonnen verhelfen können.
- Schenken Sie ihr einen kleinen, edlen Vibrator (noch originalverpackt!), den sie an ihre Klitoris halten kann, während Sie in sie eindringen.
- Schenken Sie ihr ein paar asiatische Liebeskugeln aus dem Sexshop. Diese Din-

ger kann sie, wann immer sie möchte, in sich herumtragen. Die Kugeln erzeugen nicht nur sehr angenehme Schwingungen, wenn Ihre Partnerin sich bewegt, sie erleichtern auch das Training der Beckenbodenmuskeln, die für eine zuverlässige Orgasmusfähigkeit möglichst gut in Form sein sollten. Ihre Partnerin kann immer wieder ihre Muskeln um die Kugeln herum anspannen, mit dem Widerstand ist das mitunter einfacher als ohne. Sie kann versuchen, die Kugeln mit Muskelkraft weiter in sich hineinzusaugen oder herauszudrücken oder beides. Besonders Frauen, die ein Baby bekommen haben, können so ganz nebenbei ihre Muskulatur im Intimbereich wieder richtig fit für die Liebe machen.

- Variieren Sie immer wieder Stellungen, Stoßtechniken, Stoßgeschwindigkeit, probieren Sie mal Sex im Treppenhaus oder Sex unter der Dusche, Sex auf der laufenden Waschmaschine, was auch immer. Anregungen für aufregenden Sex gibt es – zum Beispiel – in diesem Buch zur Genüge.

Wenn all das nichts nützt, sollte Ihre Partnerin zur Vorsicht einen Arzt aufsuchen, um abzuklären, ob nicht eine ernstere organische Störung hinter ihren Problemen steckt. Gemeinsam mit dem Arzt kann sie dann überlegen, ob ihr medikamentös geholfen werden kann. Zum Beispiel mit einer durchblutungssteigernden Creme für den Intimbereich.

Minute-Man Ihre Partnerin bekommt keinen Orgasmus, weil Sie meistens zu früh einen bekommen? Wärmen Sie Ihre Süße mit Mund und Händen an und besuchen Sie sie erst dann mit Ihrem besten Stück. Mehr dazu lesen Sie wiederum im Kapitel «Von handgemacht bis mundgeblasen».

Kondom geplatzt Erst mal gilt die Devise: Ruhe bewahren. Sollten Sie das Kondom nicht nur zum Schutz vor sexuell übertragbaren Krankheiten benutzt haben, sondern auch zur Empfängnisverhütung, überlegen Sie, ob die Zeit eventuell «gefährlich» gewesen sein könnte. Während der Menstruation, ein paar Tage danach und in der Woche davor ist es relativ unwahrscheinlich, aber nicht unmöglich, dass Ihre Süße schwanger wird. Liegt aber der Zeitpunkt des Geschlechtsverkehrs um die Zyklusmitte herum und möchten Sie auf gar keinen Fall Vater werden, sollten Sie – um nicht in die Verlegenheit zu kommen, über eine Abtreibung nachdenken zu müssen – die «Pille danach» erwägen. Die erste Tablette dieses verschreibungspflichtigen Hormonpräparats, das Sie beim Arzt oder notfalls im Krankenhaus bekommen, muss spätestens 72 Stunden nach dem Geschlechtsverkehr eingenommen werden. Die Chancen der Verhinderung einer Schwangerschaft durch dieses Medikament sind aber wesentlich höher, wenn die erste Pille bereits innerhalb von zwölf Stunden genommen wird.

Vor der Einnahme muss in jedem Fall eine gynäkologische Untersuchung stattfinden. Großer Nachteil der Methode: Es handelt sich um eine ziemliche Hormonkeule, die den Gemütshaushalt und den Zyklus Ihrer Partnerin vorübergehend sehr durcheinander bringen kann. Es kann darüber hinaus zu Übelkeit, Erbrechen und Schmierblutungen kommen. Darum kommt auch die «Pille danach» keinesfalls als Dauerverhütungsmethode infrage.

Übrigens sollten Sie nach einem Kondom-Malheur in Bezug auf irgendwelche Krankheiten nicht in die Denkweise verfallen, dass jetzt «ohnehin alles zu spät» sei und bei zukünftigen Geschlechtsverkehren auf ein Kondom verzichtet werden könne. Sollten Sie sich im Fall eines Falles jetzt noch nicht angesteckt haben, kann das nämlich durchaus noch passieren.

Wenn Sie unsicher sind, ob Sie sich HIV, Hepatitis oder andere Krankheiten «eingefangen» haben, suchen Sie einen Arzt auf. Bedenken Sie, dass eine Ansteckung oft erst nach zwölf Wochen ganz sicher ausgeschlossen beziehungsweise festgestellt werden kann.

Heftige Reaktion Es gibt ein paar seltene Allergien, die den Spaß am Sex ganz schön verderben können. Dazu zählt zum einen eine Latex-Allergie, die bei Kondomverwendung Probleme bereiten kann. Die Symptome reichen wie bei allen Allergien über Hautrötung beziehungsweise -schwellung bis hin zu Ausschlag oder Atemnot. Abhilfe schaffen latexfreie Kondome, die verschiedene Hersteller anbieten, die aber leider sehr teuer sind. Bitte trotzdem nur einmal verwenden.

Eine Sperma-Allergie gibt es auch ab und zu, hier helfen wiederum Kondome.

Weg mit der Wampe
Der Ernährungs-Guide

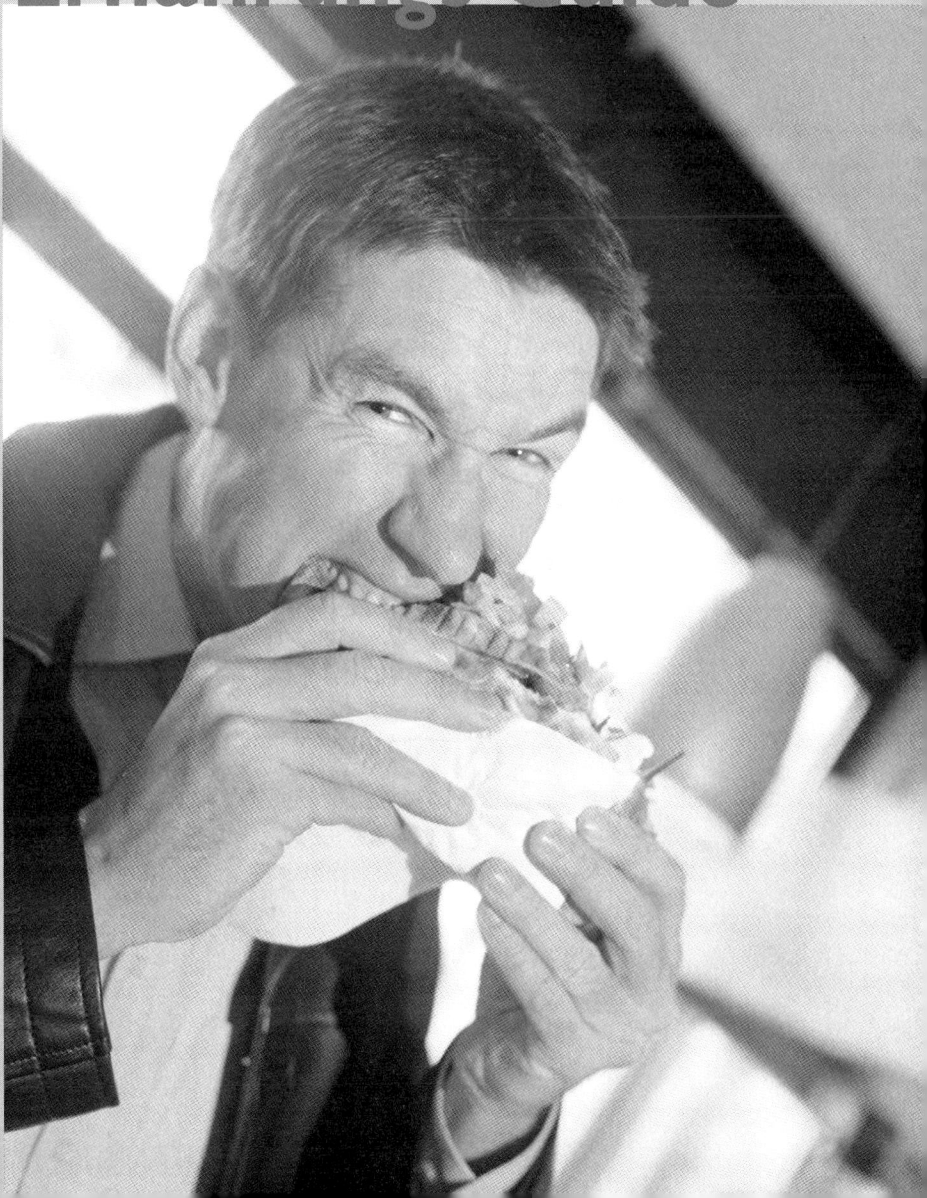

Das dreckige Dutzend

Die zwölf wichtigsten Schlankheitsmethoden

Sie glauben noch immer daran, dass es nur an der falschen Methode liegt, wenn eine Diät nicht funktioniert? Dann lesen Sie weiter; hier erfahren Sie ganz genau, wo die Schwachpunkte der einzelnen Programme liegen. Wenn Sie von Diäten nichts mehr wissen wollen: auch gut. Blättern Sie weiter zu Kapitel zwei.

Brigitte-Diät

Das steckt dahinter: Unter Ernährungsexperten gilt sie als *die* empfehlenswerte Diät schlechthin, weil sie abwechslungsreich ist, viele Nährstoffe enthält und eine neue Art der Ernährung einübt. Im Buch «Brigitte Diät» (Naumann & Göbel) gibt es 28 Tagespläne mit je drei Hauptmahlzeiten und zwei Imbissen; insgesamt 1000 Kalorien. Männer dürfen wegen ihres größeren Kalorienbedarfs beim Mittagessen oder den Zwischenmahlzeiten die doppelte Portion essen, sodass sie auf 1200 bis 1400 Kalorien täglich kommen.

Funktioniert es? Die Brigitte-Diät gilt als besonders aufwendig, doch das kann man ihr heute nicht mehr vorwerfen. Sie macht nicht mehr Arbeit als jede andere Art der Ernährung, bei der man sich mehr um Bauch und Zunge kümmert, als ihnen nur Tiefkühlpizzen zu bieten. Detaillierte Einkaufslisten erleichtern die Organisation; die Gerichte sind lecker und machen Lust auf Gemüse. Dennoch führt auch bei dieser Diät die drastische Kalorienbeschränkung zu Gegenmaßnahmen des Körpers und den bekannten Folgen. Vorschlag: Vergessen Sie einfach die Kalorienbeschränkung, dann ist die Brigitte-Diät ideal für Sie, falls Ihnen konkrete Vorschläge für Ihre Mahlzeiten eine Hilfe sind. Klammern Sie sich aber nicht sklavisch an die Tagespläne, sondern hören Sie auf Ihren Körper, auf seinen Appetit und seinen Hunger. Wenn Sie sich dann noch an die Tipps aus diesem Buch halten – die bei der Brigitte-Diät im Übrigen auch wärmstens empfohlen werden –, nämlich genießen, langsam essen, Sport treiben, dann könnte es klappen.

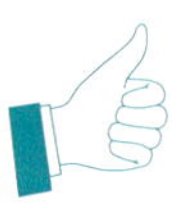

Fazit: Vorbildlich – wenn nur die Kalorienbeschränkung nicht wäre. Aber diese Klippe lässt sich ja umschiffen.

Diäko – Kalorienarme Mahlzeiten fertig ins Haus

Das steckt dahinter: Diäko ist eine Marke, die schlanke Gerichte fertig und tiefgekühlt ins Haus liefert. Es gibt sechs verschiedene Wochenpläne (auch vegetarisch oder Trennkost) für je sechs Tage mit 1200 Kalorien täglich, die man sich im Katalog oder im Internet (www.diaeko.de) aussuchen kann. Es gibt fünf oder sechs Mahlzeiten am Tag, d. h, Brot und Milchprodukte sind auch dabei. Nur frisches Obst und Gemüse kann dazugekauft werden, wenn man es nicht als Saft trinken möchte. Für 18 Tage kostet das 180 bis 192 Euro.

Funktioniert es? Wenn einem die Gerichte schmecken, kann es klappen. Man weiß, ohne zu zählen, wie viel Kalorien man bekommt, und muss sich weder um das Einkaufen noch um die Zubereitung kümmern. Diese Bequemlichkeit ist jedoch zugleich der Nachteil: Wenn das gewünschte Gewicht erreicht ist, muss man sich wieder alleine in der Welt der Leckereien zurechtfinden. Für den Langzeiterfolg wäre es auch besser, die Kalorienzahl nicht so stark zu begrenzen und dafür mehr Sport zu treiben.

Fazit: Für Bequeme und Gehetzte, die eigentlich ganz gut über Ernährung Bescheid wissen, eingeschränkt empfehlenswert.

Trennkost – Wieso einfach, wenn's auch umständlich geht?

Das steckt dahinter: Seitdem ein gewisser Herr Hay angeblich mit dieser Methode seine Schrumpfniere heilen konnte, dürfen bei seinen Anhängern Proteine und Kohlenhydrate nicht mehr gemeinsam auf den Teller. Nach Hays Theorie behindert sich deren Verdauung gegenseitig, was den Organismus übersäuere und so Krankheiten auslöse und dick mache. Deshalb werden eiweißreiche Lebensmittel wie Fleisch und Fisch strikt getrennt gegessen von kohlenhydratreichen wie Nudeln, Brot und Kartoffeln. Zudem soll der Anteil von Obst und Gemüse in der Nahrung 80 Prozent betragen.

Funktioniert es? Ja. Aber nicht wegen der Trennung (die Theorie dahinter ist längst als Unsinn widerlegt), sondern weil man andere Dinge isst als vorher und nichts mehr unüberlegt in den Mund stecken kann. Die Kilos purzeln durch den hohen Anteil von Obst und Gemüse – wenn auch kaum jemand die geforderten 80 Prozent schafft. Da viele der verbotenen Kombinationen sich jedoch ideal ergänzen und die Aufnahme von Mineralien begünstigen, sollten Sie das Thema Trennkost auf den Müll werfen und einfach so mehr Obst und Gemüse essen. Macht weniger Stress.

Fazit: Das ist selten: Praxis hui, Theorie pfui.

FDH – Friss die Hälfte

Das steckt dahinter: Eine Idee, die jeder umsetzen kann, auch wenn er keine Ahnung von Ernährung oder Kalorien hat. Man muss auf keinerlei Lieblingsspeisen verzichten, keine Diätmahlzeiten zu sich nehmen.

Funktioniert es? Erinnern Sie sich an das Hungerexperiment? Diese Männer bekamen auch nur die Hälfte der benötigten Kalorien. Noch Fragen?

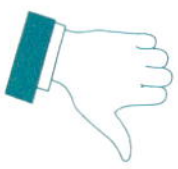

Fazit: Nur bezogen auf Süßkram sinnvoll.

Kohlsuppe, Ananas und Co – Allein gegen den Speck

Das steckt dahinter: Es gibt wohl kein Lebensmittel, dessen Name noch nicht mit einem Bindestrich an «Diät» gekoppelt wurde. Kartoffeln, Eier, Ananas, Brot, Nudeln … All diese Diäten betonen ein Lebensmittel, schreiben strikte Ernährungsregeln vor und schränken die Kalorienzufuhr stark ein.

Funktioniert es? Man sollte die Schokoladen-Diät propagieren; es gibt keine effektivere Methode, sich die Nascherei leid zu essen. Diese Diäten hält kein Mensch lange durch – zum Glück, denn je einseitiger die Ernährung, desto schlechter die Nährstoffversorgung. Und in einer Woche wird man eben keinen ausgewachsenen Schwimmring los.

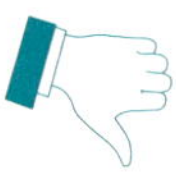

Fazit: Jojo-Effekt garantiert.

Formula-Diäten – Fast wie Fasten

Das steckt dahinter: Wann immer ein Getränk oder eine Art Cremespeise statt einer Mahlzeit verzehrt wird, spricht man von Formula-Diät. Bekanntestes Produkt auf dem Markt ist Slim Fast. Auch bei der berühmten Markert-Diät gibt es nur Schlabberdrinks, die aber zudem die Schilddrüsenhormone aktivieren und damit den Stoffwechsel beschleunigen sollen. Wer alle Speisen durch einen Shake ersetzt, nimmt weniger als 1000 Kalorien pro Tag zu sich. Manche Hersteller empfehlen, wenigstens abends eine echte Mahlzeit zu essen. Die Pulver oder fertigen Shakes enthalten vorgeschriebene Mengen der wichtigsten Nährstoffe. Weitere Formula-Diäten sind z. B. das BCM-Programm (www.precon.de), das als Stufenplan zu einer echten Ernährungsumstellung ausschließlich unter Anleitung von Ernährungsberatern (meist Ärzten) angeboten wird. Optifast (www.optifast.de) arbeitet ausschließlich mit Ärzten zusammen.

Funktioniert es? Wahrscheinlich fragen Sie sich das inzwischen schon gar nicht mehr. Immerhin haben die Teilnehmer der intensiv betreuten Programme etwas bessere Aussichten auf Erfolg. Die Sache mit den Schilddrüsenhormonen lässt sich laut Deutscher Gesellschaft für Ernährung wissenschaftlich nicht halten, deshalb werden Sie mit Markert die gleichen Probleme haben wie mit allen anderen Crash-Diäten auch.

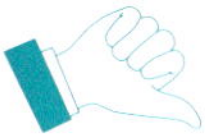

Fazit: Im Alleingang meist ein Flop.

Fasten – Heute gibt's mal nix

Das steckt dahinter: Mindestens fünf Tage gibt es keinerlei feste Nahrung. Damit das Fasten nicht zum Hungern wird, muss zuvor der Darm entleert und so die Verdauung gebremst werden. Das erreicht man mit so genanntem Glaubersalz. Wenn man es in Wasser aufgelöst getrunken hat (schmeckt grauenvoll), sollte man sich für die nächsten Stunden nicht weit von einer Toilette entfernen. Ist der erste Tag überstanden, kann man erstaunlich gut ohne feste Nahrung leben. Beim Saft-Fasten nimmt man außer Unmengen Wasser und Tee etwas Obst- und Gemüsesaft sowie Brühe zu sich (eine echte Null-Diät ist lebensgefährlich!). Beim modifizierten Fasten gibt es außerdem Buttermilch oder Molke (bzw. einen Formula-Drink, siehe oben). Die Proteinzufuhr bremst den Abbau von Muskelgewebe. Mit dem ersten Bissen fester Nahrung – das ist bei korrekter Durchführung ein Apfel – ist das Fasten vorbei. Es folgen einige Tage mit leichter Aufbaukost.

Funktioniert es? Manche schwören auf diese Methode, weil die radikale Unterbrechung der alten Essgewohnheiten ihnen als Impuls für eine generelle Umstellung der Ernährung oder eine Rückbesinnung auf einfache Genüsse dient. Durch das Fasten wird schon ein Apfel zum Gaumenkitzel, und nach einem simplen Käsebrot lechzt man geradezu. Auch sind die Geschmacksnerven nach der Karenzzeit sehr sensibel, man isst langsamer und bewusster als sonst. Dennoch kann man das Fasten wegen der strikten Kalorienreduktion und ihrer Folgen als Methode zum Abnehmen nicht empfehlen. Ob es die «entschlackende» Wirkung des Fastens überhaupt gibt, ist ebenfalls zweifelhaft. Wenn Sie dennoch fasten wollen, nehmen Sie wenigstens einen Liter Buttermilch oder Molke pro Tag zu sich und achten Sie auf viel Bewegung, um den Muskelverlust in Grenzen zu halten.

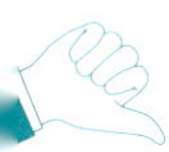

Fazit: Die wahre Herausforderung kommt erst nach dem Fasten.

Weight Watchers – Schlank werden mit Gruppendynamik

Das steckt dahinter: Gemeinsam wird man leichter, versprechen Abnehmgruppen, allen voran die Weight Watchers. Acht bis zehn Frauen (Männer sind kaum dabei) treffen sich einmal pro Woche mit einem psychologisch und medizinisch geschulten Gruppenleiter. Gemeinsam werden Strategien zum Abnehmen entwickelt und die Erfolge der einzelnen Teilnehmer von der Gruppe überwacht und kommentiert. Bei den Weight Watchers wird auf dauerhaftes und langsames Abnehmen gesetzt. Die Strategie dafür ist der «Points Plan»: Alles darf gegessen werden, wobei jedes Nahrungsmittel eine bestimmte Punktzahl hat. Fettes und Kohlenhydratreiches hat einen hohen Punktwert, Obst und Gemüse gibt es dagegen teilweise gratis. Der Teilnehmer muss mit seinen individuell vorgegebenen Punkten haushalten. Mit Bewegung kann man sich Bonuspunkte dazuverdienen. Das Ganze kostet 9,75 Euro pro Woche plus 15 Euro Aufnahmegebühr. Pro zehn Kilo Gewichtsverlust sollten Sie zwei bis drei Monate einkalkulieren. Ganz neu ist das Programm MP5 extra für Männer, das auch mit dem «Points Plan» arbeitet, bei dem man aber nicht zu Gruppensitzungen gehen muss. Für 80 Euro bekommt man eine Schachtel, in der unter anderem Mahlzeitenvorschläge, ein Fitnessprogramm, eine CD-ROM-Datenbank mit den Points für mehr als 10000 Lebensmittel und ein Pedometer (misst die Zahl der Schritte und damit der täglichen Aktivität) enthält.

Funktioniert es? Wenn Sie Problemgespräche mit mehreren Frauen und das Wiegen vor deren Augen ertragen, liegen Ihre Chancen gut. Das Punktesystem ist eine gute Methode, den Kaloriengehalt von Lebensmitteln anschaulich zu machen und diese dann seltener zu essen. Da man lernt, mit normalen Lebensmitteln umzugehen, sein Essverhalten im Alltag langsam umzustellen, und zu mehr Bewegung ermuntert wird, hat man zudem gute Chancen, sein Wunschgewicht auch zu halten. Man kann sich zudem dabei helfen lassen und am Erhaltungsprogramm teilnehmen. Auch das «Einzelkämpfer-Programm» ist gut durchdacht und Erfolg versprechend, doch mit Verbündeten bewältigt man schwierige Aufgaben einfach leichter.

Infos: www.weight-watchers.com oder: www.wwmp5.de.

Weitere: www.slimpoint.de

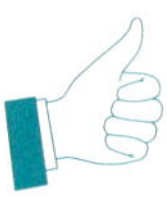

Fazit: Die Erfolgschancen liegen gut.

Internet-Diäten – Ernährungsberatung online

Das steckt dahinter: Man meldet sich bei einer Organisation an und bekommt einmal pro Woche per Internet Unterstützung beim Abnehmen in Form einer Trainingsaufgabe. Anbieter sind zum Beispiel www.slimnet.de von der Ernährungspsychologischen Forschungsstelle der Universität Göttingen oder www.lean-and-healthy.de, das von Wissenschaftlern der Fachhochschule Hamburg entwickelt wurde. Bei Slimnet kostet die Beratung 12 Euro pro Monat, die verrechnet werden, wenn man einige ihrer Spezial-Mahlzeiten bestellt. Wer das volle Programm kauft, braucht keine weiteren Lebensmittel mehr und zahlt dafür 7 bis 10 Euro pro Tag. Bei Lean-and-Healthy bezahlt man 35,79 Euro für ein ganzes Jahr.

Funktioniert es? Persönliche Betreuung und der Kontakt mit Leidensgenossen ist beim Abspecken sehr wichtig – online kann man sich beides ebenso holen wie im persönlichen Kontakt.

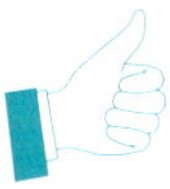

Fazit: Betreuung für alle, die nicht auf Gruppendynamik stehen.

Quellstoffe – So tun, als wäre man satt

Das steckt dahinter: Kapseln oder Würfel aus Zellulose oder Rinderkollagen quellen im Magen auf wie Schwämme, sollen eine Füllung vortäuschen und dadurch schneller satt machen. So soll man weniger essen und dadurch abnehmen. Die Produkte sind frei verkäuflich, am bekanntesten sind CM3 und MatriCur. 50 Kapseln CM3 kosten rund 30 Euro, und 30 Kapseln MatriCur bekommt man für circa 25 Euro.

Funktioniert es? Vielleicht. In einer Studie an der Uniklinik Köln wurde CM3 an 66 Teilnehmern unter die Lupe genommen. 33 Teilnehmer nahmen vor der Hauptmahlzeit drei Kapseln, die andere Hälfte schluckte ein Placebo. Alle Teilnehmer erhielten Ernährungspläne zur selbständigen Durchführung auf Basis von 1200 kcal pro Tag mit Vorschlägen für eine energiereduzierte Mischkost. Nach sechs Monaten hatte die CM3-Gruppe im Durchschnitt 3,7 Kilo mehr abgenommen als die Placebogruppe. Viele Ernährungsforscher sehen die Präparate dennoch kritisch. Die Wirkung der meisten Produkte kommt durch Ballaststoffe zustande, die man mit dem Verzehr von Obst, Gemüse, Hülsenfrüchten und Vollkorngetreide auch bekommen könnte – plus Vitamine, Mineralien und Geschmack. Zudem ist die Einnahme nicht ohne Risiko: Neben Magenbeschwerden und Kotstau sind mindestens acht Fälle von lebensgefährlichem Darmverschluss bekannt geworden.

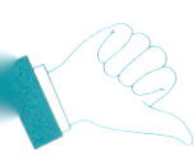

Fazit: Von Ballaststoffen in Obst und Gemüse haben Sie mehr.

Pillenpower – Xenical, Reductil und Carnitin

Das steckt dahinter: Carnitin (Kosten rund 20 Euro für 60 Kapseln, frei verkäuflich) wird als Wundermittel zum Abnehmen angepriesen, weil es für den Transport von Fettsäuren in die Mitochondrien verantwortlich ist. Das sind abgeschlossene Räume innerhalb der Zelle, in der die Nährstoffe in für den Körper verwertbare Energie umgesetzt werden.

Xenical ist ein Medikament mit dem Wirkstoff Orlistat, der das Fett spaltende Enzym Lipase im Darm hemmt. So wird ein Drittel des aufgenommenen Fettes unverdaut wieder ausgeschieden. Es ist verschreibungspflichtig, wird aber nicht von den Kassen erstattet (Kosten: etwa 100 Euro pro Monat).

Reductil mit dem Wirkstoff Sibutramin hemmt die Wiederaufnahme der Botenstoffe Serotonin und Noradrenalin im Hypothalamus, einer Gehirnregion, die das Sättigungsgefühl steuert. Zudem kurbelt es den Stoffwechsel an und vergrößert so den Energieverbrauch. Auch Reductil ist verschreibungspflichtig und wird nicht erstattet (Kosten: 79,98 Euro pro Monat).

Funktioniert es? Der Körper stellt Carnitin in ausreichender Menge selbst her; es ist aber auch in Lebensmitteln enthalten, vor allem in tierischen. Da Carnitin bei der Erfüllung seiner Aufgabe im Körper nicht verbraucht, sondern immer wieder regeneriert wird, kommt ein Mangel bei Gesunden nicht vor, selbst wenn sie intensiv trainieren. Studien zeigten, dass Carnitin die Fettverbrennung nicht anregt und so weder zum Abnehmen noch zu einer besseren Ausdauer verhilft. Bei offenen Studien – also solchen, in denen die Teilnehmer wussten, dass sie Carnitin einnehmen – ergab sich zwar eine deutliche Verbesserung der Ausdauerleistung; bei Doppel-Blindstudien war der Effekt jedoch gleich null.

Xenical dagegen wirkt. Hey, ist da das lang gesuchte Zaubermittel? Fehlanzeige! Auch mit der Einnahme kann man nicht ungestraft schlemmen – im Gegenteil, die Strafe folgt sofort. Denn wer sich nicht an eine relativ fettarme Ernährung hält, bekommt die Wirkung des Medikaments in Form von Fettstühlen zu spüren: schmieriger Durchfall, der auch schon mal in die Unterhose tropfen kann. Ohne Umstellung der Lebensweise funktioniert das Abnehmen also auch mit Xenical nicht, aber es unterstützt eine fettarme Ernährung. Leider stagniert die Gewichtsabnahme nach einigen Monaten, und die Patienten nehmen nach Absetzen des Medikaments auch wieder zu.

Reductil wirkt ebenfalls. Doch es gilt das Gleiche wie für Xenical: Nur wer weniger oder anders isst, nimmt ab, und wer das Medikament absetzt, nimmt auch wieder zu.

Fazit: Es gibt keine Wundermittel.

Fettabsaugung – Speck weg, ganz easy?

Das steckt dahinter: Das Gebiet, in dem man Fett loswerden möchte (z. B. die Rolle auf den Hüften) wird mit der so genannten Tumeszenz-Flüssigkeit regelrecht aufgepumpt. Die Flüssigkeit besteht vor allem aus Kochsalzlösung, enthält aber auch Substanzen, die die Blutungsneigung herabsetzen und das Operationsgebiet betäuben. Ist es prall gefüllt, macht der Operateur einige kleine Schnitte, durch die er den Absauger einführt. Mit dieser etwa 30 cm langen, am oberen Ende gelöcherten Metallstange fährt der Arzt von verschiedenen Stellen aus im jetzt stark gelockerten Fettgewebe herum und saugt die Fettzellen ab. Die ganze Prozedur dauert etwa drei Stunden und wird meist ambulant durchgeführt. Anschließend muss der Patient ein festes Mieder tragen, damit die Haut nicht schlaff wird, sondern sich den neuen Formen anpasst. Bei den Kosten muss man mit mindestens 3500 Euro rechnen.

Funktioniert es: Wenn man an einen erfahrenen Operateur gerät, sind die Ergebnisse gut. Und die Fettzellen, die weg sind, können sich auch nicht mehr füllen oder zum Fressen verführende Hormon-Botschaften an das Gehirn schicken. Doch wer nach der Absaugung (wieder) zu viel isst oder sich zu wenig bewegt, wird erneut zunehmen, wenn auch an anderen Stellen. Und nicht nur das: Es gibt Hinweise, dass sich bei einer erneuten Zunahme vor allem im Bauchraum Fett ansammelt – was für die Gesundheit besonders kritisch ist.

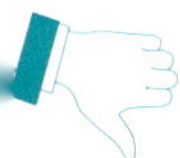

Fazit: Zur Beseitigung von Übergewicht nicht geeignet; man kriegt nur die letzten hartnäckigen Polster weg bei sonst akzeptabler Figur.

Fett: Rehabilitation eines geächteten Nährstoffs

Falsch: Fett macht fett und krank

Fett ist nicht nur ein lästiges Übel, sondern ein Nährstoff, den der Körper zum Überleben braucht. Während viele Experten an der These festhalten, man müsse nur auf die Fettmenge achten, um schlank zu werden und gesund zu bleiben, zeichnen neuere Forschungsergebnisse ein anderes Bild dieses Nährstoffs. Danach sind allein zu wenig Bewegung und eine zu hohe Kalorienzufuhr – egal aus welchen Quellen – für eine Gewichtszunahme verantwortlich. Da Fett doppelt so viele Kalorien hat wie Kohlenhydrate und Proteine, wird Fett schnell verdächtigt, damit schneller an die erlaubte Kaloriengrenze zu kommen, doch so simpel ist die Sache eben nicht. Die Forschungsergebnisse sind eindeutig: Mehr Fett macht nicht unbedingt dick, weniger nicht unbedingt schlank.

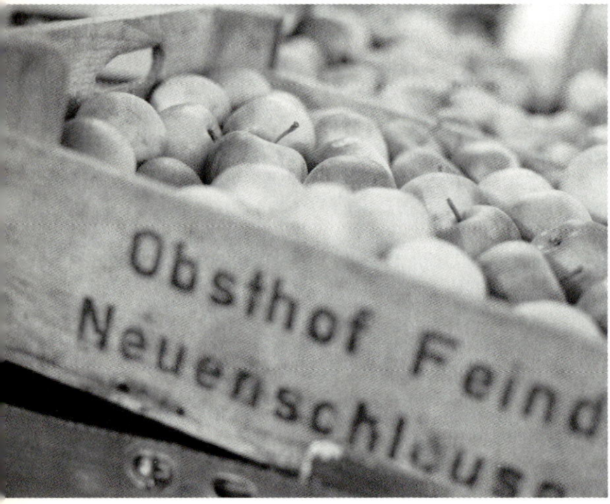

Ein Grund dafür ist wohl, dass offenbar nur Fett die Menschen auf Dauer dazu bewegen kann, so viel Gemüse zu essen, wie es Gesundheit und Figur zuträglich ist. Weil es nur mit Fett ein Genuss ist und Genuss der Schlüssel zu einer Ernährung, die glücklich macht und nicht dick. Zudem deuten Forschungsergebnisse darauf hin, dass eine gewohnheitsmäßig höhere Zufuhr – solange sie im Rahmen des Kalorienbedarfs bleibt – auch die Verbrennung des Fettes steigert.

Auch der Vorwurf, eine überhöhte Fettzufuhr erhöhe das Risiko für Herz-Kreislauf-Erkrankungen und Krebs, ist mittlerweile durch zahlreiche große Studien entkräftet worden, und das gilt auch für gesättigte Fettsäuren. Eine Reduktion von Fett oder der Austausch von gesättigten durch ungesättigte Fettsäuren senkt weder die Herzinfarkt- noch die Gesamtsterblichkeit. Im Gegenteil: Kritisch ist eher eine mangelhafte Versor-

gung mit bestimmten Fettsäuren, vor allem in Kombination mit zu wenig Obst und Gemüse sowie zu viel der falschen Kohlenhydrate.

Ideale Reserve-Energie

Bei einem Fettmolekül hängen an einem verbindenden Teil (Glyzerin) drei Fettsäureketten. Sie unterscheiden sich durch die Zahl der Kohlenstoffatome und den Grad ihrer «Sättigung». Das bedeutet: Jedes Kohlenstoffatom kann vier Bindungen eingehen, und in den Fettsäureketten tut es das entweder mit einem anderen Kohlenstoff- oder mit Wasserstoffatomen. Gibt es in einer Kette eine Stelle, an der zwei Kohlenstoffatome eine Doppelbindung eingegangen sind und dafür jeweils auf ein Wasserstoffatom verzichtet haben, spricht man von einer «einfach ungesättigten Fettsäure» oder nennt sie neudeutsch MUFA (monounsaturated fatty acid). Olivenöl z. B. enthält viele MUFAs. Gibt es mehrere solcher Stellen, heißt die Fettsäure «mehrfach ungesättigt» oder PUFA (polyunsaturated fatty acid). Fischfett ist eine gute PUFA-Quelle. Eine Kette ganz ohne Doppelbindungen ist «gesättigt». Die verschiedenen Fettsäurearten zeichnen sich durch unterschiedliche chemische und physikalische Eigenschaften aus. So sind Fette mit einem hohen Anteil gesättigter Fettsäuren bei Raumtemperatur fest – wie zum Beispiel Butter.

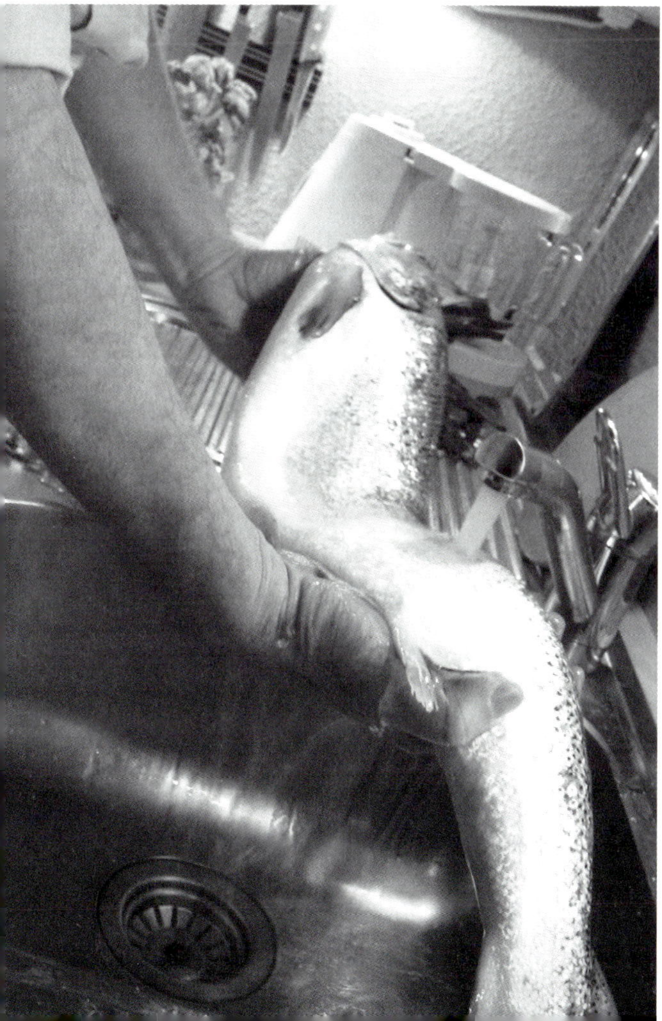

Was sind Omega-Fettsäuren?

Ihren Namen verdanken diese mehrfach ungesättigten Fettsäuren der chemischen Nomenklatur; er bezeichnet die Stellung der ersten Doppelbindung im Molekül. Chemisch korrekt sind auch die manchmal verwendeten Namen Eicosapentaen- und Docosahexaensäure (kurz EPA und DHA), beides Omega-3-Fettsäuren. Die «Dreier» haben sich als besonders potente Schutzstoffe gegen Herzinfarkt und Schlaganfall erwiesen und kommen ausschließlich in tierischen Produkten vor, vor allem in fetten Kaltwasserfischen, mit Grünfutter aufgezogenen Rindern und Wildfleisch. Die pflanzliche Vorläufersubstanz Alpha-Linolensäure steckt in Walnüssen, Keimlingen, grünem Blattgemüse wie Spinat, Mangold und vor allem dem etwas in Vergessenheit geratenen Portulak sowie in Raps- und Leinöl.

Wie die Omega-3- sind auch die Omega-6-Fettsäuren essenziell, müssen also mit der Nahrung zugeführt werden, weil der Körper sie nicht selbst herstellen kann. Doch die «Sechser» sind durch die hohe Zufuhr von Getreideprodukten sowie Fleisch von Tieren, die mit Getreide gefüttert wurden, im Gegensatz zu den «Dreiern» überproportional in der Nahrung vertreten. So kann es trotz mengenmäßig ausreichender Zufuhr von Omega-3-Fettsäuren (die viele noch nicht mal erreichen) zu einem Mangel kommen, weil Dreier und Sechser bei der Verarbeitung das gleiche Enzymsystem brauchen und im Körper zudem antagonistisch wirken. Das eine bremst also das andere.

Wegen des hohen Energiegehalts von neun Kalorien pro Gramm und weil es sich recht dicht packen lässt, ist Fett ideal als Reservespeicher für schlechte Zeiten. Doch das ist nicht seine einzige Aufgabe. Der Körper braucht Fette auch als Isolation, Schutzpolster für die inneren Organe, Transportmedium für die fettlöslichen Vitamine, Baustoff für die Zellwände sowie zur Herstellung von Hormonen. Außerdem dient Fett als Kraftstoff für alle Ausdauerleistungen. Es kann allerdings nur als solcher genutzt werden, solange genug Sauerstoff zur Verfügung steht. Je mehr eine Anstrengung außer Atem bringt, desto weniger Fett wird in diesem Augenblick verbraucht. Stattdessen verheizen die Muskeln mehr Glukose.

Fett hält gesund

«Die herrschende naturwissenschaftliche Meinung hat das Fett in der Nahrung dämonisiert, und doch konnten 50 Jahre und ein Forschungsaufwand von mehreren hundert Millionen Dollar nicht nachweisen, dass eine fettarme Ernährung das Leben verlängert.» So beginnt ein Artikel in der renommierten Fachzeitschrift «Science» mit dem Titel «The soft science of diatary fat». Und es ist wahrlich «weiche Wissenschaft», die der Autor Gary Taubes auf neun Seiten beschreibt. Er zeichnet nach, wie das Dogma zustande kam, Fett sei die Ursache für Arteriosklerose mit all ihren Folgen und auch für Krebs. Ohne Sie mit Einzelheiten quälen zu wollen, kann man zusammenfassen: Das Volk wollte eine einfache Antwort, die Politiker auch, also hat man den scheinbar plausibelsten Zusammenhang genommen und als Tatsache hinausposaunt. Die Verantwortlichen hätten genauso gut würfeln können.

Wer sich skeptisch äußerte oder widersprüchliche Studien veröffentlichte, wurde schlichtweg ignoriert. Untersuchungen, die die Fett-These zu stützen scheinen, werden bis heute viel häufiger in Publikationen zitiert als solche, die das Gegenteil nahe legen. In der wissenschaftlichen Welt bröckelt das Fett-Dogma dennoch schon länger, denn immer mehr Studien kamen zu Ergebnissen, die nicht dazu passten.

So legen zum Beispiel die «Nurses Health Study» I und II sowie die «Health Professionals Follow-up»-Studie, die die gesundheitlichen Daten von fast 300 000 Amerikanern bündeln (gesammelt über mehr als zehn Jahre), keinen Zusammenhang zwischen der insgesamt verzehrten Fettmenge und dem Risiko für Herz-Kreislauf-Erkrankungen nahe. «Die Ergebnisse zeigen vielmehr, dass einfach ungesättigte Fettsäuren wie Olivenöl das Risiko senken und gesättigte Fettsäuren kaum schlimmer sind als Nudeln und andere Kohlenhydrate, die nach der Ernährungspyramide in großen Mengen gegessen werden sollen», schreibt Taubes. Und die Epidemiologie gibt ihm Recht, denn die Zahl der Herzinfarkte geht trotz gesunkener Fettaufnahme nicht zurück. Dass weniger Leute daran sterben, liegt wohl an der besseren medizinischen Behandlung.

Auch für die Behauptung, dass Fett Krebs verursachen würde, gebe es keine überzeugenden Belege, fassen der World Cancer Research Fund und das American Institute for Cancer Research nach jahrelanger teurer Forschung zusammen. Den Studien zufolge sei diese Annahme nicht einmal als «wahrscheinlich» zu bezeichnen.

«Aber was ist mit Cholesterin?», werden Sie vielleicht fragen. Die Behauptung, dass Cholesterin in der Nahrung den Blutspiegel hebt, gehört inzwischen zu den Ernährungsmythen.

Das gute und das böse Cholesterin

Cholesterin ist eine der wichtigsten Substanzen im Körper, denn es sorgt unter anderem für das Gleichgewicht von Stabilität und Flexibilität bei den Membranen der Körperzellen. Man unterscheidet die verschiedenen Cholesterinarten danach, wie sie an Transportproteine gebunden sind. Das «böse» LDL (Low Density Lipoprotein) befördert das Cholesterin in die Blutbahn, das «gute» HDL (High Density Lipoprotein) zurück zur Leber, wo es als Gallensäure in den Darm geleitet und ausgeschieden wird. Für die Beurteilung des Herz-Kreislauf-Risikos ist das Verhältnis von HDL zu LDL interessanter als der Gesamtcholesterinspiegel. Inzwischen sind bei den Blutfetten weitere Bösewichte dazugekommen, nämlich die Triglyceride (reine Fette) und die VLDL (Very Low Density Lipoprotein, quasi das «noch viel bösere» Cholesterin). Taucht eines von beiden verstärkt im Blut auf, erhöht dies das Risiko, einen Herzinfarkt zu erleiden, es sei denn, gleichzeitig ist auch der HDL-Wert sehr hoch.

Doch was machen die Fette mit dem Cholesterinspiegel? Na anheben, ist doch klar. Oder? Tatsächlich kommt es zu einem Anstieg des Cholesterinspiegels, wenn man Kohlenhydrate durch Fett ersetzt (gleiche Kalorienmenge) – aber die ungesättigten Fettsäuren (zum Beispiel in Olivenöl) heben nur den Spiegel des «guten» HDL-Cholesterins, das «böse» sinkt.

Auch die mehrfach ungesättigten Fettsäuren verbessern das Cholesterinprofil. Als besonders positiv für die Verminderung des Herzinfarktrisikos haben sich die Omega-3-Fettsäuren herausgestellt. Gesättigte Fettsäuren (etwa in Butter) heben das LDL wie das HDL zu gleichen Teilen an und sind deshalb gar nicht so gefährlich, wie gemeinhin behauptet wird; die gesättigte Stearinsäure (steckt in Schokolade) hebt sogar nur den HDL-Spiegel, was als positiv anzusehen ist. Einzig und allein die Trans-Fettsäuren verschlechtern das Verhältnis von HDL zu LDL deutlich.

Trans-Fettsäuren

In den meisten Fettsäuren liegen Doppelbindungen in der so genannten Cis-Form vor. Das sorgt in der Molekülkette für einen Knick, der bei der gleichen Fettsäure mit einer Trans-Doppelbindung fehlt. An dem Knick hat das Molekül eine größere Beweglichkeit, die zu einem niedrigeren Schmelzpunkt führt: Das Fett ist auch bei geringerer Temperatur noch flüssig. Wahrscheinlich ist es dieser Unterschied in der räumlichen Struktur, der auch die anderen Wirkungen der Trans-Fettsäuren im Körper verursacht, zum Beispiel ein Anstieg des «schlechten» Cholesterins im Blut. Ob eine erhöhte Aufnahme von Trans-Fettsäuren auch einen Anstieg der Herzinfarktgefahr bewirkt, ist dennoch umstritten.

Natürlicherweise kommen Trans-Fettsäuren nur in Milchprodukten sowie Fleischwaren von Wiederkäuern (zum Beispiel Rind) vor, allerdings nur in geringen Mengen und einer für den Menschen harmlosen Form. Hauptquelle der für den Menschen bedenklichen Trans-Fettsäuren sind industriell gehärtete Pflanzenfette, denn bei diesem Prozess kommt es zu Umlagerungen in den Fettsäuren, die von der Cis- zur Trans-Form führen. Inzwischen haben aber die meisten Anbieter von Margarine die Herstellungsverfahren so geändert, dass zumindest sie kaum noch Trans-Fettsäuren enthält.

In den letzten Jahren hat die Forschung immer deutlicher gezeigt, dass nicht die Fette, sondern stärkereiche Kohlenhydrate im Übermaß – also das, was die meisten Menschen auf fettarmer Diät vor allem essen – die Blutfettwerte in jeder Hinsicht dramatisch verschlechtern können, besonders in Kombination mit einem schlaffen Lebensstil. Aber dazu mehr im Abschnitt über die Kohlenhydrate. Was kann man den Fetten also dann noch vorwerfen? Dass sie schuld sind, wenn Sie demnächst Ihre Zehen nicht mehr sehen können? Auch bei dieser Frage ist die Antwort nicht ganz so einfach.

Fett hält schlank

Die Vorwürfe, die dem Fett gemacht werden und es als Dickmacher gebrandmarkt haben, sind alle sehr einleuchtend. Doch eben nur auf den ersten Blick. Sehen wir uns die Behauptungen doch mal genauer an.

Die erste, «Wer mehr als 30 Prozent Fett isst, wird dick», ist von zahlreichen Versuchen längst vom Tisch gefegt. Es ist völlig egal, wie hoch der prozentuale Anteil von Fett an den Kalorien ist – solange man innerhalb seines Bedarfs bleibt, nimmt man nicht zu. Selbst wenn in Versuchen der Fettanteil auf 70 Prozent hochgeschraubt wurde, blieb das Gewicht der Probanden absolut stabil, solange sie insgesamt nur so viel Kalorien aßen, wie sie verbrauchten. Beim Abnehmen gilt das Gleiche: Nur wenn die Energieaufnahme unter dem Verbrauch bleibt, sinkt das Gewicht. Ob dieses Minus an Kalorien durch weniger Kohlenhydrate oder weniger Fett zustande kommt, ist völlig Wurscht, ergab eine Schweizer Studie.

Vorwurf zwei: Um Kohlenhydrate und Proteine zu verarbeiten, verbraucht der Körper einiges an Energie (zwischen vier und 20 Prozent), während das Fett mit viel geringerem Verlust (zwei bis vier Prozent) in die Kalorienbilanz eingeht. Bei einer überkalorischen Ernährung – also einem ständigen Plus auf der Seite der Energieaufnahme – würde man deshalb umso schneller zunehmen, je mehr dieses Plus aus Fett besteht. Das stimmt auch – aber nur in den ersten Tagen. Das zeigte ein Versuch der Universität von Colorado, bei dem junge Männer zwei Wochen lang mit einer Kost gemästet wurden, die 50 Prozent über ihrem Bedarf lag. Bei der einen Hälfte war diese Kost fettarm, bei der anderen fettreich. Es folgten vier Wochen mit normaler Kost, dann wurden die Gruppen getauscht. Ergebnis: Unter fettreicher Kost nahmen die Probanden erst mal deutlich zu, die fettarm ernährten dagegen kaum. Das änderte sich aber bald, und nach zwei Wochen lagen beide Gruppen gleichauf. Weder die Zahl der zugenommenen Kilos unterschied sich (knapp 2,9 Kilo) noch der Anteil an Speck (1,5 Kilo). Die Autoren erklären das Ergebnis damit, dass ein Plus an Kohlenhydraten tatsächlich erst mal als Wärme verpufft, während der Körper andererseits ein paar Tage braucht, um sich auf eine höhere Fettzufuhr einzustellen. Die Aussage, dass man Kohlenhydrate nach Belieben essen darf, ohne zuzunehmen, solange man nur beim Fett aufpasst, ist also Blödsinn.

Um es nochmal klar zu sagen: Ihr Gewicht halten Sie nur, wenn die Energieaufnahme dem Verbrauch entspricht. Das bringt uns zu Vorwurf drei: Fett habe doppelt so viele Kalorien wie Proteine und Kohlenhydrate und führe deshalb leichter zu einem Überschreiten seines Kalorienlimits. Am ersten Teil dieser Aussage ist nicht zu rütteln, der zweite ist schon fragwürdiger. Er mag gelten, wenn jemand gedankenlos in sich hineinschaufelt und so über den Punkt der Sättigung hinaus futtert. Das ist aber vor allem dann der Fall, wenn man nicht genießt, was man isst – entweder weil man es nicht wirklich mag (was bei fettarmen Dingen häufig der Fall ist) oder sich aus schlechtem Gewissen nicht gönnt. Wenn man diese Punkte ausschaltet, kann man zu überraschenden Ergebnissen kommen. Wie der folgende einjährige Versuch des Limestone Medical Centers im amerikanischen Delaware zeigt.

157 Übergewichtige sollten weniger Kohlenhydrate essen und diese vor allem in Form von Obst und Gemüse zu sich nehmen. Fett- und Proteinreiches wie Nüsse, Milchprodukte, Eier, Fleisch und Fisch durften sie dagegen nach Lust und Laune futtern. Mit der Zeit ergab sich eine Ernährung aus 50 Prozent Fett, 30 Prozent Pro-

tein und 20 Prozent Kohlenhydraten. Dennoch verloren die Probanden Gewicht, denn sie kamen insgesamt mit einem Drittel weniger Kalorien aus, um sich satt und zufrieden zu fühlen. Aber nicht nur das: Während des Versuchs verbesserten sich zudem sämtliche Blutfettwerte.

Eine fettreiche Ernährung soll schlank machen? Schwer zu schlucken. Wieso sind dann von den Pizza, Pommes und Pralinen mampfenden Menschen viele so dick, dass sie eine eigene Postleitzahl brauchen könnten? Das führt gleich zum nächsten Vorwurf an das Fett, dass es nämlich weniger sättigen würde als Kohlenhydrate. Es ist richtig: Fett allein macht wirklich nicht besonders satt. Aber den Pokal des am besten sättigenden Nährstoffs tragen auch die Kohlenhydrate nicht davon, sondern die Eiweiße (mehr dazu in Abschnitt drei). Fett verzögert jedoch die Entleerung des Magens und kann so in Kombination mit anderen Nährstoffen das «satte» Gefühl verlängern.

Es kommt auf die Energiedichte an, fanden Forscher der Pennsylvania State University heraus. Lebensmittel werden dann als «energiedicht» bezeichnet, wenn sie es pro Gramm auf viele Kalorien bringen. Das trifft tatsächlich auf viele fettreiche Nahrungsmittel zu, aber eben nicht nur. «No-Fat-Muffins» und ähnliche Produkte können erstaunlich viel Kalorien haben und damit eine hohe Energiedichte. In der Studie aßen sowohl Normal- als auch Übergewichtige insgesamt 16 Prozent weniger, wenn schon die Hälfte einer Mahlzeit aus Lebensmitteln oder Gerichten mit niedriger Energiedichte bestand. Der Fettgehalt spielte dabei keine Rolle. Ein weiteres Ergebnis: Was die Probanden auch auf dem Teller hatten, sie hörten auf zu essen, wenn sie ein bestimmtes (individuell verschiedenes) Gewicht im Magen hatten. Was heißt das in der Praxis? Sie müssen weniger auf den Fettgehalt einer Mahlzeit achten als darauf, dass ein guter Teil aus voluminösen, schweren Nahrungsmitteln besteht – Gemüse ist dabei der Renner. Dann darf auch ruhig eine Käsekruste drauf sein ... Ein Beispiel: Anstatt im Stehen ein paar lumpige Pommes mit Mayo auf eine Plastikgabel zu spießen (175 g und 510 Kalorien), könnte man für die gleichen Kalorien zwei Portionen eines Möhrencurrys mit roten Linsen oder eine halbe Champignonpfanne mit Wildreis essen – und würde vielleicht nicht mal alles schaffen. Zumindest aber würde man richtig satt.

Dazu passt eine zehnjährige Untersuchung von 3000 Amerikanern im Alter von 18 bis 30 Jahren. Es wurden nämlich *nicht* diejenigen dick, die am meisten Fett aßen, im Gegenteil: Am wenigsten hatten die zugenommen, die am meisten Fett und gleichzeitig die meisten Ballaststoffe gegessen hatten. Wer dagegen sowohl am wenigsten Fett als auch die wenigsten Ballaststoffe verzehrt hatte, war in die Breite gegangen. Lebensmittel, die viel Ballaststoffe enthalten, sind immer auch schwer, voluminös und haben eine geringe Energiedichte.

Offensichtlich wird Ballaststoffreiches aber nur gemeinsam mit Fett gerne und deshalb auch reichlich verzehrt. Das legt eine Studie der Harvard Medical School nahe, bei der zwei Gruppen von insgesamt 101 Übergewichtigen auf eine Diät mit 20 bzw. 35 Prozent Fett gesetzt wurden. Der Proteinanteil lag jeweils bei 17 Prozent, der Rest waren Kohlenhydrate, die Kalorienmenge war in beiden Gruppen gleich. In der «fetteren» Gruppe war nicht nur der Gewichtsverlust höher, es hielten auch mehr Personen die Diät überhaupt durch – nämlich 54 Prozent im Vergleich zu 20 Prozent der anderen Probanden. Außerdem aßen sie deutlich mehr Gemüse. Man mag einwenden, dass 20 Prozent Fett wirklich nur sehr wenig sind – das schafft doch kaum einer. Eben! Aber viel mehr (höchstens 30 Prozent) wird einem von den Wortführern unter den deutschen Ernährungsexperten auch nicht zugestanden.

Die Verteufelung von Fett als *dem* Dickmacher steht also auf wackligen Füßen. Noch immer nicht ganz überzeugt, werden Sie jetzt vielleicht auf Beispiele aus Ihrem Verwandtenkreis hinweisen, die es mit einer fettarmen Ernährung geschafft haben abzunehmen. Das machen die Vertreter der «Fett macht fett»-These auch immer, wenn sie auf die Widersprüche in den Forschungsergebnissen angesprochen werden. Auch zu den Strategien der erfolgreichen Abnehmer aus der «National Weight Control Registry» gehört eine «gesunde, fettarme Ernährung».

Das alles ist kein Widerspruch. Denn erfolgreich war nicht, wer einfach nur fettarm aß (also fetten Kuchen gegen Low-Fat-Muffins tauschte), sondern wer seine ganze Ernährung umstellte. Selber kochen anstatt Fertigmenüs in die Mikrowelle werfen, mehr Gemüse und Obst auf den Teller bringen, nicht mehr gedankenlos stopfen, weniger Süßkram, mehr Bewegung … *Das* sind die Rezepte der «successful losers». Wie viel Fett genau im Essen steckt, ist dann ziemlich egal.

Vorsicht, Falle

Durch die neue Sichtweise auf das Fett sollte nicht der Eindruck entstehen, Sie könnten davon reinschaufeln, so viel es Ihnen beliebt. Es bedeutet nur, dass Sie *innerhalb* Ihres Kalorienbedarfs ruhig mehr Fett essen und Ihnen Prozentzahlen egal sein dürfen. Die Ära des trockenen Broccoli, der Warnungen vor Nüssen und des gummiartigen Light-Käses darf für Sie jetzt vorbei sein.

Märchenstunde Ernährung

Mythen, die sich hartnäckig halten

Manche Behauptungen in der Ernährungswissenschaft (Ökotrophologie) halten sich beharrlich. Sicher haben Sie einige der folgenden Märchen auch schon gehört.

Eier erhöhen den Cholesterinspiegel

Ein Dotter enthält über 200 mg Cholesterin, da ist es doch logisch, dass der Verzehr vieler Eier den Cholesterinspiegel erhöht, oder? Aber wieder einmal ist die einfache Betrachtungsweise falsch. Denn Eidotter enthalten auch große Mengen Lecithin, das einen großen Teil des Eiercholesterins gar nicht erst in die Blutbahn gelangen lässt. Die Substanz verhindert dessen Aufnahme im Darm, und so wird das meiste einfach wieder ausgeschieden. Diese Entdeckung liefert eine weitere Erklärung dafür, warum in Studien nie ein Zusammenhang zwischen der Anzahl der wöchentlich gegessenen Eier und der Höhe des Cholesterinspiegels gefunden wurde – nicht mal bei einem Mann, der nachweislich 15 Jahre lang rund 24 Stück pro Tag vertilgte. Auch zwischen Eierkonsum und Herzinfarkten bzw. Schlaganfällen konnte kein Zusammenhang gefunden werden – untersucht wurde bei einer Harvard-Studie das Schicksal von 37851 Männern und 80082 Frauen. Die Leiter der Untersuchung resümierten – immer noch ganz vorsichtig –, dass mindestens der Verzehr von einem Ei pro Tag als unbedenklich angesehen werden könne.

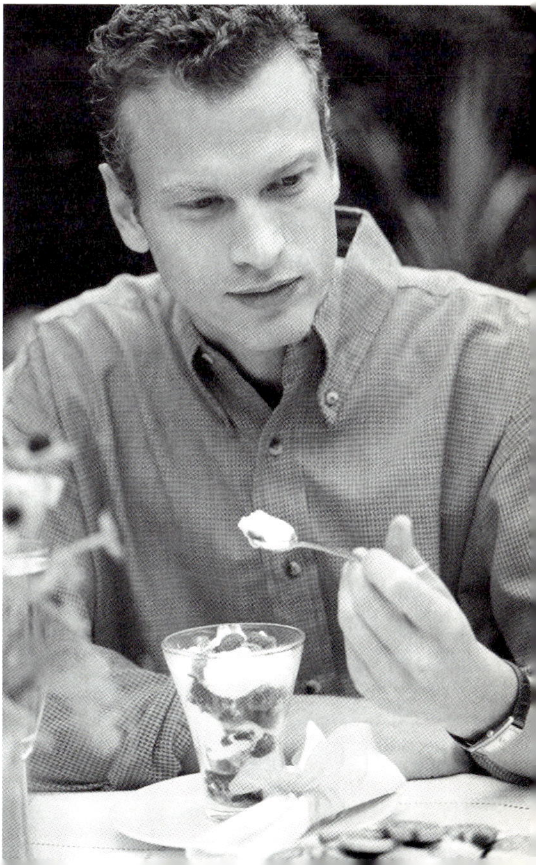

Cholesterinarme Ernährung senkt den Blutwert

Nicht nur Eier haben wenig Einfluss auf den Cholesterinspiegel, auch Cholesterin aus anderen Quellen hebt den Blutwert kaum. Umgekehrt senkt der Verzicht ihn auch nur wenig, jedenfalls bei den meisten Menschen. Der Körper stellt Cholesterin selbst her. Kommt genug Nachschub von außen, wird die Eigenproduktion zurückgefahren; wäre ja sonst Verschwendung. Aber auch mit einer Zufuhr über den Bedarf weiß der Körper umzugehen: Er drosselt einfach die Aufnahme im Darm. Wie gut dieser Mechanismus funktioniert, zeigt sich eindrucksvoll bei Völkern, die riesige Mengen cholesterinreicher Nahrung zu sich nehmen wie die Inuit oder die Massai.

Nur bei 15 bis 20 Prozent der Menschen funktioniert dieser Mechanismus nicht so optimal, wahrscheinlich aufgrund genetischer Unterschiede. Man nennt sie «Hyperresponder», weil sie auf ein Übermaß an Cholesterin in der Nahrung tatsächlich mit einem höheren Blutspiegel reagieren. Doch diese Tatsache rechtfertigt nicht, *alle* Menschen mit einem hohen Cholesterinspiegel mit einer cholesterinarmen Diät zu quälen – zumal es auf die Frage, was eigentlich «zu hoch» ist, auch keine einfache Antwort gibt. Derzeit schütteln die Ärzte bei mehr als 200 Milligramm pro Deziliter Blut besorgt den Kopf. Es gibt Hinweise darauf, dass es jedoch ganz auf die genetische Ausstattung ankommt, welcher Wert für einen Menschen zu hoch ist – also sein Risiko vergrößert, eine Herz-Kreislauf-Erkrankung zu entwickeln. Bei den meisten Herzinfarktpatienten liegt übrigens kein Cholesterinwert von über 200 vor.

Für gesunde Blutfettwerte scheint es wichtiger zu sein, viel Obst, Gemüse und Ballaststoffe zu essen als wenig Cholesterin. Ballaststoffe binden nämlich Gallensäuren im Darm und helfen so, überflüssiges Cholesterin schnell aus dem Körper zu befördern. Das Grünzeug liefert nicht nur jede Menge von den löslichen Ballaststoffen, die das am besten können, sondern auch Vitamine und andere Schutzstoffe, deren genaue Wirkmechanismen man oft noch gar nicht kennt.

Fleisch verursacht Krebs

Untersucht wurde dies bisher nur beim Darmkrebs. Nach Angaben der «European Cancer Prevention Organisation» fanden nur drei Studien einen Zusammenhang zwischen Fleisch und Krebsentstehung (alle aus den USA), 13 kamen zu einem gegenteiligen Ergebnis (alle aus Europa). Wahrscheinlich entstehen bei bestimmten Zubereitungsarten Krebs fördernde Stoffe (vor allem bei scharfem Anbraten und

Grillen, was in Amerika ziemlich beliebt ist). Wenn Sie diese Formen der Zubereitung nur selten anwenden, hochwertiges Fleisch kaufen und es mit viel Gemüse kombinieren, ist aus gesundheitlicher Sicht auch gegen eine tägliche Portion nichts einzuwenden. Ob das Fleisch weiß ist oder rot, ist übrigens egal.

Rohkost ist besser als Verarbeitetes

Der wahre Kern: In rohem Obst und Gemüse stecken mehr Vitamine und Mineralien als in gekochtem – aber was nützt das, wenn sie durch eine zu gute «Verpackung» für den Körper unerreichbar sind? So stecken Carotinoide oft in außerordentlich robusten Zellen, die kaum durch Kauen oder die Verdauungsprozesse in Magen und Darm geknackt werden können. Aus harten Gemüsen wie Karotten, Kürbis oder Broccoli werden im Rohzustand maximal vier Prozent der Carotinoide vom Körper aufgenommen – und das auch nur, wenn die Gemüse fein zerkleinert

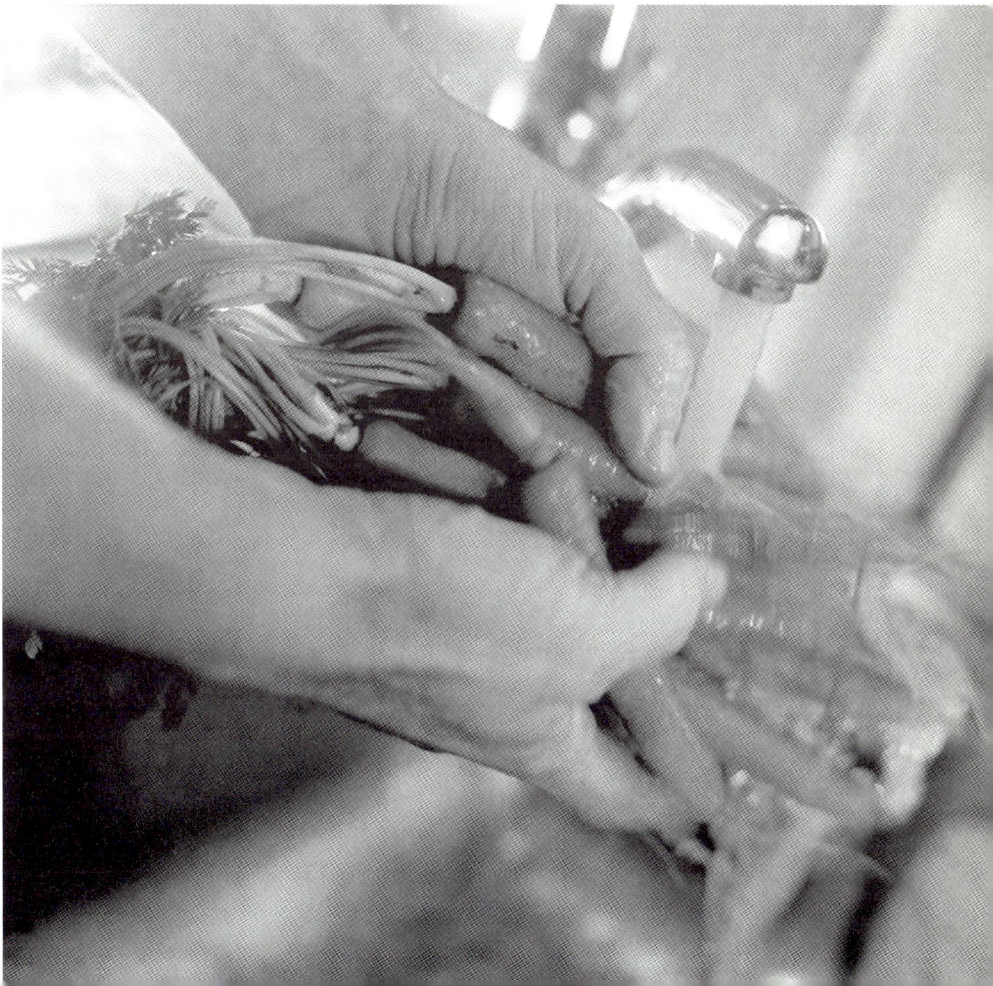

und gründlich gekaut werden. Dadurch bleiben die orangegelben Farbstoffe, die als Vorstufen von Vitamin A für die Sehfähigkeit notwendig sind und als Schutz gegen freie Radikale angesehen werden, für den Organismus unerreichbar und landen im Klo. Erst Hitze knackt den Panzer.

Viele Nahrungsmittel enthalten zudem Giftstoffe, die durch Hitze zerstört werden müssen. Dazu gehören vor allem Getreide, Bohnen, Rote Bete, Rüben und Kartoffeln. Letztere werden durch Hitze überhaupt erst zum Lebensmittel, denn ihre Stärkekörner sind roh zu groß, um vom Körper genutzt werden zu können. Auch Milch und Eier können roh gefährlich sein. Bei den Eiern sind es nicht nur die Salmonellen, die durch Hitze gekillt werden müssen; im Eiklar steckt die Substanz Avidin, die roh nur schwer verdaulich ist und Bauchschmerzen verursachen kann. Außerdem verhindert sie die Verwertung des Biotins, das für gesunde Haut, Haare und Nägel gebraucht wird. Rohmilch kann durch Keime verunreinigt sein, doch sie selbst abzukochen ist keine gute Idee. Im Gegensatz zum schonenderen industriellen Pasteurisieren kriegt man auf dem heimischen Herd garantiert alle Nährstoffe klein.

Nur bei Obst kann man getrost auf die Hitzebehandlung verzichten. Im Vergleich zu den meisten Gemüsen besitzt es sehr viel feinere Zellstrukturen, die bereits beim Kauen aufplatzen. Saft ist nur ab und zu eine Alternative, denn durch das Auspressen gehen wertvolle Ballaststoffe verloren, und auch die Nährstoffe direkt unter der Schale erwischt man nicht. Da viele Vitamine empfindlich gegen Sauerstoff und Licht sind, sollte man Saft am besten frisch pressen und sofort trinken, wenn man wirklich etwas davon haben will.

Salz verursacht hohen Blutdruck

Nicht unbedingt. Aufgrund genetischer Unterschiede reagieren manche Menschen unter salzarmer Kost zwar mit einer Blutdruckabsenkung, andere aber nicht. Dabei spielt es keine Rolle, ob der Blutdruck zuvor erhöht war. Wer nicht «salzsensitiv» ist, hat also nichts davon, auf jedes Körnchen zu achten. Und es gibt auch keine Hinweise darauf, dass salzarme Kost bei salzempfindlichen Menschen die Entwicklung eines hohen Blutdrucks verhindern könnte. Mit anderen Worten: Eine ganze Reihe Menschen wird grundlos mit dem Gebot des Salzverzichts gegängelt.

Die salzarme Kost einzuhalten macht nur Sinn, wenn bei einem Hypertoniker individuell festgestellt wurde, dass sie bei ihm den Blutdruck tatsächlich senkt. Den gleichen Effekt kann man oft aber auch schon erreichen, indem der Patient mehr

Obst und Gemüse in seine Ernährung einbaut. Für ältere Menschen kann der ewige Aufruf zum Salzverzicht sogar gefährlich werden, denn je weniger der weißen Würze sie zu sich nehmen, desto schwächer wird ihr ohnehin schon unterentwickelter Durst. Manche trocknen so aus, dass sie mit schwersten Kreislaufproblemen im Krankenhaus landen.

Dennoch soll dies kein Plädoyer für hemmungsloses Salzen sein – dafür ist es als Gewürz zu phantasielos. Bevor Sie den Streuer schwingen, sorgen Sie zum Beispiel mit frischen Kräutern für mehr Geschmack.

Biogemüse enthält mehr Nährstoffe als herkömmliches «Grün»

Mehrere Untersuchungen zeigen, dass sich der Nährstoffgehalt von Ökogemüse nicht wesentlich von anderem unterscheidet. Interessant ist mehr das, von dem man weniger bekommt, nämlich Schadstoffe. Ganz ohne kann aber auch Biogemüse nicht sein, schließlich wachsen die Pflanzen an der gleichen Luft und bekommen den gleichen Regen ab wie die anderen auch. Zudem sollte man genau hinsehen: Vor allem in Supermärkten liegt Bioware oft länger herum als andere und sieht dementsprechend aus. Was vor sich hin schrumpelt, enthält garantiert nicht mehr die volle Dröhnung an Vitaminen. Die Entscheidung für Bioware ist eher eine politische: Man unterstützt damit eine schonendere Anbauweise.

Mit einer Multivitamintablette täglich ist man auf der sicheren Seite

Es gibt nur wenig Fälle, in denen die Einnahme eines bestimmten Nährstoffs in Pillenform als nützlich belegt ist; ein Beispiel ist Folsäure für Frauen in gebärfähigem Alter. Man hat festgestellt, dass sich durch die Einnahme von Folsäure eine Spina bifida (offener Rücken) beim Nachwuchs vermeiden lässt. Für diesen Effekt reicht es jedoch nicht, mit der Einnahme erst während der Schwangerschaft anzufangen. Doch Sie sind keine junge Frau, und wenn sonst kein Vitamin- oder Mineralstoffmangel bei Ihnen festgestellt wurde, gibt es keinen Grund, Pillen einzuwerfen. Es ist ein Irrtum zu glauben, dass Sie damit eine miese Ernährung ausgleichen könnten.

Denn offenbar besteht die Wirkung von Antioxidantien entweder nur im «natürlichen Gefüge» oder zusammen mit anderen wirksamen Komponenten der Nahrung. Das zeigte sich zum Beispiel in einer Studie mit 34000 Frauen, bei denen die Einnahme von Vitamin-E-Tabletten über sieben Jahre keinen Einfluss auf die Todesrate durch Herzinfarkte hatte – die Zufuhr von Vitamin E über natürliche Quellen dagegen schon. Dabei war der Effekt umso größer, je mehr Vitamin E die Teilnehmerinnen gegessen hatten. Auch geringere Mengen, als in den Tabletten enthalten waren, wirkten positiv.

Mehrere Fakten können dieses Ergebnis erklären. So ist der Körper darauf trainiert, die Fülle von Nährstoffen häppchenweise zugeführt zu bekommen, nicht konzentriert. Viele Vitamine und Mineralien kommen sich bei der Aufnahme und Verarbeitung gegenseitig in die Quere. Ebenso sinnlos, ja sogar kontraproduktiv ist es, ohne nachgewiesenen Mangel einzelne Nährstoffe isoliert einzunehmen. So macht Vitamine E nur dann freie Radikale unschädlich, wenn genügend Vitamin C vorhanden ist, um verbrauchtes «E» zu regenerieren. Andernfalls kann es (genauso wie andere Radikalfänger auch) selbst zum Radikal werden und dem Körper schaden. Es gibt unzählige solcher Beispiele, die zeigen: Wer an einem Rad dreht, bewegt hundert andere. Natürlich ist das auch bei «echten» Nahrungsmitteln der Fall, doch wenn Sie abwechslungsreich essen (nicht immer bloß Äpfel), braucht Sie das nicht zu kümmern.

Noch etwas spricht gegen Vitamine und Mineralien in Tablettenform: So «multi» wie echte Nahrung kann eine Pille gar nicht sein. Bisher kennt man 30000 Phytochemikalien – das sind die Stoffe, die in der Pflanze zum Beispiel für Farbe und Geruch sorgen –, die Zahl könnte Schätzungen zufolge jedoch auch in die Hunderttausende gehen. Mit gemischter Kost nimmt man täglich etwa 1,5 g davon zu sich. Es kristallisiert sich heraus, dass diese Stoffe krebshemmend, Bakterien tötend, immunstimulierend und Cholesterin senkend wirken können – aber auch unbekömmlich bis giftig. Manche für jeden, manche nur für Menschen mit bestimmter Genkombination. Da man nicht weiß, welche Sorten in welchen Mengen bei wem was bewirken – die Stoffe beeinflussen sich nämlich auch gegenseitig –, ist man nur mit einer abwechslungsreichen Kost auf jeden Fall auf der sicheren Seite.

Zu klein für Ihre Kilos?

So bewerten Sie Ihr Gewicht

Um das Körpergewicht einschätzen zu können, gibt es verschiedene Methoden, von denen sich nicht alle für den Hausgebrauch eignen. Am bekanntesten sind immer noch die Berechnung von Normal- und Idealgewicht nach Broca. Diese Formeln sind jedoch vollkommen out, weil ziemlich ungenau. Derzeit arbeiten Ärzte und Ernährungswissenschaftler mit dem Body-Mass-Index (Körper-Masse-Index), kurz BMI, dessen Berechnungsformel der Wirklichkeit näher kommt, weil sie die Körpergröße stärker berücksichtigt. Der BMI wird folgendermaßen berechnet:

Gewicht : Körpergröße^2

Ein 85 kg schwerer Mann von 1,80 m Größe müsste also rechnen:

$85 : 1{,}80^2 = 85 : 3{,}24 = 26{,}23$

Wie die Graphik auf der folgenden Seite zeigt, läge er mit einem BMI von rund 26 als junger Erwachsener schon über seinem optimalen Gewichtsbereich. Denn mit dem Alter verschiebt sich der «wünschenswerte» Gewichtsbereich ein wenig nach oben.

Wünschenswerter BMI

Alter	BMI	Alter	BMI
19–24 Jahre	19–24	45–54 Jahre	22–27
25–34 Jahre	20–25	55–64 Jahre	23–28
35–44 Jahre	21–26	ab 65 Jahre	24–29

Wenn Sie Ihren eigenen BMI wissen wollen, können Sie sich das Rechnen sparen und ihn in der Graphik auf der folgenden Seite ablesen. Dort erkennen Sie auch gleich, ob Sie damit im «grünen Bereich» liegen, unter- oder übergewichtig sind. Na?

BMI-Werte für junge Erwachsene

Größe in Meter

Gewicht in kg	1,50	1,52	1,54	1,56	1,58	1,60	1,62	1,64	1,66	1,68	1,70	1,72	1,74	1,76	1,78	1,80	1,82	1,84	1,86	1,88	1,90	1,92	1,94	1,96	1,98	2,00	Gewic in kg
160	71	69	68	66	64	63	61	60	58	57	55	54	53	52	51	49	48	47	46	45	44	43	43	42	41	40	160
158	70	68	67	65	63	62	60	59	57	56	55	53	52	51	50	49	48	47	46	45	44	43	42	41	40	40	158
156	69	68	66	64	62	61	60	58	57	55	54	53	52	50	49	48	47	46	45	44	43	42	42	41	40	39	156
154	68	67	65	63	62	60	59	57	56	55	53	52	51	50	49	48	47	45	45	44	43	42	41	40	39	39	154
152	68	66	64	63	61	59	58	57	55	54	53	51	50	49	48	47	46	45	44	43	42	41	40	40	39	38	152
150	67	65	63	62	60	59	57	56	54	53	52	51	50	48	47	46	45	44	43	43	42	41	40	39	38	38	150
148	66	64	63	61	59	58	57	55	54	53	51	50	49	48	47	46	45	44	43	42	41	40	39	39	38	37	148
146	65	63	62	60	58	57	56	54	53	52	51	49	48	47	46	45	44	43	42	41	40	40	39	38	37	37	146
144	64	62	61	59	58	56	55	54	52	51	50	49	48	47	45	44	44	43	42	41	40	39	38	38	37	36	144
142	63	62	60	58	57	56	54	53	52	50	49	48	47	46	45	44	43	42	41	40	39	39	38	37	36	36	142
140	62	61	59	58	56	55	53	52	51	50	48	47	46	45	44	43	42	41	41	40	39	38	37	37	36	35	140
138	61	60	58	57	55	54	53	51	50	49	48	47	46	45	44	43	42	41	40	39	38	37	37	36	35	35	138
136	60	59	57	56	54	53	52	51	49	48	47	46	45	44	43	42	41	40	39	39	38	37	36	35	35	34	136
134	60	58	57	55	54	52	51	50	49	48	46	45	44	43	42	41	41	40	39	38	37	36	36	35	34	34	134
132	59	57	56	54	53	52	50	49	48	47	46	45	44	43	42	41	40	39	38	37	37	36	35	34	34	33	132
130	58	56	55	54	52	51	50	48	47	46	45	44	43	42	41	40	39	38	38	37	36	35	35	34	33	33	130
128	57	55	54	53	51	50	49	48	46	45	44	43	42	41	40	40	39	38	37	36	36	35	34	33	33	32	128
126	56	55	53	52	50	49	48	47	46	45	44	43	42	41	40	39	38	37	36	36	35	34	34	33	32	32	126
124	55	54	52	51	50	48	47	46	45	44	43	42	41	40	39	38	38	37	36	35	34	34	33	32	32	31	124
122	54	53	52	50	49	48	47	45	44	43	42	41	40	39	39	38	37	36	35	35	34	33	33	32	31	31	122
120	53	52	51	49	48	47	46	45	44	43	42	41	40	39	38	37	36	35	35	34	33	33	32	31	31	30	120
118	52	51	50	49	47	46	45	44	43	42	41	40	39	38	37	36	36	35	34	33	33	32	31	31	30	30	118
116	52	50	49	48	46	45	44	43	42	41	40	39	38	37	37	36	35	34	34	33	32	31	31	30	30	29	116
114	51	49	48	47	46	45	44	42	41	40	40	39	38	37	36	35	34	34	33	32	32	31	30	30	29	29	114
112	50	49	47	46	45	44	43	42	41	40	39	38	37	36	35	35	34	33	32	32	31	30	30	29	29	28	112
110	49	48	46	45	44	43	42	41	40	39	38	37	36	36	35	34	33	33	32	31	30	30	29	29	28	28	110
108	48	47	46	44	43	42	41	40	39	38	37	37	36	35	34	33	33	32	31	31	30	29	29	28	28	27	108
106	47	46	45	44	42	41	40	39	38	38	37	36	35	34	33	33	32	31	31	30	29	29	28	28	27	27	106
104	46	45	44	43	42	41	40	39	38	37	36	35	34	34	33	32	31	31	30	29	29	28	28	27	27	26	104
102	45	44	43	42	41	40	39	38	37	36	35	34	34	33	32	31	31	30	29	29	28	28	27	27	26	26	102
100	44	43	42	41	40	39	38	37	36	35	35	34	33	32	32	31	30	30	29	28	28	27	27	26	26	25	100
98	44	42	41	40	39	38	37	36	36	35	34	33	33	32	31	30	30	29	28	28	27	27	26	26	25	25	98
96	43	42	40	39	38	37	37	36	35	34	33	32	32	31	30	30	29	28	28	27	27	26	26	25	24	24	96
94	42	41	40	39	38	37	36	35	34	33	33	32	31	30	30	29	28	28	27	27	26	25	25	24	24	24	94
92	41	40	39	38	37	36	35	34	33	33	32	31	30	30	29	28	28	27	27	26	25	25	24	24	23	23	92
90	40	39	38	37	36	35	34	33	33	32	31	30	30	29	28	28	27	27	26	25	25	24	24	23	23	23	90
88	39	38	37	36	35	34	34	33	32	31	30	30	29	28	28	27	27	26	25	25	24	24	23	23	22	22	88
86	38	37	36	35	34	34	33	32	31	30	30	29	28	28	27	27	26	25	25	24	24	23	23	22	22	22	86
84	37	36	35	35	34	33	32	31	30	30	29	28	28	27	27	26	25	25	24	24	23	23	22	22	21	21	84
82	36	35	35	34	33	32	31	30	30	29	28	28	27	26	26	25	25	24	24	23	23	22	22	21	21	21	82
80	36	35	34	33	32	31	30	30	29	28	28	27	26	26	25	25	24	24	23	23	22	22	21	21	20	20	80
78	35	34	33	32	31	30	30	29	28	28	27	26	26	25	25	24	24	23	23	22	22	21	21	20	20	20	78
76	34	33	32	31	30	30	29	28	28	27	26	26	25	25	24	23	23	22	22	22	21	21	20	20	19	19	76
74	33	32	31	30	30	29	28	28	27	26	26	25	24	24	23	23	22	22	21	21	20	20	20	19	19	19	74
72	32	31	30	30	29	28	27	27	26	26	25	24	24	23	23	22	22	21	21	20	20	20	19	19	18	18	72
70	31	30	30	29	28	27	27	26	25	25	24	24	23	23	22	22	21	21	20	20	19	19	19	18	18	18	70
68	30	29	29	28	27	27	26	25	25	24	24	23	22	22	21	21	21	20	20	19	19	18	18	18	17	17	68
66	29	29	28	27	26	26	25	25	24	23	23	22	22	21	21	20	20	19	19	19	18	18	18	17	17	17	66
64	28	28	27	26	26	25	24	24	23	23	22	22	21	21	20	20	19	19	18	18	18	17	17	17	16	16	64
62	28	27	26	25	25	24	24	23	22	22	21	21	20	20	20	19	19	18	18	18	17	17	16	16	16	16	62
60	27	26	25	25	24	23	23	22	22	21	21	20	20	19	19	19	18	18	17	17	17	16	16	16	15	15	60
58	26	25	24	24	23	23	22	22	21	21	20	20	19	19	18	18	18	17	17	16	16	16	15	15	15	15	58
56	25	24	24	23	22	22	21	21	20	20	19	19	18	18	18	17	17	17	16	16	16	15	15	15	14	14	56
54	24	23	23	22	22	21	21	20	20	19	19	18	18	17	17	17	16	16	16	15	15	15	14	14	14	14	54
52	23	23	22	21	21	20	20	19	19	18	18	18	17	17	16	16	16	15	15	15	14	14	14	14	13	13	52
50	22	22	21	21	20	20	19	19	18	18	17	17	17	16	16	15	15	15	14	14	14	14	13	13	13	13	50

So sieht der BMI am Körper aus

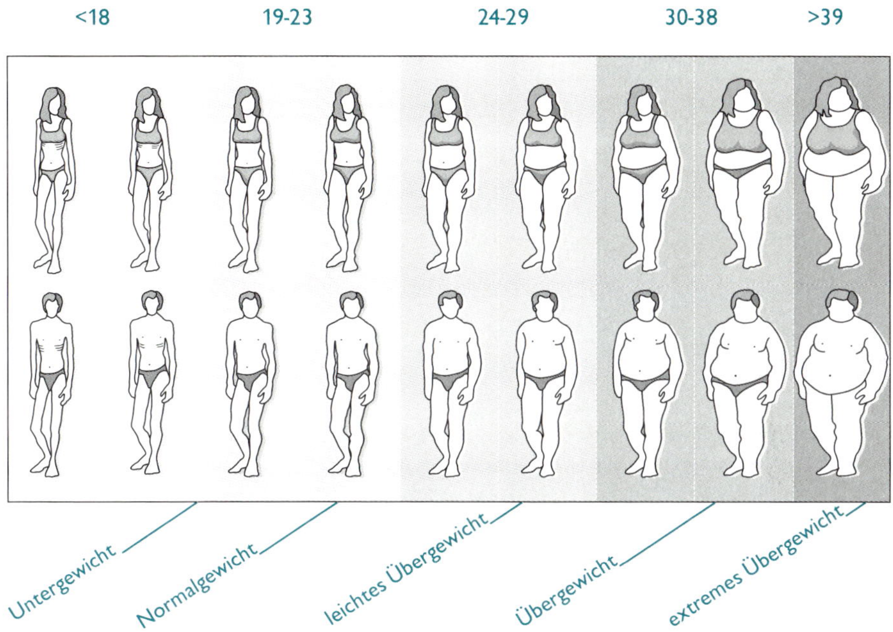

Quelle oben: Geo, 6/99.

Quelle links: Hauner und Hauner «Leichter durchs Leben», modifiziert in Biesalski u. a.: «Ernährungsmedizin»; Einteilung der Gewichtsklassen nach International Obesity Task Force, 1998.

Muskulös oder schwabbelig?

Auch der BMI wird bei sehr großen oder sehr kleinen Menschen ungenauer. Außerdem sagt er nichts über die Zusammensetzung des Körpers aus. Sehr muskulöse Menschen kommen dabei zu schlecht weg, Schlaffis zu gut. Deshalb sollte man für eine genauere Beurteilung des Körpergewichtes auch den Anteil von Muskel- und Fettmasse bestimmen.

Messung der Hautfaltendicke:

Mit einem Gerät, das ein wenig an eine Kneifzange erinnert (Kaliper), wird an der unteren Seite des Oberarms und an der Körperseite unterhalb des Schulterblattes die Dicke der Hautfalten und damit des Unterhautfettgewebes gemessen. Aus den Werten kann man den Körperfettanteil hochrechnen. Die Methode ist aber nur dann genau, wenn das Körperfett wirklich gleichmäßig verteilt ist (was bei stark Übergewichtigen nicht unbedingt der Fall ist) und wenn ein Geübter immer an denselben Stellen mit dem gleichen Gerät misst. Deshalb wird sie nur noch selten angewendet.

Bioelektrische Impedanz-Analyse (BIA):
An Handgelenk und Knöchel einer Körperseite werden je zwei Elektroden angebracht und ein schwacher Wechselstrom angelegt. Zu spüren ist davon nichts; nur bei Menschen, die einen Herzschrittmacher tragen, darf diese Untersuchung nicht durchgeführt werden. Da Fett- und Muskelgewebe aufgrund ihres unterschiedlichen Wassergehaltes dem Strom verschiedene Widerstände entgegensetzen, kann so der prozentuale Anteil von Fett an der Körpermasse bestimmt werden. Die BIA wird auch bei sportmedizinischen Untersuchungen und in Fitness-Studios eingesetzt. Ein paar Fehlerquellen gibt es auch bei dieser Methode, doch von denen, die günstig, einfach durchführbar und nicht belastend sind, ist sie derzeit die genaueste.

Fettwaagen:
Für den Hausgebrauch kann man die BIA mit einer Fettwaage vornehmen (z. B. von Tanita, etwa 69 Euro). Sie sieht aus wie eine normale Digitalwaage, hat aber Metallplatten auf der Trittfläche. Man aktiviert mit einem Knopfdruck das persönliche Programm, in dem Geschlecht und Körpergröße gespeichert sind, stellt sich mit nackten Füßen auf das Metall, und der schwache Strom wird durch den Körper geführt. Diese Messung ist etwas ungenauer, denn der Strom nimmt den kürzesten Weg – also durch ein Bein rein und aus dem anderen raus –, deshalb wird Fett am Bauch nicht korrekt registriert, während Fett an den Beinen überbewertet wird. Das wird zwar durch unterschiedliche Korrekturfaktoren bei der Berechnung «Männer» (eher Bauchfett) und «Frauen» (eher Po und Oberschenkel) berücksichtigt, dennoch sollte man das Ergebnis nicht als in Stein gemeißelt ansehen. Zur Einschätzung der Körperzusammensetzung und vor allem zur Kontrolle von Veränderungen durch Sport und neue Essgewohnheiten reicht die Messgenauigkeit trotzdem aus. Dafür genügt eine Messung im Monat.

Körperfettanteil von Männern

niedrig	optimal	etwas zu hoch	viel zu hoch
6–10 %	10–20 %	20–25 %	über 25 %

Für Frauen ist ein Körperfettanteil von 20 bis 30 Prozent normal.
Quelle: Biesalski u.a.: «Ernährungsmedizin».

Apfel oder Birne?

Übergewichtige Männer sind in der Regel apfelförmig: Das Fett sitzt vor allem am Bauch, während sie keinen Hintern in der Hose haben – vom Draufsitzen kriegt man eben keinen knackigen Po. Diese Form der Fettverteilung ist für die Gesundheit wesentlich gefährlicher als die weibliche Birnenform, bei der sich der «Reithosen-Speck» vor allem an Po und Oberschenkeln versammelt. Abgesehen davon, dass das Bauchfett die Organe bedrängen kann – was sich zum Beispiel als erhöhte Neigung zu Sodbrennen zeigt –, ist es auch deutlich stoffwechselaktiver als die «weiblichen Rundungen». Es reagiert viel heftiger auf Stresshormone und entlässt bei nervlicher Belastung große Mengen freier Fettsäuren ins Blut, die gleich mehrere Blutwerte negativ beeinflussen und so das Herzinfarktrisiko steigern.

Zu dick: ja, Diät: nein – und was dann?

Ihr Gefühl hat Sie also nicht getäuscht: Sie sind zu dick, und Ihr Körper wabbelt. Es gibt nur eine Methode, beides gleichzeitig zu ändern: Sie dürfen nicht nur an Ihrer Ernährung herumschrauben, sondern müssen auch mehr Bewegung in Ihren Alltag einbauen. Erinnern Sie sich? Kalorienaufnahme minus Kalorienverbrauch ergibt auf Dauer ein Plus oder Minus auf der Waage. Die meisten versuchen diese Gleichung nur auf der Seite der Aufnahme zu beeinflussen. Warum sie fast alle scheitern, wissen Sie inzwischen: Wer seinem Körper deutlich zu wenig Kalorien liefert, fordert ihn zu Gegenmaßnahmen heraus. Der Grundumsatz sinkt und mit ihm die Lebensfreude; dafür wachsen Appetit und Gier. So wird das nichts.

Ihre Strategie: Sie senken Ihre Kalorienaufnahme nur wenig unter Ihren Bedarf, und zwar *nicht*, indem Sie zu wenig essen, sondern nur etwas anders. Dazu lesen Sie am Ende dieses Kapitels noch mehr, und vor allem Kapitel vier wird sich dem ausführlich widmen. Allein damit könnten Sie auf Dauer schon Gewicht verlieren, aber es ist schwieriger, dauert den meisten zu lange, und eine tolle Figur hat man dann auch noch nicht. Ihr Ass im Ärmel ist Sport, der Angriff auf die Kaloriengleichung von zwei Seiten. Hinter der Behauptung, dass Sie nur dann Erfolg beim Abnehmen haben werden, wenn Sie den Sport in Ihr Leben integrieren, steckt keine Marketingstrategie der Fitnessindustrie, sondern harte wissenschaftliche Fakten und das vielleicht wichtigste Ergebnis der amerikanischen National Weight Control Registry. Bei dieser Untersuchung – eine der größten Langzeitstudien zum Thema Abnehmen – kam heraus: Nur wer rund 2000 Kalorien pro Woche mit Sport verheizte, konnte sich dauerhaft unter den Erfolgreichen einreihen. Wenn Sie es richtig anpacken, nämlich mit Spaß anstatt mit Zwang und Qual, werden auch Sie zu den Siegern gehören.

Die 25 besten Strategien schlanker Männer

So geht's wirklich

Die wichtigsten Dinge, die schlanke Männer richtig machen, kennen Sie ja schon: Keine Verbote, Qualitätsbewusstsein und intensiver Genuss. Es gibt da aber noch ein paar Tricks, die Sie sofort umsetzen können.

Zum Trinker werden

Bisher war immer nur vom Essen die Rede, und tatsächlich vergessen viele Menschen das Trinken gleich in zweifacher Hinsicht. Einerseits trinken sie zu wenig, was die Leistungsfähigkeit des Körpers sowohl in physischer als auch in geistiger Weise verringert – und das schon, bevor ein Durstgefühl aufkommt. Abgesehen davon, dass der Stoffwechsel nur mit genügend Flüssigkeit optimal funktionieren kann, füllt diese auch den Magen und hemmt dadurch Hungergefühle. Wenn Sie Hunger verspüren, sollten Sie deshalb immer erst mal ein großes Glas Wasser trinken – entweder ist der Schmacht dann für eine Weile weg, oder Sie beugen durch die Füllung des Magens zumindest einer hemmungslosen Fressorgie vor.

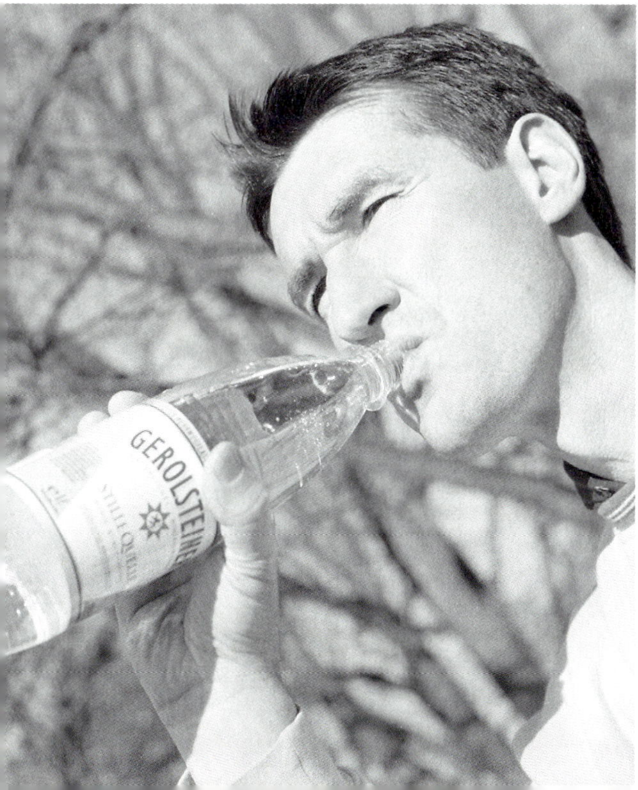

Der zweite Punkt in Sachen Trinken betrifft die geschlürften Kalorien. Wissenschaftler haben herausgefunden, dass der Körper flüssige Kalorien nicht richtig registriert. So mussten Versuchspersonen zunächst vier Wochen lang jeden Tag den Gegenwert von 450 Kalorien als Jelly-Beans futtern, danach weitere vier Wochen die gleiche Energie als Limonade trinken. Währenddessen sollten sie wie gewohnt essen und das Verzehrte notieren. Ergebnis: An den Tagen mit Jelly-Beans sparten die Probanden – ohne sich dessen bewusst zu sein – die zusätzlichen 450 Kalorien ungefähr in gleicher Höhe irgendwo anders ein, sodass sie unterm Strich nicht mehr Energie aufnahmen als ohne die Süßigkeit. Die Limonadenkalorien wurden jedoch einfach «obendrauf gepackt». Um nicht in diese Falle zu tappen, sollten Sie gezuckerte Getränke nur noch mit spitzen Fingern anfassen.

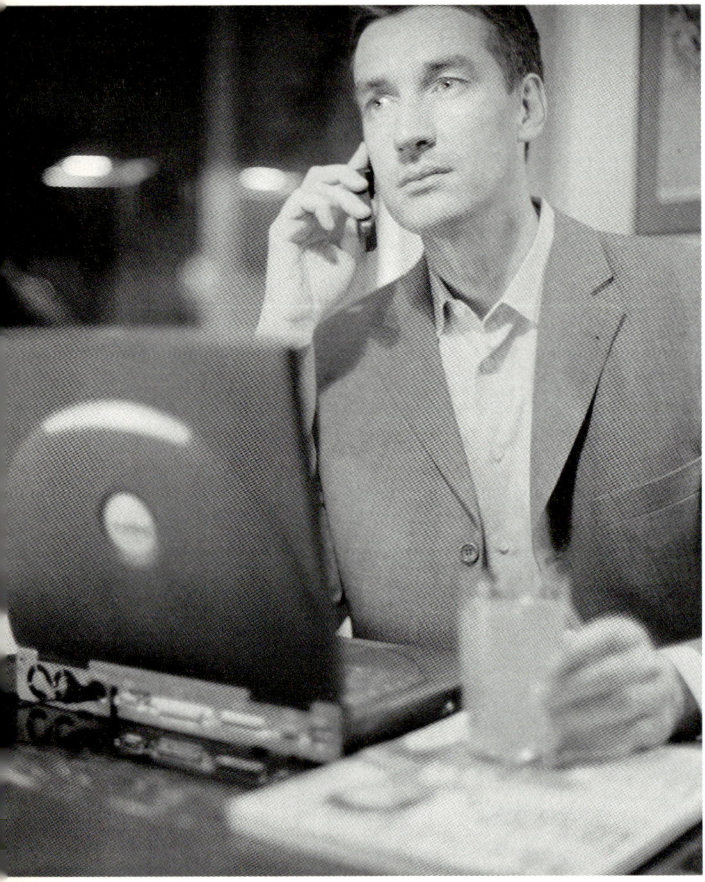

Aufpassen beim Aperitif

Aperitif ist ein vornehmes Wort für Appetitanreger, und genau so funktioniert das Schlückchen vor dem Essen auch, wie ein Versuch an der Universität Maastricht bewies. Den Probanden wurde entweder ein alkoholisches Getränk serviert, Fruchtsaft, Saft mit Proteinen, Saft mit Fett (alle Drinks hatten den gleichen Kaloriengehalt) oder aber ein Glas Wasser. Eine Kontrollgruppe bekam gar nichts. Bei der Mahlzeit eine halbe Stunde später durften die Versuchsteilnehmer so viel essen, wie sie wollten. Ergebnis: Wer den Alkohol getrunken hatte, langte deutlich kräftiger zu. Die höhere Energieaufnahme wurde auch in den nächsten 24 Stunden nicht ausgeglichen. Sie müssen einen Begrüßungscocktail deshalb nicht ausschlagen; seien Sie jedoch gewarnt.

Dass Alkohol in Maßen trotz seiner Kalorien und der Vorfahrt bei der Verbrennung keine negativen Auswirkungen auf die Figur hat, wissen Sie ja schon. Bei festlichen Gelegenheiten (wo zudem auch noch oft zu viel gegessen wird) gibt es folgenden Ausweg: Trinken Sie auf jedes Glas Wein oder Bier ein Glas Mineralwasser; so brauchen Sie auf den Genuss nicht zu verzichten und stehen auch nicht als langweiliger Abstinenzler da, trinken aber nur die Hälfte. Das Wasser macht den Alkohol zudem bekömmlicher, weil dieser dem Körper Flüssigkeit entzieht – das ist einer der Gründe für den dicken Kopf am nächsten Tag.

Vorher zuschlagen

Sie haben sich bei Restaurantbesuchen immer die Suppe vorweg verkniffen? Das war ein Fehler, denn besonders eine klare Brühe füllt den Bauch mit wenig Kalorien und verringert die Gefahr, sich am Hauptgang zu überfressen. Ein schöner Salat vorweg erfüllt den gleichen Zweck. Einen lieblos angerichteten Beilagensalat können Sie dagegen ruhig links liegen lassen, da wäre es schade um die Kalorien und um den Platz im Magen.

Glotze abschaffen

Forscher haben herausgefunden, dass das Ausmaß des Übergewichts direkt mit der Zahl der vor dem Fernseher verbrachten Stunden zusammenhängt. Sollte das verwundern? Jede Stunde vor dem Bildschirm (ja, auch der Computer ist gemeint!) sind körperlich untätig verbrachte 60 Minuten, während gleichzeitig oft die Kalorienaufnahme durch Chips, Schoki und Eis die Skala sprengt. Auch wer nur die normalen Mahlzeiten vor dem Fernseher isst, futtert meist zu viel, denn nichts lenkt mehr vom Teller ab.

Am besten wäre es also, die Kiste(n) aus der Wohnung zu verbannen. Sie würden sich wundern, wie viel Zeit für Sport, Kochen, interessante Kurse, Freunde und Familie Sie auf einmal hätten. Und für Bücher! Obwohl gemütliches Lesen für die Figur auch nicht unbedingt förderlich ist. Aber man muss ja auch nicht jeden Teil des Lebens unter diesem Aspekt sehen.

Doch der TV-Entzug kann auch weniger radikal sein. Genießen Sie das Fernsehen einfach in der gleichen Weise, wie Sie es bereits für Süßigkeiten kennen gelernt haben: Wenn schon, dann widmen Sie sich der Sendung ganz. Schalten Sie die Glotze nicht automatisch ein, wenn Sie nach Hause oder ins Wohnzimmer kommen, sondern nur dann, wenn Sie wirklich etwas sehen wollen. Und das sollten nur solche Programme sein, für die Sie auch ins Kino gehen würden, wenn es sie im Fernsehen nicht gäbe. Sie werden bald feststellen: Da bleibt nicht viel über. Ein guter Trick ist auch, die gewünschte Sendung auf Video aufzunehmen. Dann bleiben Sie nicht nach deren Ende paralysiert vor der Glotze kleben und können außerdem die Werbung vorspulen, sodass Ihnen mehr Zeit für ein aktives Leben bleibt.

Sie sind ein unverbesserlicher TV-Junkie? Dann stellen Sie sich einen Hometrainer vor den Bildschirm und verbinden Sie das Angenehme mit dem Nützlichen. Gute Ergometer und Stepper müssen nicht die Welt kosten; man bekommt sie nämlich problemlos über den Kleinanzeigenteil der Zeitung. Da heißt es gleich reihenweise: «Kaum gebraucht …» Ihnen dagegen wird das Strampeln indoors nicht so schnell leid werden – denn Sie dürfen ja beim Trainieren fernsehen. Für alle Computerabhängigen: In manchen Fitness-Studios kann man während des Ergometertrainings im Internet surfen. Jetzt haben Sie wirklich keine Ausrede mehr.

Sich entspannen

Das Mahlen der Kiefer baut Stress ab, fanden Forscher heraus – kein Wunder, dass so viele Menschen sich bei Ärger und Überlastung etwas zwischen die Zähne schieben. Die richtige Entspannungsmethode zu finden und anzuwenden ist einer der wichtigsten Unterschiede zwischen Exdicken, die ihr schlankes Gewicht halten, und denen, die wieder zunehmen. Das ergab die Lean-Habits-Studie der Fachhochschule Hamburg, eine der größten Untersuchungen zu schlanken Gewohnheiten.

Es muss nicht immer Yoga oder autogenes Training sein, obwohl Sie da längst nicht mehr allein unter Frauen wären. Hervorragend geeignet sind auch Bogenschießen, Singen, Gartenarbeit, Billard und ähnliche Hobbys, die körperliche Konzentration verlangen und dabei den Geist zur Ruhe kommen lassen. Probieren Sie einfach aus, womit Sie sich am wohlsten fühlen. Das Volkshochschulprogramm ist selbst in kleinen Städten oft so umfangreich, dass Sie günstig in die unterschiedlichsten Bereiche «reinschnuppern» können. Übrigens: Mit Sport landen Sie gleich zwei Treffer, denn das Training verheizt nicht nur Kalorien, sondern baut auch Stresshormone ab. Ob Sie vor der Arbeit oder danach trainieren, ist egal – die größere Gelassenheit, die Ihnen das körperliche Austoben verschafft, hält sogar über mehrere Tage an.

Zur Schlafmütze werden

Es ist ein Märchen, dass man sich angewöhnen könnte, mit fünf oder sechs Stunden Schlaf auszukommen. Das Schlafbedürfnis ist genetisch festgelegt, wenn es sich auch mit dem Alter oder den Jahreszeiten ändern kann – bei manchen mehr, bei anderen weniger. Wenn Sie also acht Stunden brauchen, um ausgeruht zu sein, dann sorgen Sie möglichst dafür, dass Sie diese auch bekommen. Einer Studie der Universität Chicago zufolge sorgt zu wenig Schlaf schon nach einer Woche für Veränderungen im Hormonhaushalt und im Stoffwechsel, die nicht nur die Entstehung von Speckrollen, sondern auch von chronischen Erkrankungen wie Diabetes fördern.

Sorgen Sie außerdem für ein sanftes Erwachen, um nicht gleich morgens die Stresshormone zu wecken. Die Lieblingsmusik ist deshalb einem schrillen Alarmton vorzuziehen. Dafür brauchen Sie sich noch nicht mal einen neuen Wecker anzuschaffen, es reicht eine Zeitschaltuhr am CD-Player, die man für ein paar Euro im Baumarkt bekommt. Noch sanfter ist es, sich mit Licht wecken zu lassen. In der hellen Jahreshälfte reicht es, auf Vorhänge weitgehend zu verzichten, um das Aufstehen zu erleichtern. Im Winter hilft ein Lichtwecker (z. B. www.davita.de); innerhalb von 20 Minuten erhellt er das Schlafzimmer immer stärker und simuliert so einen Sonnenaufgang.

Wenn Sie trotz ausreichender Stunden im Bett nicht ausgeruht sind, sollten Sie sich an einen Facharzt für Schlafmedizin wenden. Gerade übergewichtige Männer leiden oft unter Schlafapnoe, also nächtlichen Atemaussetzern, die die Gesundheit extrem gefährden und durch bleierne Müdigkeit am nächsten Tag die Lebensqualität zunichte machen. Schnarcher sind besonders häufig betroffen, auch wenn sie nicht übergewichtig sind.

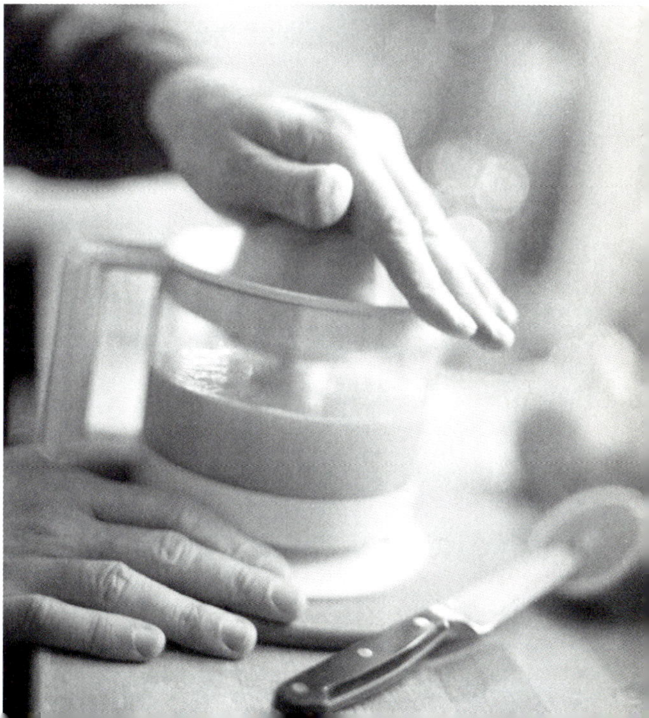

Frühstücken

Okay, Sie sollen sich so viel Schlaf wie möglich holen. Aber doch nicht auf Kosten des Frühstücks! Versuche ergaben: Wer nicht aus Appetitlosigkeit auf das Frühstück verzichtet, sondern aus Zeitmangel oder um eine Mahlzeit zu überspringen, holt die «gesparten» Kalorien später doppelt und dreifach rein. Besser als das klassische deutsche Süßfrühstück mit Honig- und Marmeladenbrötchen wäre übrigens der Verzehr von Früchten, vielleicht mit Joghurt oder anderen Milchprodukten. Denn nach einer solchen Mahlzeit mit niedrigem glykämischen Index ist der Blutzucker- und Insulinanstieg im Blut nicht nur nach dem Frühstück vergleichsweise niedrig, sondern fällt auch bei der nächsten Mahlzeit geringer aus, als es bei der jeweils verzehrten Portion eigentlich zu erwarten wäre («Second-Meal-Effect»).

Konzentrieren

Während des Essens sind eigentlich nur zwei «Nebentätigkeiten» akzeptabel, nämlich Lesen und Reden – wenn Sie es richtig machen. Mit einer interessanten Zeitung können Sie zum Beispiel das Frühstück herrlich in die Länge ziehen: Auf den Leitartikel folgt ein genüsslicher Bissen vom Brötchen, dann eine Glosse, darauf ein Schluck Kaffee ... Wichtig ist nur, nicht mit Augen und Gehirn auf den Zeilen zu verweilen, während Sie essen. Solange Sie einen Bissen im Mund haben, widmen Sie sich diesem ganz, erst dann ist wieder die Lektüre dran. Sie werden sich satt und befriedigt fühlen, ohne sich überfressen zu haben. Genauso verfahren Sie beim Gespräch mit den Menschen an Ihrem Tisch. Wenn Sie einen Bissen im Mund haben, versuchen Sie sich darauf zu konzentrieren (nicht immer ganz einfach, wenn Ihr Gegenüber gerade etwas Interessantes erzählt). Sprechen sollten Sie ohnehin nur dann, wenn Ihr Mund leer ist ...

Waffen strecken

Wenn es Ihnen schwer fällt, langsam zu essen und sich nicht von Ihrer Mahlzeit ablenken zu lassen, sollten Sie mindestens nach jedem zweiten Bissen – besser noch nach jedem – Ihr Besteck weglegen oder das Butterbrot aus der Hand. Das verlangsamt Ihre Essgeschwindigkeit enorm; gedankenloses Reinschaufeln wird so unmöglich. Allein durch diese erzwungene Verzögerung wird es Ihnen viel leichter fallen, sich ganz bewusst dem Geschmack Ihres Gerichtes hinzugeben.

Sitzen bleiben

Ein Happen vor dem Verlassen des Hauses, eine Schale Pommes beim Einkaufen in der Stadt, am Schreibtisch der Sekretärin mal eben zwei Stück Schokolade abgreifen – im Stehen essen und schnell essen sind geradezu Synonyme. Schnell essen und bewusst genießen sind jedoch Gegensätze. Solche «im Vorbeigehen» gefutterten Happen verbucht das Gehirn oft nicht auf dem Kalorienkonto – selbst wenn es sich um einen ausgewachsenen Cheeseburger handelt. Und das bedeutet: Sie haben auch deutlich weniger Einfluss auf die Sättigungssignale. Die zusätzlichen Kalorien werden dann nicht – wie es eigentlich normal wäre – im weiteren Verlauf des Tages woanders eingespart.

Handtuch werfen

Wenn Sie satt sind oder ein bisschen Platz für das Dessert lassen wollen, dann legen Sie Ihr Besteck nebeneinander an den rechten Rand des Tellers – als ob Messer und Gabel die Zeiger einer Uhr wären und 15.15 Uhr zeigten. Das ist laut Knigge das Signal für den Ober oder den Gastgeber, den Teller abzuräumen. Bei privaten Einladungen muss man allerdings manchmal etwas drastischer zeigen, dass man nicht zu einer weiteren Portion verführt werden möchte: Legen Sie Ihre Serviette auf den Teller.

Nein sagen

Gegen manch übereifrigen Gastgeber (berüchtigt sind Mütter, Schwiegermütter und Omas) hilft noch nicht mal der Serviettentrick. Da nützt alles nichts: Sie müssen lernen, ein höfliches, aber entschiedenes Nein zu formulieren. Wenn Sie keine Lust haben auf Kuchen oder ihn nicht wollen, weil Sie abends zum Essen eingeladen sind, dann essen Sie auch keinen – selbst wenn die Großtante droht, Sie zu enterben. Mit einem halbherzigen Gemurmel werden Sie nicht davonkommen, hier ist ein festes, deutliches «Nein, ich möchte keinen Kuchen» gefragt. Und bleiben Sie hart, sonst nimmt man Ihre nächste Absage erst recht nicht mehr ernst. Schließlich sind Sie ein Mann und kein Problemfilmgucker, oder? Kompromissangebot für die Bäckerin und Ihre Zunge (falls diese den Kuchen sehr wohl möchte): Lassen Sie sich ein Stück für später einpacken.

Kochen lernen

Wer nicht kochen kann, ist von dem abhängig, was Industrie und Gastronomie ihm vorsetzen. Wieso lassen Sie sich das gefallen; Sie wollen doch sonst auch am liebsten alles selbst machen? Kochen ist eine Kunst, die man lernen kann. Erkundigen Sie sich bei Krankenkassen oder der örtlichen Volkshochschule nach Kursen, da gibt es fast immer etwas. Sie können sich aber auch eines der Rezepte aus diesem Buch oder aus einem der vorgestellten Kochbücher aussuchen und loslegen. Es ist wie Autofahren: Man kann die Theorie aus Büchern lernen und die praktischen Grundbegriffe in der Fahrschule – aber Erfahrung und Gelassenheit im Straßenverkehr bekommt man nur, indem man fährt.

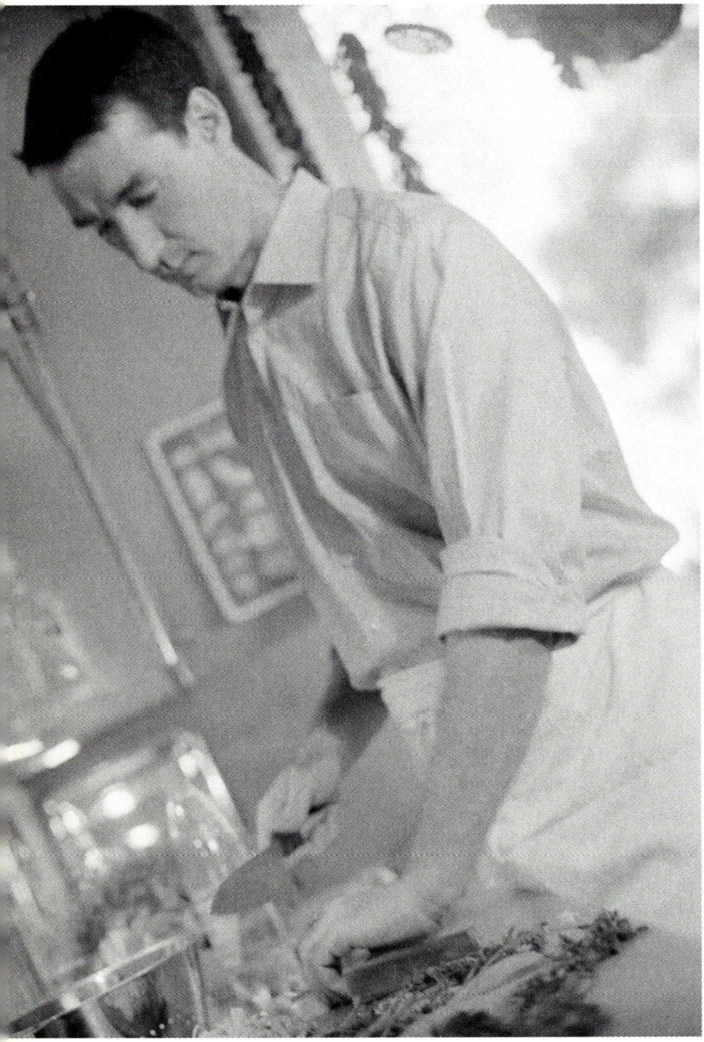

Keinen Müll schlucken

Der Käse muss weg, und um das Stück Braten wäre es ja auch schade. Sollten Sie satt sein oder keinen Appetit darauf haben, dann essen Sie das Zeug auch nicht. Wenn es dann in die Tonne wandert, geht davon die Welt nicht unter. Kein Kind in der Sahelzone hungert weniger, weil Sie sich die Plautze voll hauen. Kaufen Sie beim nächsten Mal weniger.

Sich verzetteln

Um den Kühlschrank nicht unnötig voll zu packen, sollten Sie die zwei ältesten Hausfrauenregeln beachten: Nur satt einkaufen und einen Einkaufszettel mitnehmen.

Mit so einem Papier bewaffnet, haben Sie die lästige Aufgabe erstens schneller erledigt, und zweitens verringert sich die Gefahr kalorienlastiger Spontankäufe. Manchmal kann schlank leben so simpel sein.

Light links liegen lassen

Lightprodukte mögen vielleicht fettärmer sein als andere Produkte ihrer Art (selbst das ist nicht zwingend der Fall), enthalten oft aber genauso viele Kalorien. Und selbst wenn das nicht zutrifft, betrügt man sich häufig selbst damit. Das zeigte zum Beispiel ein Versuch der Pennsylvania State University, bei dem die Probanden Joghurts mit unterschiedlichem Fettgehalt bekamen. Wer glaubte, ein fettfreies Produkt gehabt zu haben, aß danach mehr als die anderen – egal, wie viel Fett der Joghurt tatsächlich enthielt. Zudem gibt es Hinweise darauf, dass sich nur die Psyche vom vollen Geschmack der Produkte täuschen lässt, nicht aber der Körper. Wenn er um sein Fett oder seinen Zucker betrogen wird, holt er sich das begehrte Zeug eben woanders. So erklärt sich, dass es in Untersuchungen keine Rolle spielte, ob jemand fettarme oder normale Chips knabberte. Im Laufe des restlichen Tages aßen die Teilnehmer beider Gruppen insgesamt gleich viel Kalorien.

Nicht hamstern

Horten Sie keine Süßigkeiten, Chips und ähnlichen Kram. Wenn das Zeug im Haus ist, verschwindet es auf unerklärliche Weise ziemlich schnell in Ihrem Magen. Kaufen Sie nur dann etwas, wenn Sie wirklich Lust darauf haben, und dann auch nur genau diese Sorte. Im Notfall kann man sich in Deutschland fast überall seinen Stoff in der nächsten Tankstelle besorgen. Wenn Sie meist nach der gleichen Leckerei gieren, ist die Gefahr des Plünderns geringer als bei großer Vielfalt im Schleckversteck. Dann sollten Sie eine kleine Menge der begehrten Köstlichkeit bereithalten, damit sich ein kleiner Jieper nicht zu einem großen ausweiten kann.

Schokogier exorzieren

Wer Lust auf Schokolade hat, wird es schwer haben, schlank zu bleiben. Die wichtigste Maßnahme, die Gier auf ein figurverträgliches Maß zu reduzieren, kennen Sie schon: hingebungsvoller Genuss. Die Zeit des Naschens spielt aber auch eine Rolle, fanden britische Forscher heraus. Sie baten ihre Versuchspersonen, zwei Wochen lang täglich Schokolade zu essen. Die eine Gruppe sollte unmittelbar nach dem Mittag- und dem Abendessen zuschlagen, die andere erst zwei bis drei Stunden nach diesen Mahlzeiten. Dann regt sich im Körper langsam schon wieder der Hunger, und das ist wohl auch die Ursache für das Ergebnis: In der letzten Gruppe blieb der Schokohunger ungebrochen, er wuchs sogar zum Teil noch. Bei den anderen Probanden sank die Beliebtheit der Süßigkeit bis zum Ende des Versuchs immer weiter. Wenn Sie Ihren Jieper also in seine Schranken weisen wollen, dann probieren Sie doch mal diese Strategie: Schokolade gibt es als köstlichen Nachtisch, als Snack dagegen lieber Obst oder Joghurt. Gleichzeitig sollten Sie darauf achten, genug Tageslicht abzubekommen. Eine der Ursachen für verstärkten Süßhunger im Winter ist nämlich der Mangel an Serotonin, einem Nervenbotenstoff, der für gute Laune sorgt. Und besonders Schokolade enthält Substanzen, die die Bildung von Serotonin anregen. Doch selbst an trüben Wintertagen kann die Sonne das besser. Optimal: Gleichzeitig die Bildung von Glückshormonen durch Bewegung anregen.

Macht Schokolade süchtig?

Immer wieder wird davon berichtet, dass die braune Leckerei Sucht erzeugende Substanzen enthält. Das stimmt auch, aber das ist es nicht, was zum Naschen verführt. In einem Versuch der Universität Pennsylvania durften die Probanden bei Lust auf Schokolade zugreifen – manche hatten statt normaler dunkler Schokolade allerdings eine weiße Sorte (enthält vom Kakao nur die Butter) oder Kapseln mit Kakaopulver oder Mehl. Das Ergebnis war eindeutig: Nur dunkle Schokolade kann die Gier wirklich besänftigen, selbst die weiße schaffte nur die halbe Befriedigung. Der Kakao mit all den psychoaktiven Stoffen, die schon darin gefunden wurden, bewirkte in Kapselform nichts, das Mehl schon gar nicht. Der Reiz ist wohl eher der zarte Schmelz im Mund und das Gefühl, etwas «Sündiges» getan zu haben. Hinzu kommt, dass viele Menschen von Kind an mit Süßigkeiten – allen voran Schokolade – getröstet und belohnt werden. Diese Verbindung ist im Gehirn so fest verknüpft, dass sie nur schwer wieder zu lösen ist.

Mehr zappeln

Wer mit den Fingern auf dem Tisch herumtrommelt, beim Telefonieren auf und ab geht oder Männchen malt, wird nicht so leicht dick. Das zeigte eine Studie der Mayo-Klinik in Rochester, Minnesota. 16 normalgewichtige Bürohengste mussten acht Wochen lang täglich 1000 Kalorien über ihren Bedarf hinaus essen. Alle nahmen zu, einige fast acht, andere dagegen nur ein Kilo. Diese Glücklichen hatten die überflüssigen Kalorien nahezu vollständig durch verstärkte Unruhe kompensiert, wie die Messungen der körperlichen Aktivität zeigten. Der beste Zappler brachte es auf knapp 700 Kalorien Extraverbrauch durch kleinste Bewegungen. Sie müssen jetzt nicht anfangen, ständig mit irgendetwas nervös zu spielen oder mit dem Fuß zu wippen. Das Beispiel sollte nur zeigen: Kleinvieh macht auch Mist. Jede Bewegung zählt. Nehmen Sie also jede Treppe mit, besuchen Sie Ihre Kollegen, anstatt Mails zu schreiben, und holen Sie sich Ihren Kaffee selbst. Und kauen Sie Kaugummi – das bewahrt nicht nur vor unbewusstem Reinschieben von Keksen und Schokoladenstückchen, sondern verbraucht auch 11 Kalorien pro Stunde. Das summiert sich.

Vorsicht bei Vielfalt

Abwechslungsreich zu essen ist gut für die Gesundheit, keine Frage. Der Körper *will* diese Vielfalt, um auch bestimmt genug von allen Nährstoffen zu bekommen; die Lust, von vielen verschiedenen Dingen zu kosten, ist angeboren (wird allerdings erst nach dem Säuglingsalter wirksam, sonst würde das Baby ja der Muttermilch überdrüssig). Doch Vorsicht: Je mehr Leckereien angeboten werden, desto größer ist die Wahrscheinlichkeit, zu viel zu essen. Das ergaben mehrere unterschiedlich gestaltete Versuche. Danach wird selbst eine noch so köstliche Speise von Bissen zu Bissen unattraktiver, bis man irgendwann nichts mehr davon möchte. Sind viele verschiedene Schmankerln im Angebot, ist dieser Sättigungsmechanismus jedoch machtlos. Nehmen Sie bei Büfetts deshalb von allem nur wenig und achten Sie noch genauer darauf, den anderen Sättigungsmechanismen eine Chance zu geben, indem Sie langsam und bewusst essen und genießen. Lassen Sie außerdem mindestens eine Viertelstunde vergehen, bevor Sie ein zweites Mal mit Ihrem Teller losziehen.

Seltener essen

Die Ernährungsforscher streiten noch, ob drei größere oder fünf bis sieben kleinere Mahlzeiten günstiger sind für die Figur. Mehrere kleine Mahlzeiten lassen den Blutzuckerspiegel weniger schwanken und beugen so Heißhunger vor. Größere Mahlzeiten machen dagegen satter. Zudem sinkt bei längeren Pausen zwischen den Mahlzeiten der Insulinspiegel tiefer, was möglicherweise den Fettabbau verbessert.

Bei vielen Übergewichtigen sind fünf Mahlzeiten jedoch auf jeden Fall ein Flop. Der Grund: Es fällt ihnen schwer, mit dem Essen aufzuhören. Bei einem Versuch wurde Schlanken und Dicken Suppe serviert, wobei die Teller so präpariert waren, dass über den Tellergrund unbemerkt Suppe nachfließen konnte. Die Schlanken hörten nach etwa einem Teller auf zu essen und schöpften Verdacht. Die Dicken dagegen aßen bis zu fünf Teller «leer». Ob Sie eher zu den Viel-Futterern oder den Dauernd-Knabberern gehören, könnte Ihnen ein Ernährungstagebuch verraten.

Nichts auslassen

Mahlzeiten ganz ausfallen zu lassen ist eine beliebte Strategie bei Menschen, die ständig auf ihre Figur achten. Funktioniert aber nicht. Natürlich ist es schlauer, mittags etwas Leichtes zu essen, anstatt sich ein Drei-Gänge-Menü reinzuhauen, wenn Sie abends eingeladen sind. Aber gar nichts oder lächerlich wenig zu knabbern führt zu Heißhunger, Schlappheit, Konzentrationsmangel, schlechter Laune – und zu unkontrolliertem Futtern kalorienreicher Naschereien.

Der Reistag *nach* einem opulenten Menü ist ebenso falsch. Diese «Heute fressen, morgen fasten»-Mentalität ist nicht nur der erste Schritt in Richtung Essstörung, sondern führt auch dazu, mit Blick auf das kärgliche Morgen unbewusst mehr in sich reinzustopfen. Wenn Sie sich erlauben, immer gut und lecker zu essen, brauchen Sie sich bei solchen Events nicht mehr zu überfressen.

Teller verkleinern

Benutzen Sie kleinere Teller. Ernährungswissenschaftler haben festgestellt, dass auf einen großen Teller auch große Portionen geschaufelt werden. Und große Portionen führen bei den meisten dazu, mehr zu essen. Wenn Sie nach einem kleinen Teller noch nicht satt sind, können Sie sich ja immer noch ein zweites Mal bedienen. Das fühlt sich dann auch psychologisch nach «mehr» an. Aber warten Sie zwischendurch eine Weile, damit Sie sicher sein können, wirklich noch Hunger zu haben.

Keine gemeinsame Sache machen

Popcorn interessiert Sie überhaupt nicht, aber wenn im Kino jeder Zweite mit einem Becher in Putzeimergröße ankommt, brauchen Sie auch unbedingt welches. Im Fußballstadion stehen Sie genau wie alle anderen in der Schlange, um sich eine Currywurst zu holen. Und auf der Wies'n brauchen Sie eine Maß und ein Hendl. Wieso übt ein Nahrungsmittel einen so unwiderstehlichen Reiz aus, wenn es alle essen? Man will dazugehören, mit anderen zusammen über die Gags lachen oder «Tor!» schreien – sonst könnte man ja auch zu Hause bleiben. Diese Motivation kommt tief aus dem Unterbewusstsein – und da sollten Sie sie herausholen. Suchen Sie sich den schlampigsten Fußballfan oder den besoffensten Oktoberfestbesucher, jemanden, mit dem man absolut nichts gemein haben will. Nach dem Motto: «Der isst dieses Labber-Hähnchen? Und der Idiot stellt sich dafür auch noch stundenlang an und bezahlt Mondpreise? Ich nicht!»

Nachsichtig sein

Untersuchungen zeigen: Nicht die Harten haben beim Abnehmen Erfolg, sondern die Lässigeren. Wie gesagt: Die «rigide Kontrolle» funktioniert nicht. Es gibt immer Situationen, in denen man einen Plan nicht einhalten kann oder einfach mal schwach wird. Bei den Hundertprozentigen bricht dann alles zusammen. Sie schmeißen das ganze Sportprogramm, nur weil sie eine Woche geschwänzt haben, und kippen alle Vorsätze, sich anders zu ernähren, nur wegen eines Besuchs bei McDonald's in den Gully.

Seien Sie also nicht zu streng mit sich selbst. Nach Erfahrung des Ernährungspsychologen Joachim Westenhöfer dauert es mindestens ein Jahr bevor einem eine neue Verhaltensweise in Fleisch und Blut übergegangen ist. Und selbst danach kommt es immer mal wieder zu Ausreißern. Sie haben gedankenversunken einen Riesenberg Lasagne verdrückt, fühlen sich gestopft wie eine Weihnachtsgans, können sich aber kaum noch an den Geschmack erinnern? Kommt vor. Sie ärgern sich über einen bräsig vor dem Fernseher verglotzten Abend? Manchmal hat man nun mal für nichts anderes mehr Energie. Machen Sie kein Drama draus, sondern sehen Sie es als eine Ausnahme an. Als solche wird es Ihnen die Figur nicht kaputtmachen. Wenn bestimmte «Ausrutscher» jedoch öfter vorkommen, sollten Sie mal genauer gucken, was dahinter steckt. Vielleicht kommt es ja immer dann zu diesem gedanken- und genusslosen Schlingen, wenn Sie sich im Job geärgert haben? Nach solchen Zusammenhängen sollten Sie suchen und das Übel dann an der Wurzel kappen.

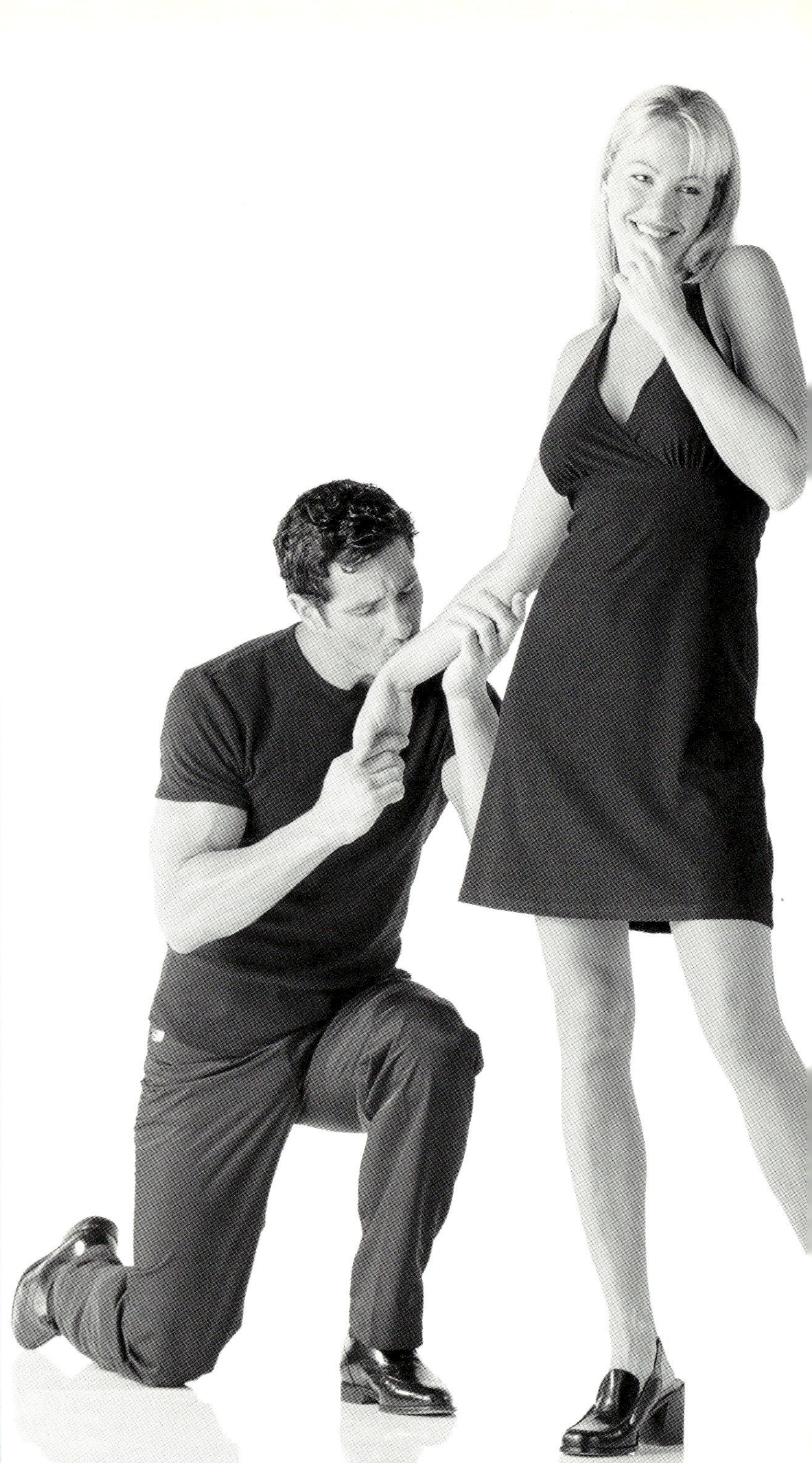

Die gute Kinderstube
Der Benimm-Guide

Ein kleiner Test

Benehmen? Wozu eigentlich?

Knigge, Benimm, Höflichkeit, Etikette – für viele Männer sind das Fremdwörter. Nicht selten liegen die Gründe dafür in der Erziehung. Immer weniger Eltern bemühen sich, ihren Sprösslingen die Bedeutung dieser Begriffe klar zu machen. Eine schlechte Kinderstube ist aber keine Entschuldigung, wenn erwachsene Menschen sich permanent danebenbenehmen. Erstens kann man alles lernen, und zweitens machen gute Umgangsformen unser aller Leben um einiges leichter. Oder kennen Sie jemanden, der sich gern anblaffen lässt, mit Freude patzige Antworten an den Kopf geworfen bekommt oder vor Dankbarkeit strahlt, wenn man ihn rüde zur Seite schubst?

In Deutschland wird standardmäßig über mangelnden Service geklagt, dabei ist das Verhalten der Dienstleister oft nur eine Reaktion auf das Verhalten der Kunden. Wenn alle sich ein bisschen zusammennehmen und ihre Launen nicht permanent an wildfremden Menschen auslassen würden, hätten wir statt der Servicewüste eine Freundlichkeitsoase.

Um viel mehr als das einigermaßen reibungslose Miteinander geht es beim Benimm gar nicht, insofern muss auch niemand befürchten, dass er komplizierte Anredeformeln pauken oder Handküsse einstudieren muss. Diese Details können wir ruhigen Gewissens den Protokollchefs überlassen.

Gutes Benehmen ist im Prinzip also wirklich ein Kinderspiel. Doch selbst die einfachsten Sachen sind schwer zu begreifen, wenn sie einem nicht richtig nahe gebracht werden. Wir kennen das noch aus der Schule. Bei dem einen Lehrer hat man nichts kapiert und bei dem anderen alles. Weil der einfach besser erklären und – noch wichtiger – motivieren konnte. Denn wie heißt es so schön? Der einzige Weg, jemanden dazu zu bringen, etwas zu tun, ist, ihn dazu zu bringen, dass er es tun will.

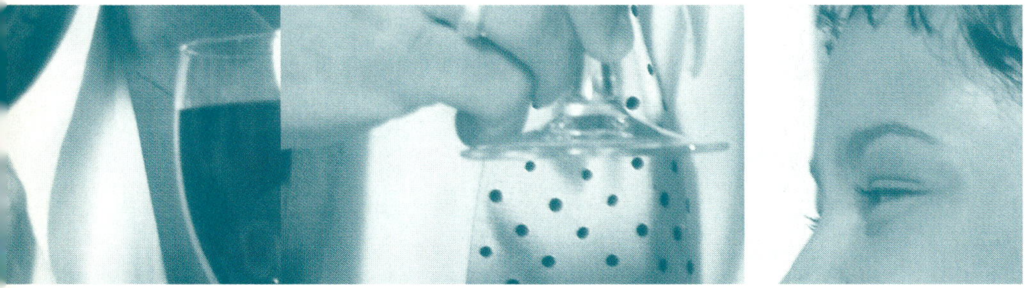

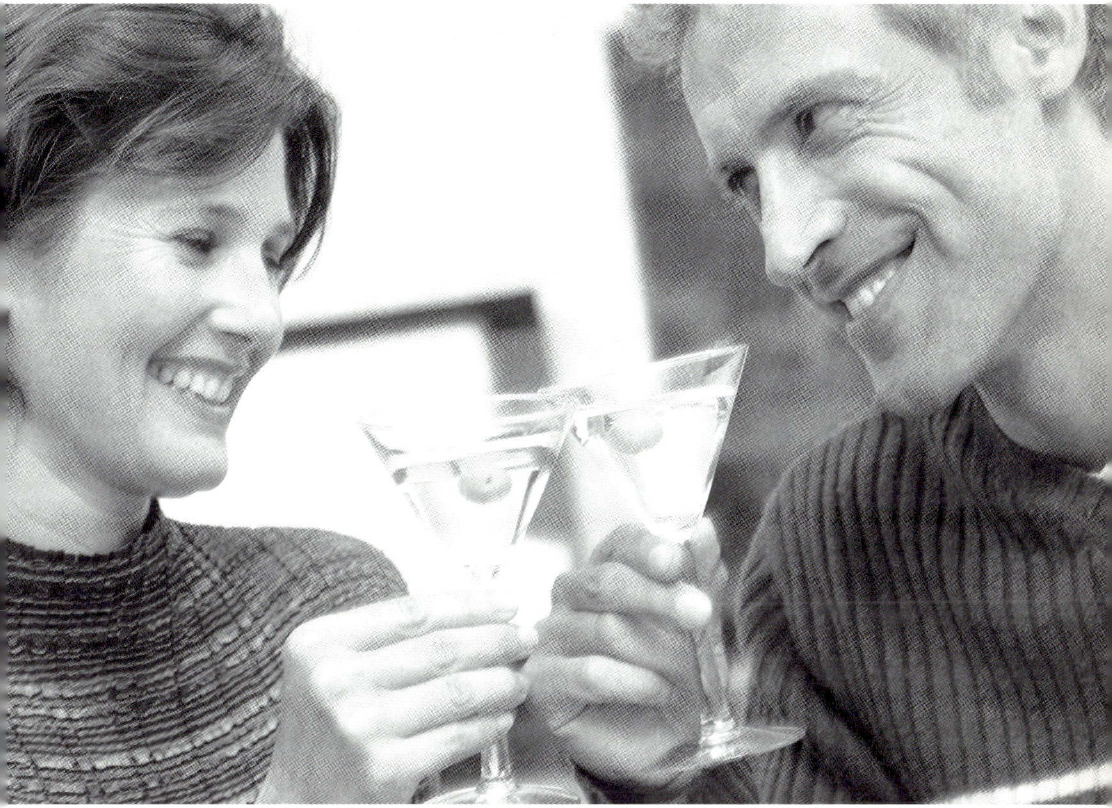

Wenn alle kapieren, dass wir mit gutem Benehmen eine ganze Ecke besser miteinander zurechtkommen, sind wir schon so gut wie am Ziel.

Test: Bin ich ein höflicher Mensch?

Die goldene Regel dürfte jedem bekannt sein: Was du nicht willst, das man dir tu, das füg auch keinem andern zu. Anders gesagt: Wer selbst freundlich behandelt werden will, sollte nicht ständig allen anderen auf den Schlips, die Füße oder sonst wohin treten. Jetzt gibt es nur ein Problem: Jeder hält sich selbst für einen wahren Ausbund an Höflichkeit. Und falls einem doch mal der Kragen platzt, dann sind grundsätzlich die anderen schuld. Mit dieser Einstellung kommen wir natürlich nicht weiter, deshalb sollte am Anfang die kritische Selbstanalyse stehen. Beantworten Sie die Fragen bitte so ehrlich wie möglich, dann sagt Ihnen die Auflösung am Ende genau, wo Sie sich auf der Skala des guten Tons einordnen können.

		Ihre Punkte
1. Wenn man Sie mit einem Tier vergleichen würde, dann wären Sie		
a) ein Bär,	1	
b) ein Reh,	3	
c) ein Elefant im Porzellanladen.	0	
2. Mit welcher dieser Filmfiguren können Sie sich am ehesten identifizieren?		
a) Der Pate.	0	
b) Der Gendarm von St.-Tropez.	1	
c) Forrest Gump.	3	
3. Ihr Lieblingsmoderator ist		
a) Stefan Raab,	0	
b) Harald Schmidt,	1	
c) Kai Pflaume.	3	
4. Wenn man Sie beleidigt,		
a) rasten Sie aus,	0	
b) ziehen Sie vor Gericht,	1	
c) nehmen Sie es gelassen.	3	
5. Als Diplomat wären Sie		
a) nicht sehr gut geeignet,	1	
b) in Ihrem Element,	3	
c) eine Gefahr für die Sicherheit Ihres Landes.	0	
6. Ausländer gibt es in Ihrem Freundes- und Bekanntenkreis		
a) wenige,	1	
b) viele,	3	
c) nicht, da Sie keinen Freundes- und Bekanntenkreis haben.	0	

7. Wenn Sie irgendwo zu einer Party eingeladen waren,		**Ihre Punkte**
a) lädt man Sie immer wieder ein,	3	
c) werden Sie nie wieder eingeladen,	0	
d) dann deshalb, weil Sie immer einen super Nudelsalat mitbringen.	1	
8. Familienfeiern enden bei Ihnen grundsätzlich		
a) mit Abschiedstränen,	3	
b) im Streit,	0	
c) verfrüht, da Sie es nicht mehr ausgehalten haben.	1	
9. Ein Kompromiss ist für Sie		
a) der goldene Mittelweg,	3	
b) eine unbefriedigende Lösung für alle Beteiligten,	1	
c) ein Fremdwort.	0	
10. Welcher Aussage stimmen Sie zu? Die linke Spur auf der Autobahn		
a) wird leider von Sonntagsfahrern und lahmen Enten blockiert,	1	
b) wird leider von Rasern als Rennstrecke missbraucht,	3	
c) sollte Autos mit mindestens 150 PS vorbehalten sein.	0	
Gesamtpunktzahl		

Auswertung

Für jede Antwort gibt es Punkte. Zusammenzählen und Ergebnis ablesen.

0–10 Punkte

Höflichkeit ist für Sie ein Fremdwort, doch das könnte sich durch die Lektüre dieses Buches ändern – falls Sie sich über den Test nicht so sehr aufregen, dass Sie es gleich wieder umtauschen oder wegwerfen.

10–20 Punkte

Im Großen und Ganzen wissen Sie schon, wie Sie sich zu benehmen haben, doch wie höflich Sie tatsächlich sind, hängt sehr von Ihrer Laune ab. Ein bisschen mehr Ausgeglichenheit, und Sie kriegen das perfekt hin.

20–30 Punkte

Sie beherrschen nicht nur die Grundlagen des guten Tons, sondern besitzen außerdem noch ein freundliches Naturell. Diese Kombination macht Sie zu einem äußerst angenehmen Zeitgenossen, der dieses Buch mit Genuss lesen wird.

Kleiner Tipp Wie wir mit unseren Mitmenschen umgehen, scheint sehr viel damit zu tun zu haben, ob wir sie kennen oder nicht. Beim Weihnachtseinkauf rempeln sich die Leute hemmungslos an, rammen anderen beim Run auf die Grabbeltische die Ellenbogen in die Seite und reden mit den Verkäufern, als wären sie ihre Leibeigenen. Viele dieser Gelegenheitsrüpel erweisen sich in ihrem Sportverein oder der Firma als überraschend umgängliche Zeitgenossen. Ein ganz einfaches Rezept für mehr Höflichkeit heißt deshalb: Behandeln Sie alle Leute so, als wären Sie mit ihnen gut bekannt oder sogar befreundet.

Mann ist, wie Mann isst

Zeige mir, was du isst, und ich sage dir, was du bist. Mag sein. Fast noch aufschlussreicher ist es aber, *wie* Mann isst. Currywurst und Pommes verdrückt jeder mal, aus dem Fastfood-Genuss Rückschlüsse auf Charakter, Lebensstil oder Ernährungsgewohnheiten zu ziehen wäre deshalb Unsinn. Dagegen lässt sich einiges daran ablesen, wie die Wurst (oder was auch immer) verspeist wird. Geht es appetitlich zu, oder wird einem vom Zugucken fast schlecht? Landet die Hälfte im Bart, auf der Krawatte oder dem Tischtuch, oder befördert Mann alles manierlich zum Mund? Hören wir ein Schmatz- und Schlürfkonzert, oder läuft das Essen als Stummfilm ab?

Wenn allgemein von Ess- und Tischmanieren die Rede ist, geht es meist um das gekonnte Zerlegen eines Hummers, das routinierte Verspeisen von Austern oder die Benutzung der Fingerschale. Kein Wunder, dass viele da gleich abwinken, denn mit ihrem Alltag hat das genauso wenig zu tun wie der Handkuss oder der Dresscode für den Neujahrsempfang beim Bundespräsidenten. Warum erklärt stattdessen niemand erst einmal, wie Mann sich beim Abendbrot zu Hause benehmen soll, beim Geschäftsessen mit Chef und Kollegen oder beim Date in der Tapas-Bar?

Die meisten Menschen lernen schon als Kind, ohne störende optische und akustische Begleiterscheinungen zu essen und zu trinken. Sollte diese Fertigkeit nicht zum Erziehungsprogramm der Eltern gehört haben, ist das allerdings kein Beinbruch. Essmanieren können in jedem Lebensalter erlernt werden. Jugendliche und Erwachsene haben dabei gegenüber Kindern sogar den Vorteil, dass sie eher in der Lage sind, ihre Bewegungen zu koordinieren – von der Einsichtsfähigkeit in die Vorzüge einer ästhetisch ansprechenden und allgemein akzeptierten Regeln folgenden Nahrungsaufnahme ganz zu schweigen.

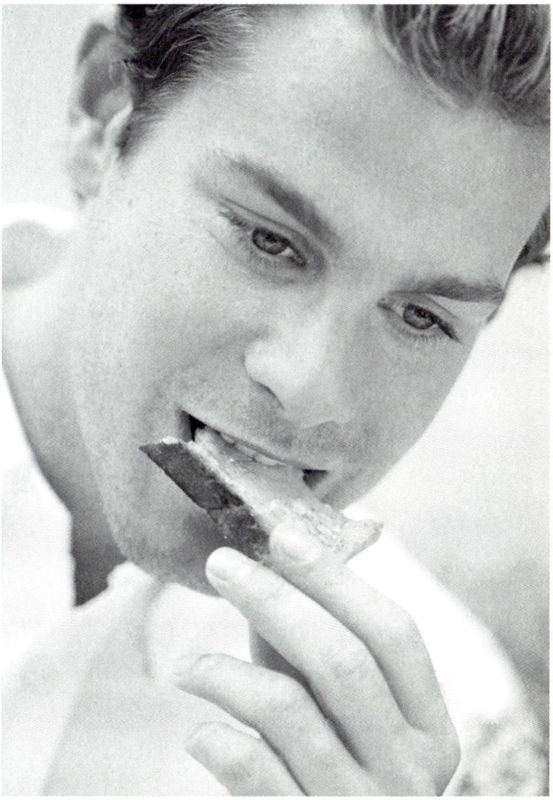

Die acht goldenen Grundregeln

Männer sind ja immer sehr kreativ im Erfinden von Ausreden, deshalb präsentieren sie auch bei Tisch sehr interessante Begründungen für ihr mangelhaftes Benehmen. Da werden die Asiaten bemüht, bei denen angeblich Schlürfen, Schmatzen und Rülpsen zum guten Ton gehören (worauf Sie sich beim Business-Trip nach Japan oder China aber nicht verlassen sollten), müssen Inder und Araber herhalten, die schließlich auch mit den Fingern essen (allerdings nach genauen Regeln), und notfalls verweist Mann einfach auf die geringe Förmlichkeit des Anlasses: «Wir sind ja hier unter uns, im Restaurant würde ich natürlich alles richtig machen.» Von wegen! Also Schluss mit diesen blöden Ausflüchten, stattdessen lieber die Grundregeln lernen und in Zukunft auch zu Hause durch korrekte Manieren glänzen. Es ist wirklich kinderleicht!

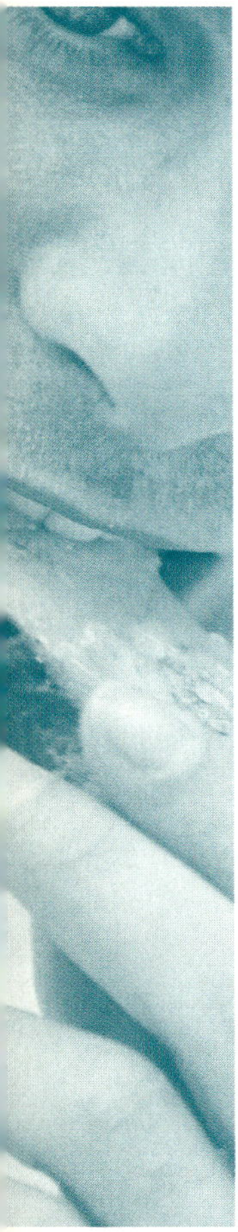

1. Setzen Sie sich richtig auf den Stuhl und an den Tisch

Gerade, etwas weiter vorn als auf dem Bürostuhl, beim Essen nicht angelehnt, so weit vom Tisch, dass die Arme kurz über den Handgelenken auf der Tischkante liegen. Beim Essen darf weder Unterarm noch Ellenbogen den Tisch berühren.

2. Machen Sie den Mund zu

Erstens ist der Anblick des halb zerkauten Speisebreis nicht besonders appetitanregend für Ihr Gegenüber, zweitens dämmen die geschlossenen Lippen die Geräuschentwicklung beim Kauen.

3. Nehmen Sie den Mund nicht zu voll

Egal, wie hungrig Sie sind oder wie gut es schmeckt: Immer erst runterschlucken, dann nachschieben. Und immer nur so viel, dass sich die Backen nicht ausbeulen. Sonst wird es unmöglich, geräuschlos und mit geschlossenem Mund zu kauen.

4. Vermeiden Sie alle Arten von Ess- und Schluckgeräuschen

Schlürfen, Schmatzen, geräuschvolles Schlucken und gluckerndes Trinken sind keine Musik in den Ohren der Tischgenossen, vermeiden oder reduzieren Sie diese Geräusche deshalb so weit wie möglich. Dabei helfen auch die 2. und die 3. Regel.

5. Tun oder sagen Sie beim Essen nie etwas Abstossendes oder Ekel Erregendes

Wenn Sie im TV eine hochinteressante Reportage aus der Gerichtsmedizin gesehen haben, erzählen Sie nach dem Essen davon. Vermeiden Sie außerdem alles (verbal oder aktiv), was mit Verdauung, Auswurf oder Körperöffnungen zu tun hat.

6. Nichts darf den Mund je wieder durch den Mund verlassen

Egal ob Sie sich an dem Stück Huhn gerade den Mund verbrennen oder das Curry verteufelt scharf ist – spucken Sie niemals etwas auf Teller, Gabel oder Löffel zurück, immer tapfer runterschlucken. Wenn Sie die 3. Regel befolgt haben, wird es gehen.

7. Handhaben Sie das Besteck wie vorgesehen

Das Messer gehört in die rechte Hand, die Gabel in die linke (nur bei Linkshändern umgekehrt). Behalten Sie immer beide Besteckteile in den Händen, auch wenn Sie momentan nur eines benutzen, nach dem Schneiden also nicht das Messer ablegen. Löffel immer allein benutzen, nie Löffel und Messer oder Löffel und Gabel (Ausnahme: Manche asiatischen Gerichte werden mit Löffel und Gabel gegessen).

8. Benutzen Sie Geschirr und Besteck bestimmungsgemäß

Tassen haben einen Henkel, weil sie mit einer Hand gehalten werden, nicht mit beiden. Teller und Schüsseln haben keine Henkel, weil Sie daraus nicht trinken sollen. Das Messer ist keine Gabel, stecken Sie es also niemals in den Mund.

Der Restaurant-Knigge

Die oben genannten goldenen Grundregeln gelten im Restaurant sowieso, zusätzlich sollte der Restaurant-Knigge befolgt werden. Von Anfang bis Ende beschreibt er alle wesentlichen Stationen mitsamt den dort lauernden Benimm-Problemen.

Reservierung

Wenn Sie mit Ihrer Freundin oder ein paar Bekannten essen gehen wollen, sollten Sie sich zuallererst um die Tischreservierung kümmern. Es ist äußerst unangenehm, hungrig und durstig abgewiesen zu werden, weil das Restaurant voll ist. Je geringer die Zahl gleichwertiger Alternativen und je höher die Attraktivität der auserkorenen Küche, desto ratsamer ist die Reservierung.

Ganz wichtig: Wenn Sie verhindert sind, unbedingt rechtzeitig absagen. Die Enttäuschung des Restaurants ist in 99 Prozent der Fälle geringer als der Ärger über einen reservierten Tisch, der dann doch nicht genutzt wird.

Parken

Wenn Sie mit dem Auto kommen, sollten Sie genügend Zeit für die Parkplatzsuche oder den Fußweg vom Parkhaus zum Restaurant einplanen. Bedenken Sie dabei immer, dass Frauenkleidung in der Regel wesentlich weniger warm ist als das Outfit der Männer, vor allem wenn sich alle für den Abend schick gemacht haben.

Sind Sie zu mehreren unterwegs, kann der Fahrer die anderen auch beim Restaurant absetzen und dann nachkommen. Das geht allerdings nicht, wenn Sie zu zweit ausgehen, denn es wäre unhöflich der (oder dem) allein Wartenden gegenüber. Vor allem Frauen lieben es nicht, ohne Begleitung im Vorraum oder an der Bar ausharren zu müssen.

Eintreten

Es gibt zwei verschiedene Auffassungen darüber, in welcher Reihenfolge das Restaurant betreten werden soll. Die einen lassen den Mann zuerst hineingehen, damit er sozusagen die Lage peilen und eventuelle Gefahren abwehren kann, die anderen gewähren der Frau den Vortritt, da dies auch sonst üblich ist. Wie Sie sich entscheiden, ist egal, bedenken Sie aber, dass viele Frauen jeweils nur die zweite Variante kennen und sich über die erste wundern (oder sie gar als Unhöflichkeit empfinden).

Je nach Art des Restaurants hängen Sie selbst die Mäntel auf (dabei bitte den Frauen helfen) oder übergeben sie an das Personal. In gehobeneren Locations bitte nicht die Jacken über den Stuhl hängen oder auf die Sitzbank legen.

Hinsetzen

In einfachen Restaurants suchen Sie sich selbst einen Tisch, in anspruchsvolleren Läden oder wenn Sie reserviert haben, wenden Sie sich an das Personal und lassen sich zum Tisch führen. Wenn das Restaurant voll besetzt ist, erübrigen sich Diskussionen über den Tisch. Sind dagegen noch mehrere Tische frei, können Sie bei Nichtgefallen ruhig fragen, ob Sie nicht woanders sitzen können. Häufig ist es so, dass die besser positionierten Plätze für Stammgäste freigehalten werden. Aber sofern Alternativen verfügbar sind, sollte kein Gast in Zugluft oder direkt am Weg zu den Toiletten sitzen müssen.

Frauen nehmen zuerst Platz, dabei rückt in eleganteren Häusern der Kellner den Stuhl zurecht, ansonsten können Sie selbst Hand anlegen. Ganz wichtig: Sofort nach dem Platznehmen die Serviette auf den Knien ausbreiten.

Bestellen

In einfachen Restaurants (wie Wirtschaften oder Kneipen mit Gastraum) ist es üblich, ein Tellergericht zu ordern, aber sobald es etwas gehobener zugeht, gehört eine Vorspeise dazu. Doch was heißt gehoben? Ein Blick in die Karte schafft Klarheit. Wenn keine Vorspeisen ausgewiesen sind, stattdessen nur die Alternativen «Kleine Gerichte» und «Für den großen Hunger», wäre es unpassend (und ziemlich schwierig), sich eine Menüfolge zusammenzustellen. Ausnahme: Die Suppe vorweg kann man fast überall bestellen.

Finden sich Vorspeisen auf der Karte, dann nehmen Sie bitte auch eine (das gilt besonders in italienischen Restaurants, Nudeln oder Pizza als Hauptgericht isst man nur in der einfachen Trattoria oder Pizzeria). Wenn alle nur wenig Hunger haben, kann man sich auch eine Vorspeise teilen, aber einfach gar nichts vorweg zu ordern wirkt ziemlich stieselig (und knauserig). Wichtig: Ihr Hauptgericht bestellen Sie zusammen mit der Vorspeise, das Dessert und/oder Käse erst, nachdem Sie mit dem Hauptgang fertig sind.

Beim Essen

Wenn Sie mehrere Gänge essen, wird das Besteck nach jedem Gericht mit abgeräumt, also nicht die Gabel ablecken und wieder auf die Tischdecke legen. In feineren Restaurants wird man das Besteck passend zur gewählten Speisenfolge um den Platzteller herum anordnen (das ist ein großer Untersetzer, auf den die Teller gestellt werden). Wenn Sie sich zum Beispiel Fisch als Hauptgang ausgesucht haben, bekommen Sie ein entsprechendes Besteck.

Die verschiedenen Messer und Gabeln benutzen Sie, mit der Vorspeise beginnend, von außen nach innen, die Gläser von rechts nach links (sollten Sie mal danebengreifen, ist das nicht so schlimm, beim nächsten Gang wird frisches Besteck nachgelegt). Wird vor der Vorspeise Brot gereicht, dann brechen Sie davon kleine Stückchen ab, die Sie einzeln bestreichen und dann in den Mund befördern. Niemals die Scheibe komplett schmieren und dann davon abbeißen!

Jeder Gang bildet eine abgeschlossene Einheit, die nicht unterbrochen werden sollte. Wenn Sie auf die Toilette müssen, dann immer nur zwischen den Gängen, genauer gesagt, wenn die Teller abgeräumt worden sind. Vorher sollte auch nicht geraucht werden. Bevor Sie sich eine anzünden, fragen Sie bitte erst die anderen am

Tisch um Erlaubnis (es sei denn, Sie sind unter Rauchern). Wenn Sie gefragt werden, ob Sie das Rauchen stört, sollten Sie allerdings möglichst großzügig sein, auch wenn Sie den Qualmgestank eigentlich hassen. In Europa ist es nach wie vor üblich, dass in der Gastronomie geraucht wird.

Getränke

In einfachen Restaurants werden Getränke vorab geordert, da sie hier nicht so exakt auf das Essen abgestimmt werden müssen. In Läden mit Anspruch ordern Sie vorab nur Wasser und den passenden Wein dann mit den Speisen. Ausnahme: Der Aperitif, den Sie kommen lassen, wenn der Kellner die Speisekarten verteilt. Sie brauchen heute übrigens nicht mehr überall eine ganze Flasche Wein zu nehmen, selbst Gourmet-Tempel bieten ihre edlen Rebensäfte immer häufiger glasweise oder in Karaffen an.

Wenn Getränkeflaschen oder Karaffen auf dem Tisch stehen, können Sie sich generell selbst nachschenken, sind sie auf einem Nebentisch platziert, übernimmt das der Kellner oder Sommelier. Verdursten werden Sie trotzdem nicht, denn die Profis schenken nach, sobald die Gläser halb leer sind. Möchten Sie nichts mehr, sagen Sie es freundlich oder legen kurz die flache Hand über das Glas. Sind die Flaschen zur Selbstbedienung gedacht, können Sie leere Buddeln kopfüber in den Kühler mit den Eiswürfeln stellen, das Personal wird dann fragen, ob Nachschub gewünscht ist.

Kleiner Tipp Wenn Sie im Restaurant eine Flasche Wein bestellen, wird sie vom Kellner (oder dem Sommelier, sprich Weinkellner) an den Tisch gebracht, vorgezeigt und geöffnet. Danach wird Ihnen ein Probierschluck ins Glas gegossen. Entgegen der weit verbreiteten Annahme dient dieser Schluck nicht dazu, den guten Tropfen wie bei einer Weinprobe ausführlichst unter Schlürfen, Gurgeln und Kauen zu verkosten. Sinn der Übung ist lediglich, den Wein auf seine objektive Trinkbarkeit hin zu überprüfen, also festzustellen, ob er eventuell nach Korken schmeckt, zu warm oder zu kalt oder gar schlecht geworden ist. Also einfach kurz kosten, dann den Wein freigeben oder nicht. Sie können einen Wein aber nicht zurückgehen lassen, weil er Ihnen subjektiv nicht schmeckt, deswegen ist theatralisches Probieren schlicht überflüssig.

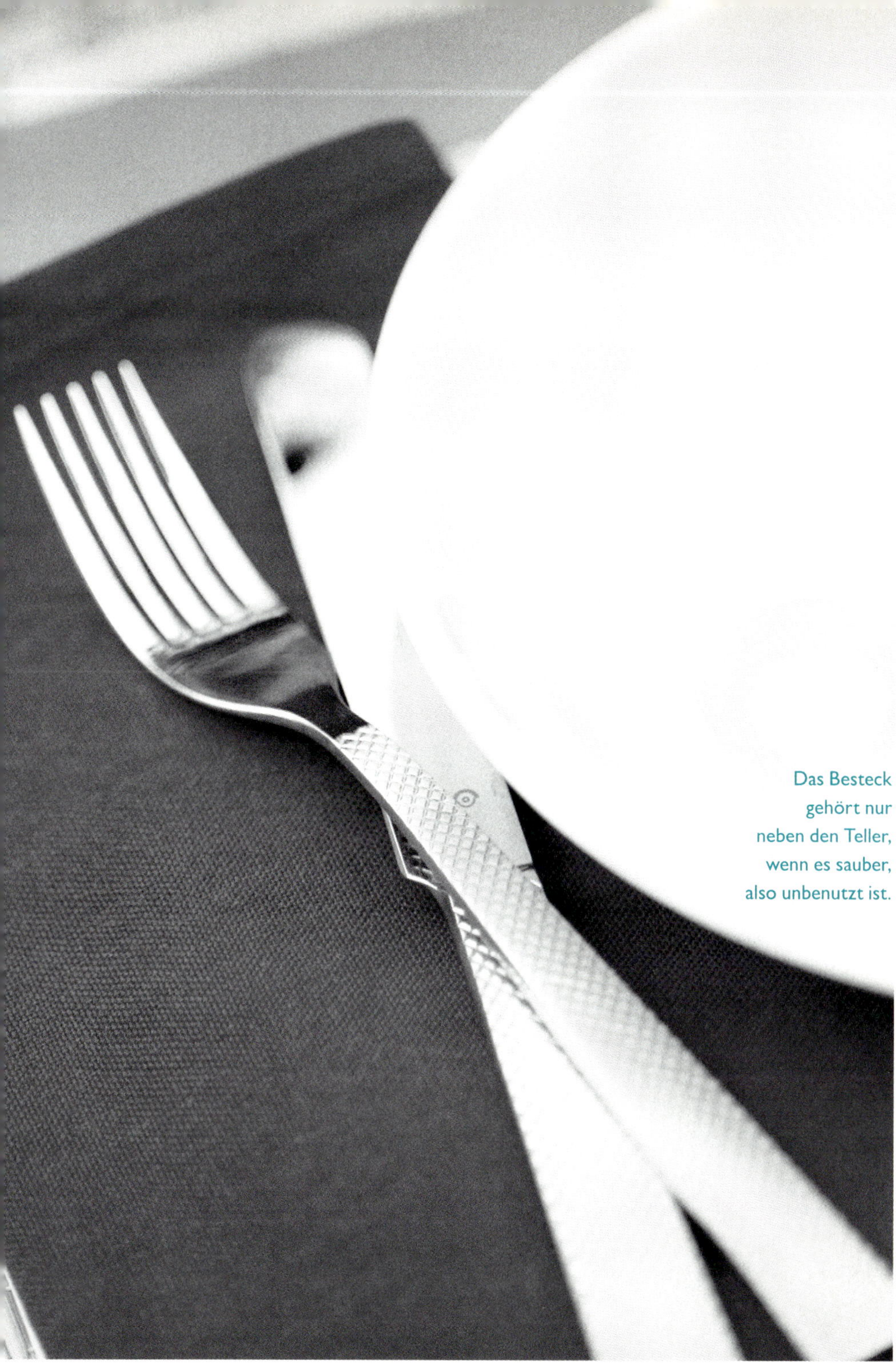
Das Besteck
gehört nur
neben den Teller,
wenn es sauber,
also unbenutzt ist.

Nachspeise, Käse, Kaffee und Digestif

Wie oben erwähnt, wird die Nachspeise – wie der Name sagt – nach der Speise geordert. Oftmals gibt es für die süßen Sachen eine Extrakarte. Große Menüs sehen Käse und Dessert vor (in dieser Reihenfolge), ansonsten können Sie sich auch für eines von beiden entscheiden. Votieren Sie für den Käse, nehmen Sie entweder eine vorgegebene Auswahl (die sich nach der Saison und dem regionalen Angebot richten kann) oder lassen sich die ganze Palette an den Tisch bringen. Suchen Sie sich

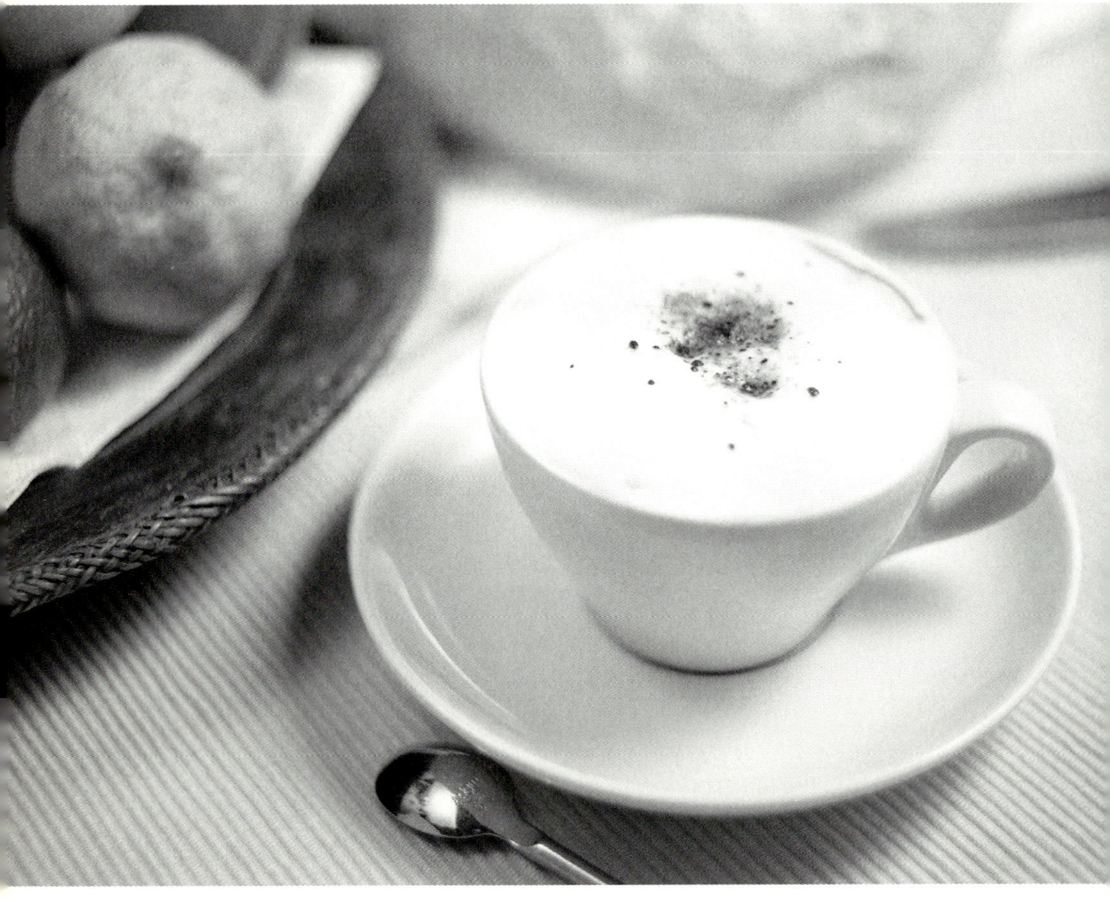

daraus bitte nur das aus, was Sie wirklich probieren möchten; sich den Teller mit zehn verschiedenen Stücken voll laden zu lassen, die Sie dann doch nicht essen, wäre stillos.

Zum Dessert können Sie einen speziellen Wein genießen, entgegen dem Trend zu trockenen Tropfen ist er in der Regel recht süß. Keine Angst, mit der Glykol-Beerenauslese aus Opas Keller hat er garantiert nichts zu tun, probieren lohnt sich also auf jeden Fall. Auch sehr lecker: Obstbrände. Zum Käse passt ebenfalls ein Dessertwein, außerdem Port oder Schampus. Beim Italiener bekommen Sie zum Dolce manchmal auch einen passenden Likör. In hemdsärmeligen Lokalen wird zu den einfachen Nachspeisen meistens nichts Spezielles bereitgehalten, Obstwasser und ein paar Liköre finden sich aber an jeder Theke.

Wer schon zum Dessert Hochprozentiges getrunken hat, wird in der Regel auf einen weiteren Digestif verzichten. Falls doch noch Bedarf besteht, eignen sich Wein- und Fruchtbrände, Grappa und Whisky. In der rustikalen Wirtschaft tut es ein einfacher Schnaps oder Kräuterbitter, je nach Region ist die Auswahl ganz unterschiedlich.

Espresso wird längst nicht mehr nur beim Italiener angeboten, alternativ können Sie aber auch einen ganz untrendigen Filterkaffee bestellen.

Bezahlen

In einfachen Lokalen sagen Sie zur Bedienung: «Bitte zahlen» oder: «Ich möchte bitte zahlen», die gehobenere Variante lautet: «Die Rechnung bitte.» Am liebsten sieht es der Kellner oder die Kellnerin, wenn pro Tisch nur eine Rechnung gefordert wird, Sie können die Zeche danach immer noch aufteilen. Wenn Sie paarweise unterwegs sind, geht es ganz einfach durch zwei. Wenn alle in etwa das Gleiche hatten, ist das absolut fair. Hatte aber ein Paar viele teurere Gerichte und jede Menge edlen Wein, das andere aber nicht, sollte diese Tatsache berücksichtigt werden.

Das Trinkgeld berechnen Sie prozentual zum Rechnungsbetrag, als angemessen gelten 10 bis 15 Prozent, allerdings nur bis zu einem Betrag von etwa 500 Euro. Wenn Sie zum Beispiel 830 Euro zu zahlen haben, können Sie es bei 50 bis 75 Euro belassen, ohne als Geizhals dazustehen. Die Prozentmethode sei übrigens auch allen empfohlen, die seit der Euro-Umstellung nicht mehr wissen, wie viel Trinkgeld sie geben sollen – 10 bis 15 Prozent des Rechnungsbetrags sind immer noch angemessen. Simples Aufrunden ist nur bei Beträgen unter 10 Euro okay, bei einer Rechnung von 48 Euro 50 zu geben wäre dagegen zu wenig (angemessen: 5 Euro). Allerdings gilt auch: Voraussetzung für Trinkgeld ist, dass der Service zumindest zufrieden stellend war.

Wenn Sie wieder gehen

Bevor alle aufstehen, sollten Sie die Transportfrage klären: Wer fährt mit wem, wer braucht ein Taxi, wer muss eventuell zu Bus oder U-Bahn begleitet werden? Fußgänger sollten nicht selbstverständlich annehmen, dass Autobesitzer sie in entlegene Winkel chauffieren; falls jemand auf dem Weg wohnt, sollte man ihm aber in jedem Fall eine Mitfahrgelegenheit anbieten. Werden Taxis benötigt, dem Kellner rechtzeitig Bescheid geben, zum Beispiel wenn er die Quittung bringt, denn nichts nervt mehr, als wenn man nach einem schönen Abend ewig auf das Taxi warten muss. Kommt es zu Verzögerungen, sollte wenigstens einer bereit sein, solidarisch mit auszuharren, vor allem wenn das Taxi für eine Frau bestellt wurde.

Ist die Garderobe zur Selbstbedienung gedacht, gebot die Konvention früher, dass die Männer zuerst die Mäntel anziehen, damit sie danach die Hände frei haben, um den Frauen zu helfen. Viele kennen diese Reihenfolge nicht mehr, deshalb sollten Männer zuerst den Frauen in die Mäntel oder Jacken helfen bzw. sie ihnen hinhalten, dann sich selbst anziehen. Genauso wird Hilfsbedürftigen assistiert wie etwa dem Kollegen mit dem Arm in Gips. Wenn bei der Ankunft die Mäntel vom Kellner in Empfang genommen und verstaut worden sind, muss beim Gehen gewartet werden, bis die Sachen geholt sind. In diesem Fall hilft der Kellner beim Anziehen, die Männer dürfen ihm aber zur Hand gehen. Manche Restaurants haben eine richtiggehende Garderobe, dort ist dann ein Trinkgeld fällig.

Im Sommer verabschieden Sie sich vor dem Restaurant voneinander, im Winter besser drinnen. Ist das aus Platzgründen nicht möglich, dann machen Sie es draußen bitte kurz, statt frierende Mitmenschen noch auf den letzten Drücker in lange Gespräche zu verwickeln (Männer mit dicken Parkas werden oft sehr gesprächig, während allen anderen schon die Zähne klappern). Wenn weibliche Teilnehmer des Abends ungern allein ins nächtliche Parkhaus gehen möchten, sollte Mann Geleitschutz bis zum Auto anbieten. Bei neuen Bekanntschaften das Angebot bitte entsprechend eindeutig formulieren, sonst kann es als plumpe Anmache missverstanden werden.

Die 6 wichtigsten Restaurant-Don'ts

1. Nach der Bedienung schreien, pfeifen, schnalzen, schnipsen, klatschen oder mit dem Messer ans Glas schlagen.
   Besser: Blickkontakt, Hand leicht anheben.

2. Sakko ausziehen und über die Stuhllehne hängen.
   Besser: Kleidung passend zur Innenraumtemperatur auswählen, also auch im Winter ein leichtes Sakko.

3. Abwegige Sonderwünsche, zum Beispiel Schweineschnitzel im koscheren Restaurant oder Sojaburger im Steakhaus.
   Besser: Gleich dahin gehen, wo das Gewünschte im Angebot ist.

4. Nach dem Aufessen oder Austrinken reklamieren.
   Besser: Nach dem ersten Happen oder Schluck das Objekt der Beanstandung zurückgehen lassen, nur so hat das Restaurant die Chance, den Mangel zu beheben bzw. Ersatz zu leisten.

5. Als Gruppe einzeln bezahlen und damit alles aufhalten.
   Besser: Vorher einen simplen Zahlungsmodus ausmachen, wie etwa, dass einer die Rechnung vorläufig übernimmt und die Summe später unter den Anwesenden geteilt wird.

6. Lächerliche Trinkgelder, zum Beispiel 198 Euro auf 200 Euro aufrunden.
   Besser: Je nach Zufriedenheit 10 bis 15 Prozent vom Rechnungsbetrag geben.

Mahlzeit! Essen in 5 Varianten

«Lasst uns mal zusammen was essen.» Damit muss nicht immer ein Abend im Restaurant gemeint sein, denn das gemeinsame Speisen ist in vielen Varianten möglich. Hier die wichtigsten und was dabei benimmtechnisch zu beachten ist.

Frühstück

Zeit Findet meist nur am Wochenende statt, Berufstätige müssten sich sonst extrem früh treffen und danach mächtig abhetzen, um rechtzeitig ins Büro zu kommen. Ausnahme: Man ist mit Freunden zusammen im Urlaub.

Ort Café oder zu Hause. Ersteres hat den Vorteil, dass man nicht dem Geschmack und der Kochkunst eines Gastgebers ausgeliefert ist (wie zum Beispiel einem Teetrinker, der lausigen Kaffee macht – wenn überhaupt), außerdem hat niemand die ganze Arbeit mit der Vorbereitung, und die Kosten verteilen sich gleichmäßig auf alle Beteiligten. Private Frühstücke sind oft gemütlicher, dafür tut sich in mancher Küche (oder auf dem Klo) ein Abgrund von Unhygiene auf; außerdem drohen unerwünschte Frühstücksgenossen, wenn der Einladende in einer WG wohnt.

Benimmtechnisch wichtig Beim Frühstück wird das Brot mit der Hand gegessen, gekochte Eier wahlweise köpfen (gilt nicht mehr als unfein) oder an der Spitze abpellen. Bitte immer das trinken, was vorhanden ist, also nicht auf Tee bestehen, wenn der Gastgeber nur Kaffee im Haus hat.

Brunch

Zeit Das Wort Brunch ist eine Kombination aus Breakfast und Lunch, es handelt sich also um ein spät angesetztes Frühstück, das in die Mittagszeit hineinreicht und bei dem deshalb auch warme, herzhafte Speisen gegessen werden.

Ort Café, Hotel, Restaurant oder bei jemandem zu Hause. Am beliebtesten und bequemsten für alle ist das Zusammentreffen in der Gastronomie, weil sie maximale Auswahl bei minimalem Arbeitsaufwand für den Einzelnen bietet (mal abgesehen von der Anfahrtszeit). Da die Speisen in der Regel pauschal bezahlt werden und man nur die Getränke einzeln löhnen muss, kann jeder seine Ausgaben ziemlich genau steuern. Im Gegensatz zum reinen Frühstück ist mäßiger Alkoholgenuss beim Brunch völlig okay, typische Getränke wären Prosecco, Weizenbier oder Weinschorle – für viele ein Vorteil dieser Variante.

Benimmtechnisch wichtig Den Teller am Büfett nur mäßig beladen, lieber mehrmals gehen. Den anderen auch mal etwas mitbringen, vielleicht etwas Brot oder einen Teller mit Aufschnitt. Ausgesprochene Frühstücksgerichte werden mit der Hand gegessen (Brötchen mit Marmelade etc.), warme Speisen dagegen wie beim Mittagessen mit Messer und Gabel oder Löffel. Herzhaft belegte Brote können wahlweise mit Messer und Gabel oder auch mit der Hand verspeist werden (dann das Brot möglichst häppchenweise belegen und ohne Geschmiere als Ganzes in den Mund stecken).

Mittagessen

Zeit Hängt von den Beteiligten ab, in der Regel zwischen 12 und 14 Uhr. Häufig wird die Zeit durch die Mittagspause vorgegeben, denn die gemeinsame Mahlzeit ist eine praktikable Möglichkeit für Berufstätige, unter der Woche Freunde zu treffen (wenn auch nur kurz).

Ort Von Montag bis Freitag fast immer Café, Bar oder Restaurant, denn Berufstätige können schlecht mal eben zwischendurch etwas kochen. Am Wochenende auch zu Hause, allerdings sind Privateinladungen zum Mittagessen hierzulande eher unüblich, Ausnahmen bilden Feiern im Familienkreis (Geburtstage, Hochzeitsjubiläen etc.).

Benimmtechnisch wichtig Mittags ist es nicht immer angesagt, Alkohol zu trinken. Das gilt vor allem für Leute, die anschließend wieder ins Büro müssen. Denn selbst wenn Sie promillemäßig im Rahmen bleiben, macht sich auch ein kleines Gläschen durch eine Fahne bemerkbar. Außerdem wichtig: Die Bestellung dem Zeitrahmen anpassen, soll es schnell gehen, auf Vorspeise und/oder Dessert verzichten.

Kleiner Tipp In Benimmbüchern wird häufig darauf hingewiesen, dass man den Tischgenossen nicht «guten Appetit» wünschen soll, stattdessen einfach loslegt, sobald der Gastgeber angefangen hat. Genaue Begründungen gibt es für das Verbot nicht, in der Regel wird die Guten-Appetit-Floskel aber als etwas Spießiges hingestellt. Das ändert jedoch nichts an der Tatsache, dass wir eine ziemlich unhöfliche Figur machen, wenn wir das freundlich gemeinte «Guten Appetit» nicht umgehend und genauso freundlich zurückgeben – ganz egal, wie toll wir mit dem schweigenden

Drauflosessen in der High Society punkten würden. Was also tun? Überall, wo es gemütlich und entspannt zugeht, also in Wirtschaften, Kantinen, am Abendbrot- oder Küchentisch, können Sie getrost «guten Appetit» wünschen. Wann immer Sie unsicher sind, ob die Worte angemessen wären oder nicht, warten Sie einfach ab, was die anderen tun. Wenn der Chef bei einem Geschäftsessen nichts sagt, werfen Sie besser kein herzliches «Guten Hunger» in die Runde, wünschen sich dagegen alle anderen guten Appetit, dann schließen Sie sich auf jeden Fall an. Auf ein Wort sollten Sie aber immer verzichten: Mahlzeit.

Nachmittagskaffee oder Teatime

Zeit Zwischen 15 und 17 Uhr. Muss nicht zum spießigen Kaffeeklatsch ausarten. Hat in der richtigen Location mit gutem Kaffee oder Tee und leckerem Gebäck durchaus Stil.

Ort Café, Bar, Hotellounge oder bei jemandem in der Wohnung. Die Gastronomie hat (mal wieder) den Vorteil, dass sich niemand Arbeit machen muss. Dafür ist das Kaffee- oder Teetrinken auswärts aber oft auch ganz schön teuer, ganz zu schweigen von dem Zigarettenqualm, der die Nichtraucher stören kann. Heimische Kaffee- oder Teerunden kranken dafür gelegentlich an den angebotenen Backwaren, die nicht immer besonders lecker sind, aber klaglos gegessen werden müssen, weil man sonst den Gastgeber beleidigt.

Benimmtechnisch wichtig Wie beim Frühstück ist es auch hier unhöflich, im Hause eines Gastgebers Wünsche zu äußern, die Umstände machen oder schlichtweg nicht zu erfüllen sind. Außerdem sollte man sich mit der Kritik an Getränken («Der Milchschaum ist aber nicht so schön wie in Italien») oder Speisen («Ich mag kein Vollkornmehl») zurückhalten.

Abendessen

Zeit Ein gemeinsames Abendessen mit Freunden findet in aller Regel etwas später statt, also ab ca. 20 Uhr. Berufstätige haben so die Chance, sich nach dem Job frisch zu machen, umzuziehen oder noch kurz auszuruhen, und der Gastgeber hat ein wenig mehr Zeit für die Vorbereitungen.

Ort Entweder Restaurant oder Privatwohnung. Wenn nicht einer alle einlädt (zum Beispiel weil er etwas feiern möchte), zahlt jeder für sich oder die Rechnung wird geteilt, das Restaurant ist dann von den Kosten her eine ziemlich gerechte Variante. Wer zu sich nach Hause zum Essen lädt, trägt dagegen sämtliche Kosten (Geld einzufordern wäre extrem schlechter Stil) und hat obendrein die Arbeit. Dafür macht es aber auch sehr viel Spaß, gute Freunde zu bekochen – und die Atmosphäre ist immer wesentlich intimer als im Restaurant. Allerdings braucht ein solcher Abend immer eine gewisse Vorlaufzeit, für spontane Verabredungen nach einem langen Arbeitsstag ist das Auswärts-Essen deshalb das einzig Wahre.

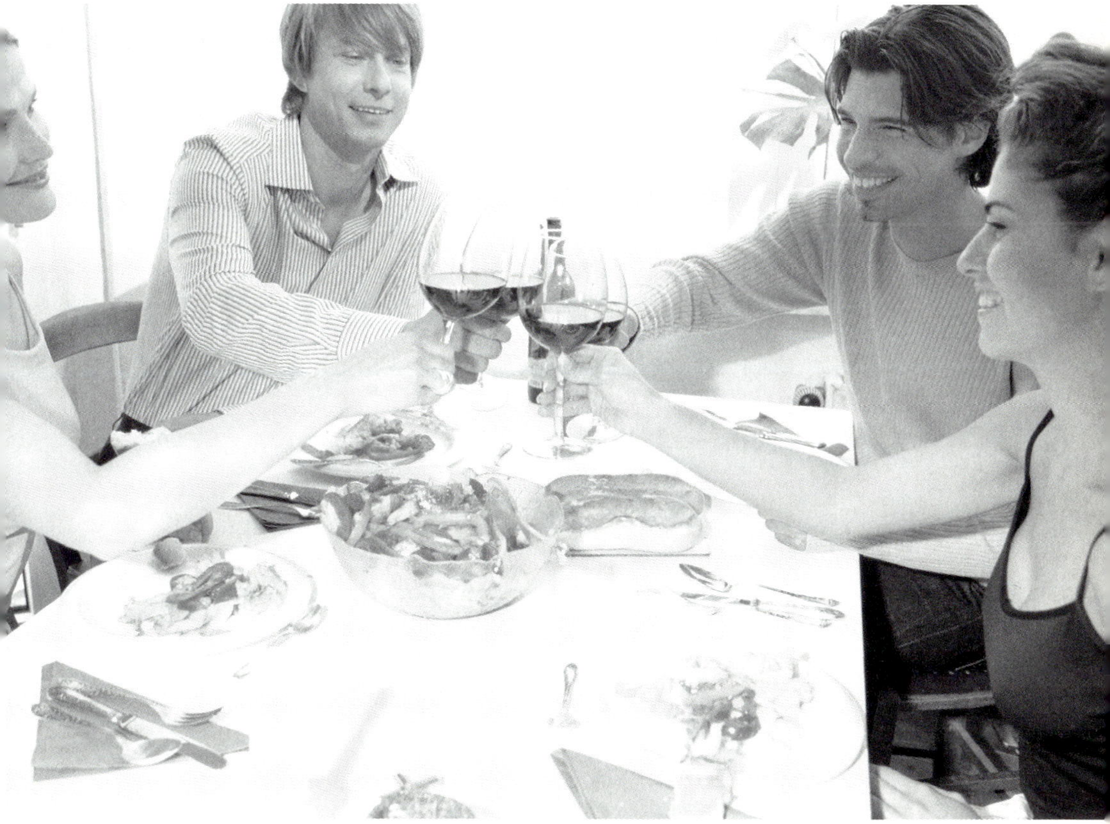

Benimmtechnisch wichtig Bei der Wahl der Lokalität kommt es auf Ihr Fingerspitzengefühl an. Die Geschmäcker und Ansprüche sind oft sehr verschieden, der eine ist Gourmet (oder hält sich dafür), ein anderer steht auf die großen Portionen beim Chinesen, und ein Dritter geht grundsätzlich nur in italienische Restaurants. Es ist ratsam, sich der Mehrheit anzuschließen, auch wenn man damit gegen die eigenen Gewohnheiten verstößt. Als einziger Sushi-Fan in der Belegschaft die Kollegen zum Besuch beim Japaner zu bequatschen ist absolut müßig – und falls es doch gelingt, sind Sie nachher schuld, wenn es den anderen nicht geschmeckt hat.

Kleiner Tipp Wenn Sie Kollegen, Freunde oder die liebe Verwandtschaft zum Essen einladen, sollten Sie sich ein paar Gedanken über die Sitzordnung machen. Sonst glucken automatisch immer die gleichen Leute zusammen, Schüchterne bleiben außen vor, und Sie selbst finden sich plötzlich an der Ecke des Tisches wieder, von der aus Sie den weitesten Weg in die Küche haben. Die Regeln sind ganz einfach. Erstens: Die Gastgeber (also zum Beispiel Sie und Ihre Frau / Freundin oder Ihr Freund) sitzen an den beiden Kopfenden, also den kurzen Seiten eines rechteckigen Tisches. Falls es so was wie einen Ehrengast gibt, sollte der neben Gastgeber oder Gastgeberin platziert werden: Nach der so genannten deutschen Tischordnung sitzt die Oma rechts vom Gastgeber, der Onkel aus Amerika links von der Gastgeberin. (Nach der «internationalen Tischordnung» sitzt der Onkel als männlicher Ehrengast rechts von der Gastgeberin.) Zweitens: Paare jedweder Art werden auseinander gesetzt, allerdings immer an den gleichen Tisch (falls es mehrere gibt), so kriegen sie die Chance, mal mit jemand anderem zu reden. Drittens: Männer und Frauen sollten nach Möglichkeit in «bunter Reihe» sitzen, also abwechselnd ein Mann, eine Frau, ein Mann etc.

So benutzen Sie Gabel, Messer, Weinglas und Sektglas richtig

Wie esse ich was? Das Wichtigste von A bis Z

Austern

Auch wenn Austern angeblich unter Schlürfen verzehrt werden dürfen – lassen Sie es lieber sein. So wie man auch Suppe lautlos essen kann, sollten Sie auch die Flüssigkeit und das Austernfleisch ohne Geräusche in den Mund fließen lassen. Wichtig: Das Fleisch muss vorher von der Schale gelöst werden, sonst kriegen Sie es nicht los. Zwar gilt es als vornehm, Austern «auszutrinken», es ist aber auch völlig okay, das Fleisch mit der Austerngabel aus der Schale in den Mund zu befördern und nur die Flüssigkeit nachzukippen.

Avocado

Da sie ohnehin nicht als Ganzes, sondern in der Regel halbiert auf den Tisch kommt, ist die Sache nicht weiter wild. Einfach mit der einen Hand festhalten (mit den Fingerspitzen, nicht in die Faust nehmen) und dann das Fruchtfleisch (oder eine eventuelle Füllung) auslöffeln.

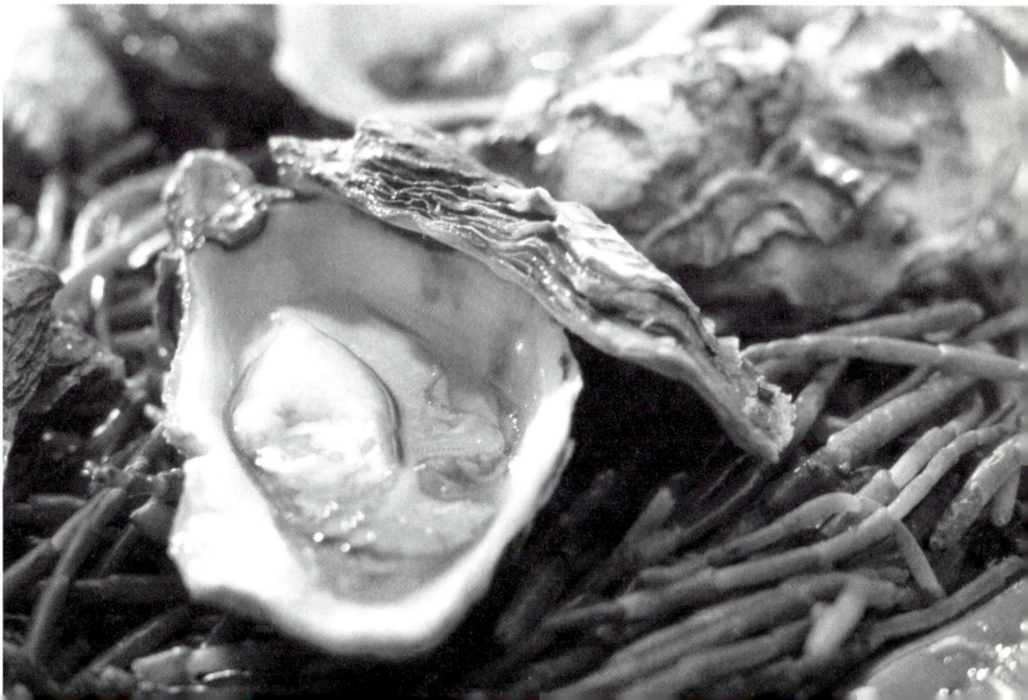

Brot

Am heimischen Abendbrottisch und beim Verzehr der klassischen Stulle nehmen Sie das belegte Brot in die Hand und beißen ab. Wenn Brot im Restaurant vorab als Appetithappen auf den Tisch kommt, müssen Sie es grundsätzlich in mundgerechte Brocken zupfen, jeden Brocken einzeln mit Butter, Schmalz, Quark (oder was auch immer dazu gereicht wird) bestreichen und dann in den Mund stecken. Niemals die Scheibe komplett bestreichen und dann davon abbeißen. In einfachen italienischen Restaurants dürfen Sie mit dem Brot die Soße aufwischen, sobald es aber etwas vornehmer zugeht, lassen Sie das besser.

Chickenwings

So was wird nur da serviert, wo es locker zugeht, deshalb essen Sie die Teile mit den Fingern. Aber auch das geht ja manierlich.

Croissant

Zwei Varianten sind erlaubt: Das Croissant quer aufschneiden und mit Butter, Marmelade etc. bestreichen, dann abbeißen. Alternativ an der Spitze beginnend Butter und Marmelade draufschmieren, abbeißen, draufschmieren, abbeißen. Franzosen lieben es, das Croissant mitsamt Butter und Marmelade in den Milchkaffee zu tunken, in anderen Ländern wird diese Essmethode allerdings mit Befremden beobachtet.

Eier

Gekochte Eier werden geköpft oder an der Spitze angeklopft und abgepellt (dabei das Ei im Becher lassen). Eier in anderen Darreichungsformen (gebraten, gerührt, pochiert etc.) essen Sie mit Messer und Gabel.

Erbsen

Mit der Gabel, auf keinen Fall mit dem Messer.

Fisch

Mit dem Fischbesteck, falls es bereitliegt, sonst mit Messer und Gabel. Für alle, die nicht wissen, wie sie ganze Fische attackieren sollen, hier zwei Methoden: 1. Erst den Kopf abtrennen (eventuell das Fleisch aus den «Wangen» essen), dann die Haut an der Flanke einritzen, zur Seite klappen und das Fleisch von der Wirbelsäule weg vorsichtig von den Gräten schieben. Nun das Fleisch essen, danach die Mittelgräte mit Messer und Gabel packen, entfernen und die andere Hälfte verspeisen. 2. Zunächst das gesamte Fischfleisch von den Gräten trennen und anschließend in einem Rutsch verspeisen. Wem das alles zu viel Umstand ist, der lässt das Tier gleich in der Küche oder am Tisch vom Kellner filetieren.

Geflügel

Es ist ein Gerücht, dass Sie das Hühner-, Gänse- oder Entenbein in die Hand nehmen dürfen, um es abzunagen. Alles, was über Wachtelgröße hinausgeht, wird mit Messer und Gabel bearbeitet. Es sei denn, Sie vertilgen ein Brathuhn an der Imbissbude.

Hamburger und Hotdogs

Natürlich mit den Händen, denn so ist das gedacht. Wer meint, Fastfood-Klassiker müssten mit Messer und Gabel gegessen werden, sitzt einfach im falschen Restaurant.

Hummer

Für viele ein Horror, dabei kann jeder, der ein bisschen handwerklich geschickt ist, Hummerzange und -gabel mit Erfolg einsetzen. Die Scheren knacken Sie wie eine Nuss und prökeln dann das Fleisch mit der Minigabel heraus. Der Körper des Hummers wird ohnehin mundgerecht serviert, sprich fertig zum Essen in zwei Hälften geteilt. Die sind in der Regel mit irgendwas gefüllt, Sie müssen also einfach nur den Inhalt mit Messer und Gabel verspeisen.

Kartoffeln

Eigentlich unproblematisch; zu erwähnen wäre lediglich, dass Sie die Kartoffeln nicht mit der Gabel zu einer unansehnlichen Pampe zerquetschen sollten, schon gar nicht gleich mehrere «auf Vorrat». Immer nur so viel mit der Gabel zerteilen, wie Sie gerade essen wollen.

Kaviar

Kommt er pur auf den Tisch, verspeisen Sie ihn einfach mit einem Löffel (traditionell aus Horn oder Perlmutt, Metall geht aber auch). Da die Fischeier aber wahnsinnig teuer sind, werden sie in der Regel nur in homöopathischen Dosen verabreicht. Sie häufen ein bisschen davon auf ein kleines Stück Graubrot oder Toast und schieben den Kaviarhappen dann komplett in den Mund.

Krabben

Kleine Exemplare, wie wir sie aus dem Nordseeurlaub kennen, werden von Hand «gepult». Im Restaurant kommen sie in dieser Größe nur als Teil von Meeresfrüchteplatten auf den Tisch, «pulen» ist auch hier erlaubt. Norddeutsche wissen meistens, wie es geht, für alle anderen hier die Kurzanleitung: Fassen Sie die Krabbe am Kopfende und ziehen Sie nun behutsam die harte Außenhaut herunter. Jetzt noch den Kopf entfernen und dann: Guten Appetit!

Größere Krabben werden meist unter der Kategorie «Scampi» geführt; falls sie nicht sowieso schon ohne Schale auf dem Teller liegen, lösen Sie das Fleisch mit Messer und Gabel heraus. Sie dürfen allerdings auch handgreiflich werden, aber bitte bemühen Sie sich dabei um appetitliches Vorgehen. Wenn Sie unsicher sind, ob Handarbeit erlaubt ist, dienen Fingerschalen und zusätzliche Papierservietten als sichere Indikatoren. Stehen solche Utensilien bereit, dürfen Sie zulangen, wenn nicht, im Zweifel lieber mit Messer und Gabel arbeiten. Oder: Die Scampi gleich ausgelöst bestellen.

Krebse

Krebse sehen aus wie Minihummer, technisch können Sie deshalb auch genauso vorgehen wie bei den großen Verwandten. Häufig wird das Fleisch nach dem Kochen nur dekorativ in einen leeren Krebspanzer gelegt, Sie können es dann ohne Probleme mit der Gabel aufspießen. Bei einem richtigen Krebsessen bedienen sich alle Teilnehmer ihrer Finger, zum Schutz vor Spritzern sollten Sie auch ruhig das angebotene Lätzchen umbinden (besser beim Essen albern aussehen als den restlichen Tag oder Abend mit bekleckertem Hemd herumlaufen).

Maiskolben

Wenn sie in hemdsärmeligen Zusammenhängen serviert werden, zum Beispiel in Tex-Mex-Restaurants, amerikanischen Diners oder auf Grillpartys, können Sie die Kolben auch schon mal mit den Fingerspitzen anfassen und abnagen. Ansonsten an beiden Enden auf Gabeln spießen und dann essen. Vorsicht, größte Spritzgefahr!

Muscheln

Muscheln gibt es wie Sand am Meer, und jede Form verlangt eine etwas andere Verzehrtechnik. Miesmuscheln biegen Sie mit den Fingern ganz auf (wenn sie geschlossen sind oder sich nur schwer öffnen lassen, nicht essen, dann sind sie schlecht) und holen das Fleisch mit der Gabel heraus. Alternativ können Sie die

Schale einer leeren Muschel als Pinzette benutzen. Muscheln im Stil von «Shell» essen Sie mit der Gabel, dabei darf die eine Hand die Schale festhalten.

Obst

Obst, das am Esstisch serviert wird, zum Beispiel als Dessert, grundsätzlich mit Besteck essen, wenigstens aber mit einem Messer schälen (falls erforderlich) und in einfach zu verspeisende Stücke schneiden.

Pasta

Italienische Nudelgerichte werden prinzipiell nur mit der Gabel gegessen. Lange Nudeln kriegen Sie in den Griff, indem Sie ein paar davon aufspießen und durch senkrechtes Drehen der Gabel auf dem Teller aufwickeln. Nicht authentisch italienisch ist es, die Gabel beim Wickeln gegen den Löffel zu drücken. Absolut tabu: Das Kleinschneiden der Pasta mit dem Messer.

Falls Sie das mit Anmut und Eleganz schaffen, dürfen Sie Soße und kleinere Nudeln mit einem Stück Brot auf die Gabel schieben.

Pizza

In Italien ist sie Snack oder Vorspeise und kann mit der Hand gegessen werden. Das dürfen Sie auch hier machen, allerdings wundern sich dann manche Leute. Wenn die Pizza nach amerikanischer Manier dick belegt ist, besser zu Messer und Gabel greifen, da der Belag sonst herunterfallen kann, außerdem ist er oft höllisch heiß.

Pralinen und Petits Fours

Mit den Fingern nehmen und komplett in den Mund stecken (deswegen sind die Teile ja so klein).

Salat

Wenn Sie Glück haben, können Sie alles mit der Gabel in den Mund bugsieren, große Blätter dürfen aber auch unbesorgt mit dem Messer zerkleinert werden.

Schnecken

Weinbergschnecken kommen zusammen mit Zange und Spezialgabel auf den Tisch, damit können Sie das Haus festhalten und den Inhalt herausziehen. Minischnecken, wie sie auf Meeresfrüchteplatten zu finden sind, werden mit großen Nadeln um ihr Fleisch erleichtert.

Soße

Wenn es vornehm zugeht, darf sie nur mit dem speziellen, besonders flachen Gourmetlöffel aufgenommen werden, ansonsten muss das, was Sie nicht mit Messer und Gabel wegkriegen, auf dem Teller zurückbleiben. Bitte nicht ewig versuchen, das Zeug doch irgendwie mit der Gabel aufzukratzen, das macht nur unnötigen Lärm. Absolut tabu ist das Soßenessen mit dem Messer, das Aufwischen mit dem Finger, das Herunterlecken vom Teller und das Austrinken (was zu Hause jeder heimlich mit dem Salatdressing macht).

Spareribs

Mit Messer und Gabel hätten Sie da wenig Freude, und viel Fleisch ist ohnehin nicht dran. Also in die Hand damit und abnagen, aber bitte gesittet.

Spargel

Ganz normal mit Messer und Gabel und nicht etwa mit der Hand. Nur die Köpfe zu essen ist affig, denn die Stangen sind nicht zu verachten (es sei denn, sie sind holzig).

Spieße

Mit der einen Hand halten Sie den Spieß am Ende fest, die andere schiebt das Grillgut mit Hilfe der Gabel herunter. Vorsicht, sonst katapultieren Sie es auf das Hemd des Nachbarn.

Suppe

Natürlich mit dem Löffel, aber bitte jeweils nur so viel aufnehmen, dass nichts überläuft und zurück auf den Teller pladdert. Ist die Suppe sehr heiß, dann noch weniger nehmen und ganz vorsichtig essen, nicht pusten. Wenn die Suppe zur Neige geht, dürfen Sie in gemütlicher Runde den Teller leicht anlupfen. Handelt es sich um ein etwas offizielleres Essen, lassen Sie den Teller in Ruhe und den letzten Suppenrest zurück in die Küche wandern. Das Aufstippen mit Brot ist nur in sehr einfachen Lokalen okay.

Sushi

Möglichst mit Stäbchen, nicht mit Messer und Gabel. Alternativ darf man auch die Finger benutzen.

Weintrauben

Halten Sie nicht wie die Römer im Asterix-Heft die ganze Traube über den Mund, um die Früchtchen dann einzeln mit den Lippen abzupflücken. Stattdessen trennen Sie einen kleinen Zweig vom Stiel und stecken die Beeren einzeln mit den Fingern in den Mund.

Kleiner Tipp Wir kennen das aus dem Flugzeug: Während wir das Standardessen mampfen, serviert die Stewardess dem Sitznachbarn ein vorbestelltes Spezialmenü, zum Beispiel ohne Schweinefleisch, weil er Moslem ist. Wenn das die Airlines bei ihren Passagieren hinkriegen, schaffen Sie das auch bei Leuten, die Sie in Ihren heimischen vier Wänden bewirten. Vorausgesetzt, Sie kennen die speziellen Diätwünsche der Gäste. Sobald Sie wissen, dass Peter Vegetarier ist, Sabine aus Allergiegründen keine Nüsse essen kann und Cordula als trockene Alkoholikerin keine Weinsoßen oder flambierten Desserts vorgesetzt bekommen möchte, dann müssen Sie das als umsichtiger Gastgeber unbedingt berücksichtigen (wer häufig einlädt, macht sich eine Liste der Spezialwünsche). Das gilt auch bei Einladungen ins Restaurant. Wenn Sie sich mit einem Vegetarier-Pärchen treffen, dann vielleicht nicht gerade im Steakhaus, sondern beim Inder. Auf gar keinen Fall dürfen Sie versuchen, einem Gast etwas unterzujubeln, was er definitiv nicht essen oder trinken will, auch wenn Sie dessen Diätregeln noch so albern oder überflüssig finden.

Wie trinke ich was und wann?

Was soll das denn nun wieder? Ich trinke Bier, wenn ich Lust drauf habe. Klar, bloß manchmal wäre Wein vielleicht passender – sowohl zum Anlass als auch zum Essen. Überprüfen Sie also ruhig Ihre Trinkgewohnheiten, es könnte sein, dass ein bisschen Abwechslung mal ganz gut tun würde.

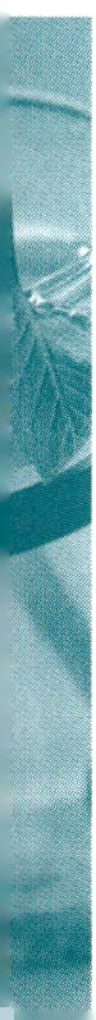

Kaffee

Kaffee ist eines der absoluten Lieblingsgetränke der Europäer, in Mittel- und Nordeuropa meist nach der Filtermethode zubereitet, im Süden fast immer mit Dampfdruck. Selbst die Briten, der Legende nach Teetrinker, greifen mit Begeisterung zum Bohnentrank. Zwischen den Mahlzeiten können Sie ihn genießen, wann und wo

Sie wollen, außerdem gibt es bei uns (genau wie in vielen Nachbarländern) die Sitte des nachmittäglichen Kaffeetrinkens.

Übrigens: Die Behauptung, dass der Kenner nur morgens und vormittags Cappuccino ordert, entspricht nicht ganz den Tatsachen, denn auch in Italien werden nachmittags und abends Cappuccinotassen gesichtet. Richtig ist aber, dass ein kleiner Espresso nach dem Essen weniger belastet als die üppige Variante mit Milchschaum oder gar Sahne.

Tee

Bei uns hat sich Tee nie auf breiter Front durchsetzen können, vielleicht weil viele von uns als Kind mit Pfefferminz- oder Früchtetee gequält wurden und bei Magen- oder Darmverstimmung mit dem gefürchteten Gebräu aus Kamillenblüten. Doch Tee ist nicht nur was für England-Enthusiasten, Warmduscher und Gesundheitsapostel, denn er kann richtig gut schmecken, und gesund ist er auch. Seine Fans trinken ihn immer dann, wenn alle anderen Kaffee trinken.

Analog zum Nachmittagskaffee gibt es den Nachmittagstee, oft klischeehaft Fünf-Uhr-Tee genannt (dabei können Sie ihn natürlich auch um drei oder um vier Uhr trinken). Wenn Sie in Großbritannien (oder von einem anglophilen Deutschen) dazu eingeladen werden, erwartet Sie neben dem Heißgetränk eine Auswahl leckerer Kleinigkeiten, meistens süß, manchmal aber auch herzhaft in Form von Minisandwiches.

Wasser

Noch vor ein paar Jahren lehnten manche Männer es rundweg ab, Wasser zu trinken, weil sie ja keine Fische seien … Heute können Sie das neutrale Nass sogar in der Kneipe bestellen, ohne sich deshalb doofe Sprüche anhören zu müssen. In Restaurants fällt man mittlerweile eher auf, wenn man *nicht* gleich mit dem Aperitif eine große Flasche edlen (und entsprechend teuren) Wassers kommen lässt.

Abstinenzler, die das Wasser nicht zum Wein, sondern stattdessen genießen wollen, haben häufig einen Horror vor festlichen Abendeinladungen, da zum Menü diverse Weine gereicht werden. Die Sache diskret mit dem Gastgeber zu besprechen bringt in der Regel nichts, denn der denkt sich dann unweigerlich gut gemeinte, aber völlig unerwünschte Ersatzlösungen aus («Willst du eine schöne Karaffe mit Traubensaft haben?»). Noch nerviger: Er versucht, die Antialkoholiker zum Wein zu bekehren («Der Bardolino schmeckt phantastisch, koste doch mal, wenigstens ein Schlückchen») oder stellt ihnen statt diverser Weingläser nur ein einzelnes und dadurch äußerst auffälliges Wasserglas neben den Platzteller. All das kann vermieden werden, indem man das Thema gar nicht erst an die große Glocke hängt, sich also vom Wein einschenken lässt und ihn dann einfach nicht trinkt. Die Tischgenossen werden mit ziemlicher Sicherheit nicht registrieren, dass jemand beim Wasser bleibt, außerdem weiß niemand, ob das volle Glas noch das erste oder schon das zweite ist.

Wein

Wein ist ein vielseitiges Getränk und wird in sehr verschiedenen Zusammenhängen getrunken. Nur wer sich das klar macht und genau weiß, um welche Variante es gerade geht, wird ihn auf korrekte Art und Weise und in richtigen Maßen genießen.

→ Zusammenhang 1: Wein als Begleiter des Essens, zum Beispiel im französischen oder italienischen Restaurant, im Gourmet-Tempel oder zu Hause. Bitte beachten: Nicht übermäßig zulangen, sondern immer nur ein bis zwei Gläser pro Gang. Wenn das Essen vorbei ist, wird der Wein in der Regel abgeräumt, wer dann noch Alkohol trinken möchte, muss sich an den Digestif halten.

→ Zusammenhang 2: Wein als Aperitif und kleiner Schluck zwischendurch, zum Beispiel der Prosecco vorweg oder das kleine Glas Weißwein, das man in Frankreich oder Italien stehend an der Bar trinkt. Auch hier ist mehrmaliges Nachordern nicht angesagt, es sollte bei einem oder zwei Gläschen bleiben.

→ Zusammenhang 3: Wein als Lustigmacher oder Genuss an sich, zum Beispiel in der Weinwirtschaft an Rhein, Ahr oder Mosel und beim abendlichen Glas mit Freun-

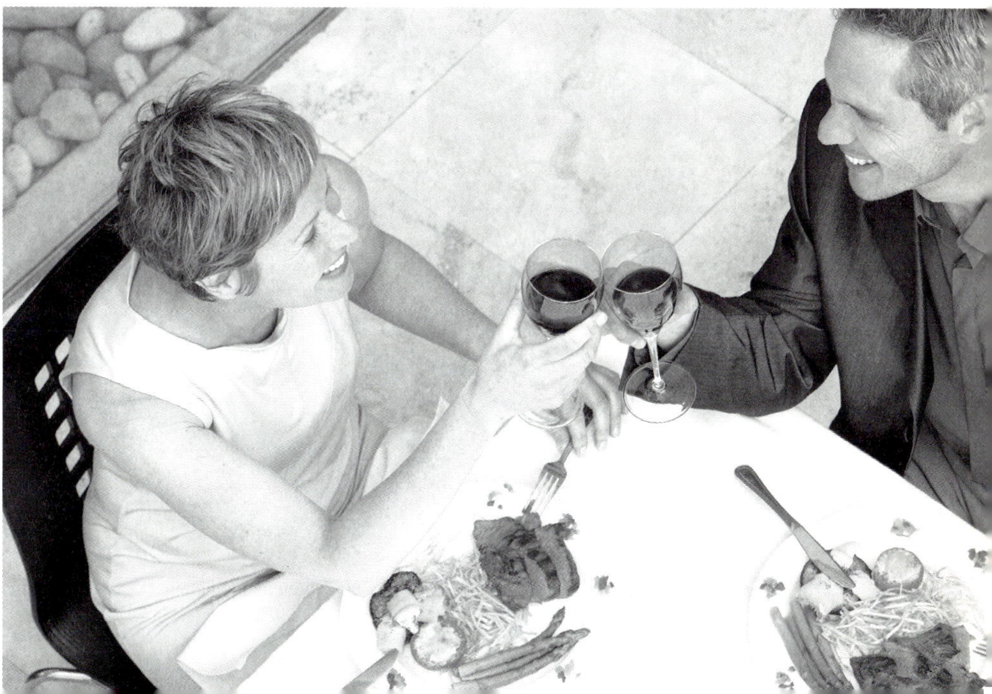

den. Hier darf dem Wein (in Maßen) etwas stärker zugesprochen werden, denn man trifft sich meistens nach dem Essen oder nimmt lediglich ein paar Happen zu sich.

Bier

Zwischen Wein- und Biertrinkern wird gern ein Gegensatz aufgebaut. Auf der einen Seite der kultivierte Feingeist und Genussmensch, auf der anderen der hemdsärmelige Normalbürger ohne Sinn für Höheres. Das ist natürlich Quatsch, denn Wein macht uns nicht zu besseren Menschen und Bier nicht zum Proleten. Verstellen muss sich jedenfalls niemand, denn in Deutschland ist es nach wie vor akzeptabel, sich zum begeisterten Biergenuss zu bekennen – Zugeständnisse an Umgebung und Anlass werden allerdings erwartet. Im Feinschmeckerrestaurant zum mehrgängigen Menü Gerstensaft zu ordern wäre stillos, als Durstlöscher vorweg ist ein Pils allerdings völlig okay. Ansonsten wird Bier fast zu jeder Tageszeit als Erfrischungsgetränk und Stimmungsheber genossen. Ein paar Gläschen dürfen Sie dabei ruhig trinken, es gelten allerdings auch beim Bier die generellen Regeln für den Umgang mit Alkohol.

Champagner

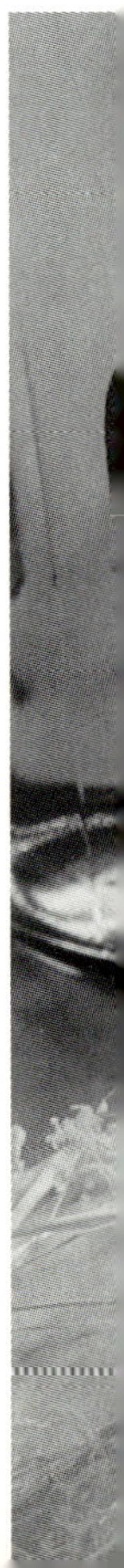

Schaumwein ist der Klassiker zum Feiern und Begießen besonderer Ereignisse, aber nur der Champagner gilt im internationalen Reigen der Prickelwasser als Erster unter Gleichen. Wenn Sie den teuren Franzosen wirklich lieber mögen als seinen deutschen Kollegen Sekt, den Italiener Spumante oder den Spanier Cava, können Sie ihn in den meisten Fällen auch ruhig bestellen oder servieren. Allerdings hat man dann bei manchen Leuten schnell das Image eines Schnösels oder Angebers weg, da Champagner etwa den gleichen Promi-Status genießt wie Austern und Kaviar (obwohl Schampus bekanntlich auch bei Aldi zu haben ist). Getrunken wird er traditionell auf Stehempfängen, zum Anstoßen bei Feiern, als Aperitif vor einem Menü und manchmal auch zum Dessert. Tabu ist es, Champagner anzukündigen und dann doch «nur» Sekt oder gar Prosecco zu servieren – wennschon, dennschon!

Whisky

Früher haben wir auf Feten Whisky mit Cola verdünnt, heute wird er lieber mit exakt temperiertem und passend zum Malt ausgewähltem Edelwasser genossen. Keine Frage, Whisky hat sich, ähnlich wie die Zigarre, zum Kult entwickelt. Das ist kein Grund, ihn zu verschmähen, denn er kann ja nichts dafür, dass er plötzlich als

Statussymbol gilt. Sich entgegen dem eigenen Geschmacksempfinden den Whisky reinzuzwängen, nur weil er Trend ist, ist jedoch genauso unsinnig.

Die Briten trinken Whisky als Aperitif (dann gern mit Soda) oder Digestif (dann lieber pur), als letzten Schluck vor dem Schlafengehen («nightcap»), zum Aufwärmen an kalten Tagen (zum Beispiel auf der Jagd), als «Kurzen» und in der Kneipe nach oder statt Ale, Lager, Stout und Co. Bei uns ist der Whiskykonsum weit weniger alltäglich, er findet überwiegend nach dem Abendessen statt – in feinen Restaurants, in der Bar, abends zu Hause oder in speziellen Whisky-Lounges. Die Amerikaner trinken Scotch und Bourbon gern mit Eiswürfeln («on the rocks»), Briten und Malt-Freaks lieber mit ein bisschen Quellwasser (auf Zimmertemperatur).

Klare Schnäpse

Auch wenn die Kombination aus einem Glas Bier und einem Kurzen als «Herrengedeck» bezeichnet wird, lassen doch mehr und mehr Männer die Finger davon. Schnaps und Bier, das will einfach nicht mehr so recht in die trendy durchgestylte Gastro-Welt der Bars, Cafés und Lounges passen. Wer aber die Nase über Korn, Kümmel, Aquavit und Co. rümpft, sollte nicht vergessen, dass auch der Szenedrink Wodka und das Italo-Kultwässerchen Grappa in diese Kategorie gehören. Nur dass die Lifestyle-Gurus diese beide Klaren zufälligerweise salonfähig gemacht haben.

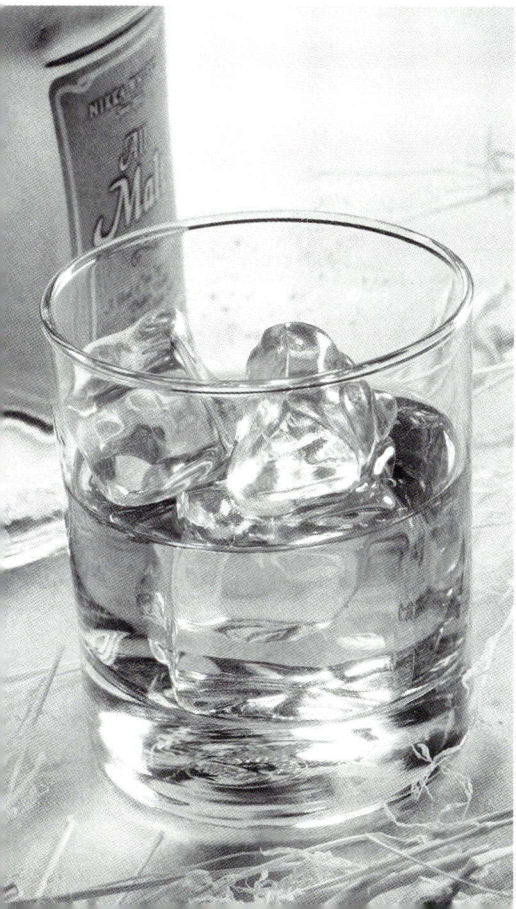

Wer den traditionellen Kurzen trotz seines biederen Images schätzt, kann ihn getrost auch im gediegenen Ambiente bestellen. Absolut stimmig ist er zu skandinavischen Büfetts, kaltem Mittagessen oder Abendbrot (zum Beispiel Schlachteplatte oder Steak Tatar) und bei ländlich-derben Anlässen, beispielsweise einem traditionellen Grünkohlessen. Außerdem können Sie klare Schnäpse auch als Aperitif oder Digestif trinken. Allerdings immer nur einen, ansonsten droht doch noch ein Imageschaden.

Cocktails

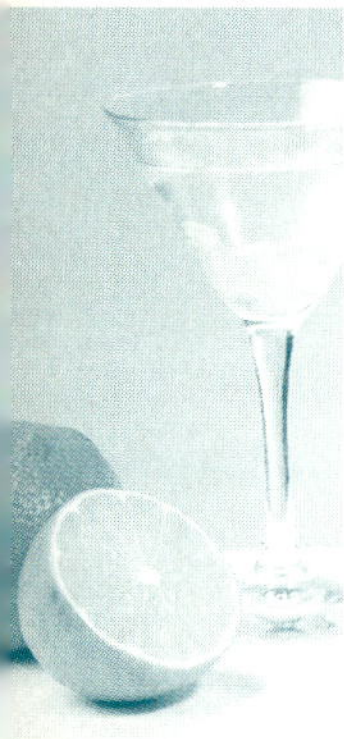

Ursprünglich war der Cocktail im weitesten Sinne ein Aperitif, man trank ihn vor dem Mittag- oder Abendessen. Dabei wurden schlichte Mischungen bevorzugt, der echte Martini (bestehend aus eiskaltem Gin mit einer winzigen Spur extratrockenem Wermut) gilt nach wie vor als Klassiker. Wer also Stil beweisen will, trifft sich mit seinen Freunden vor dem Essen in der Bar und trinkt dann eine, höchstens zwei klassische Mixturen. Nach dem Essen können Sie auf einen Absacker wiederkommen, für mehr ist das Zeug zu alkoholreich. Von bunten, zuckersüßen Party-Cocktails ist abzuraten, es sei denn, Sie beschränken sich auf einen einzigen und gehen dann zu sanfteren Getränken über.

Extra: Alkohol – die wichtigsten Regeln für das Trinken in geselliger Runde

Wer sich gerne mal die Kante gibt, sollte das im stillen Kämmerlein oder engsten Freundeskreis tun. Starker Alkoholkonsum fällt den meisten Leuten nämlich sehr negativ auf. Gemeinerweise wird das dem Suffkopp selten offen gesagt, stattdessen lästert man hinter seinem Rücken. Wer aber die folgenden einfachen Regeln beherzigt, wird nie aus der Rolle fallen.

Beim Menü: Pro Getränk höchstens zwei Gläser

Für jeden Gang gibt es einen anderen Wein, in der Regel aber mindestens zwei verschiedene, einen roten und einen weißen. Dazu kommt der Aperitif vorweg, Port zum Käse, Schampus oder Dessertwein zur Nachspeise und danach noch ein Hochprozentiger als Abschluss. Wer davon nur je ein Glas trinkt, hat schon 5 Gläser intus, den Digestif noch nicht mitgerechnet. Wer sich auch nur einmal pro Getränk nachschenken lässt, bereits das Doppelte. Also Vorsicht!

Bei Empfängen: Das erste Glas austrinken, das zweite nicht

Auf Empfängen ist die Versuchung groß, einen über den Durst zu trinken, denn ständig schwebt ein Tablett mit vollen Gläsern an einem vorbei. Wer einen klaren Kopf bewahren will, sollte das erste Glas austrinken, am zweiten aber nur nippen. Solange es voll ist, wird Ihnen niemand Nachschub aufdrängen, und Sie wirken trotzdem nicht so sauertöpfisch, als wenn Sie mit leeren Händen dastehen.

Auf Partys: Ein Glas pro Stunde

Am Anfang stehen alle ziemlich steif herum, erst wenn jeder ein paar Gläser getrunken hat, steigt die Stimmung. Wer dann aber zu heftig zuschlägt, wird relativ schnell abbauen und bald keinen besonders spritzigen Eindruck mehr machen. Deshalb langsam trinken, am besten nur ein Glas pro Stunde. Wenn Sie gegen 21 Uhr auftauchen und um 1 Uhr wieder gehen, könnten Sie 4 Gläser Wein, Sekt oder Bier trinken. Das ist Ihnen zu wenig? Umso besser, dann haben Sie wenigstens keins zu viel.

In der Kneipe: Nie der Besoffenste sein

Natürlich kann und will Mann sich nicht immer mäßigen, und unter guten Freunden ist auch nichts dabei, es mal ordentlich krachen zu lassen. Doch auch im Kreise trinkfreudiger Gesellen gibt es so etwas wie einen Drink-Code. Er verlangt zum Beispiel, dass niemand sich auf Kosten der anderen durchschnorrt, wenn also rundenweise geordert wird, muss jeder mal bezahlen. Und in Sachen Betrunkenheit gilt der alte Grundsatz, dass man nie der Besoffenste sein darf. Denn nichts nervt mehr, als wenn beim feuchtfröhlichen Feiern einer nach kurzer Zeit völlig durchhängt oder gar ausfällig wird, während die anderen einfach nur gut drauf sind.

Allgemein: Eigene Grenzen kennen, fremde Grenzen respektieren

Im Grunde läuft es darauf hinaus, dass man so kontrolliert und bewusst mit dem Alkohol umgeht, dass Abstürze nur in Ausnahmefällen vorkommen und dann auch nur dort, wo sie das eigene Image nicht allzu sehr beschädigen (lieber zu Hause bei der Geburtstagsfeier im kleinsten Kreis statt vor versammelter Mannschaft auf dem Betriebsfest). Also nicht die eigene Grenze überschreiten, sondern immer hübsch im Rahmen bleiben. Der Respekt sollte sich aber auch unbedingt auf die Grenzen der anderen beziehen. Einen in Sachen Alkohol zurückhaltenden oder gänzlich desinteressierten Mitmenschen ständig zum Trinken nötigen zu wollen ist extrem unhöflich, nervig und in einigen Fällen beinahe Körperverletzung, zum Beispiel wenn ein trockener Alkoholiker in Versuchung geführt wird.

Benimmregeln für auswärts

Auf dass du wieder eingeladen wirst: Die 10 Gebote für Gäste

Zu Schüler- und Studentenzeiten war alles so einfach. Da brachte jeder seinen Schlafsack mit und haute sich nach der Fete irgendwo hin. Und heute? Da muss für den Übernachtungsbesuch schon ein richtiges Gästezimmer her, wenigstens aber eine Reservematratze oder eine Schlafcouch. Keine Frage, so machen Gäste wesentlich mehr Arbeit – aber wenn die sich dann auch noch wie die Axt im Walde benehmen, nimmt beim Amateur-Hotelier die Lust auf weitere Besuche rapide ab. Deswegen sollten sich Gäste unbedingt an die folgenden 10 Gebote halten.

1. Du sollst ein Gastgeschenk mitbringen

Kommen Sie nicht mit leeren Händen! Als Dankeschön für das Bekochtwerden eignen sich Blumen, für Übernachtungen sollten Sie noch eine Flasche Wein oder Champagner drauflegen oder irgendetwas Spezielles, was die Gastgeber erfreut.

2. Du sollst dich nützlich machen

Bieten Sie bei jeder Gelegenheit Ihre Hilfe an, auch und gerade bei unbeliebten Aufgaben wie Müll runtertragen oder Geschirr abwaschen. Nur wenn das Angebot selbst nach mehrfacher Wiederholung zurückgewiesen wird, dürfen Sie auf dem Sofa sitzen bleiben.

3. Du sollst in der Küche nicht dazwischenfunken

Wenn groß gekocht wird, möchte mancher Gast gerne helfen. Doch die Abläufe in der Küche sind oft so kompliziert, dass dies eher stört als nutzt, Besucher sollten ihre Assistenz deshalb nie aufdrängen und ein Nein als Antwort akzeptieren.

4. Du sollst das Bad nicht in ein Feuchtbiotop verwandeln

Pfützen, bespritze Kacheln und Spiegel, Haare in der Dusche und abrasierte Bartstoppeln im Waschbecken – so etwas möchte niemand im Bad vorfinden. Also sollte es auch niemand hinterlassen.

5. Du sollst nicht ungefragt Parfüms und persönliche Utensilien verwenden

Bei Seife, Shampoo oder Duschzeug kann man sich selbst bedienen, teure Duftwässerchen, die Zahnbürste oder das Rasierzeug sind dagegen absolut tabu. Eau de Toilette und Co. einfach heimlich antesten? Vergessen Sie's, Ihr Gastgeber erschnuppert es mit Sicherheit. Deshalb: Erst fragen!

6. Du sollst den Speiseplan akzeptieren

Niemand braucht aus Höflichkeit gegen seine Diätgrundsätze zu verstoßen, fangen Sie aber bitte nicht an, den Speiseplan kreativ umzugestalten. Die Gastgeber haben sich etwas dabei gedacht, dass es dieses zum Mittagessen gibt und jenes zum Abendbrot.

7. Du sollst dein Bett machen und am letzten Tag abziehen

Es geht nicht um exakten Bettenbau wie beim Bund, richten Sie die Schlafstatt nach dem Aufstehen einfach nur ein bisschen her. Nicht um Ordnungssinn zu demonstrieren, sondern aus Respekt vor den Räumlichkeiten des Gastgebers.

8. Du sollst Schäden nicht vertuschen

Natürlich ist es peinlich, wenn man irgendetwas zerdeppert oder beschädigt hat. Einfach nichts zu sagen und darauf zu hoffen, dass es niemand merkt, ist aber definitiv die falsche Strategie. Besser: Die Gastgeber auf den Schaden aufmerksam machen, sich entschuldigen und Ersatz anbieten.

9. Du sollst den Lebens- und Einrichtungsstil der Gastgeber respektieren

Es ist unhöflich, intolerant und ein Missbrauch der Gastfreundschaft, an den Gewohnheiten des Besuchten herumzukritteln. Sie meinen, er sollte den Müll trennen oder beim Lüften die Heizung herunterdrehen? Behalten Sie es für sich.

10. Du sollst dich hinterher angemessen bedanken

Beim Abschied danke sagen, das ist das Mindeste. So macht's der Profi: Ein paar nette Zeilen schreiben, in denen Sie die genossene Gastfreundschaft würdigen. Bitte nicht als E-Mail oder SMS, sondern per Karte oder Brief.

Gebrauchsanweisungen fürs Hotel

Hotel ist nicht gleich Hotel. In der All-inclusive-Anlage herrschen andere Sitten als in der Nobelherberge, und im Grandhotel können Sie höhere Ansprüche stellen als in der nüchternen Low-Budget-Absteige an der Autobahn. Wo Sie sich wie verhalten müssen und was Sie von welchem Hotel erwarten dürfen, verrät dieser kleine Leitfaden.

Ankunft

Je nobler das Haus, desto bequemer gestaltet sich die Ankunft. Beim Grandhotel fahren Sie einfach vor und geben die Autoschlüssel beim Wagenmeister ab, dann gehen Sie zum Einchecken an die Rezeption. Derweil wird das Fahrzeug geparkt und Ihr Gepäck entladen, Sie sehen es in der Halle wieder oder gleich auf dem Zimmer. In einfachen Businesshotels oder Urlaubsherbergen ist dieser Service unüblich. Hier müssen Sie selbst parken und das Gepäck hereinbringen. Auf Nachfrage wird Ihnen zwar jemand behilflich sein, die Regel ist das aber nicht. Haben Hotelangestellte Ihr Auto geparkt, dann verbleiben die Schlüssel an der Rezeption. Wenn Sie das Fahrzeug brauchen, fährt man es für Sie vor, gibt es etwas zu verstauen, erledigt dies ein Page. Dieser Service ist Teil des Leistungspakets, Trinkgelder sind dennoch üblich, und zwar je nach Gewicht und Umfang des Gepäcks zwischen ein und fünf Euro. Wenn Sie nur mit Aktenmappe und Kleidersack reisen, dürfen Sie die Hilfe natürlich ablehnen, sie anzunehmen ist allerdings auch bei Minigepäck absolut nicht verwerflich.

Im Zimmer

Es ist Einstellungssache, wie penibel Sie das Zimmer beim Einzug untersuchen. Im billigen Businesshotel erwarten die meisten von uns nur Bett, Dusche, Minibar und Fernseher, in den Ferien stellen wir dagegen höhere Ansprüche. Allerdings sollten sie an das Hotelniveau angepasst sein, nicht jedoch an den Preis, den Sie zahlen. Wenn Sie im Grandhotel eine supergünstige Wochenendrate ergattert haben, dürfen Sie trotzdem die volle Leistung dieser Hotelkategorie einfordern. In der billigen Last-Minute-Bettenburg sollten Sie den Ball dagegen flach halten – sauber muss es allerdings auch dort sein, und alles hat zu funktionieren.

In Nobelherbergen dürfen Sie ruhig Sonderwünsche äußern. So können Sie zum Beispiel um ein anderes Zimmer bitten, wenn Ihnen die Aussicht partout nicht gefällt, zusätzliche Kissen bei der Hausdame bestellen, spezielle Musik für die Anlage ordern und die Mahlzeiten heraufbringen lassen. In einfachen Hotels vergessen Sie solche Extrawürste am besten gleich wieder, allein schon weil dort die Personaldecke für diese Art von Service meist viel zu dünn ist. In Frankreich gilt es tatsächlich auch in einfachen Herbergen als relativ normal, im Bett zu frühstücken (allerdings nur Croissants oder Weißbrot und Milchkaffee), und diese Annehmlichkeit gibt es oft sogar ohne Aufpreis.

Im Gegensatz zur eigenen Wohnung müssen wir im Hotelzimmer nicht putzen, und anders als im heimischen Schlafzimmer brauchen wir im fremden auch nicht das Bett zu machen. Trotzdem sollten hygienische und ästhetische Minimalstandards gewahrt bleiben, denn auch wenn wir im Hotel für die Übernachtung bezahlen, sind wir dort Gäste. Es ist beispielsweise eine Sauerei, seine Schuhe mit dem Vorhang, der Bettdecke oder den Handtüchern zu polieren (dafür gibt es spezielle Lappen im Schrank oder Maschinen auf dem Flur) oder Speisereste im Papierkorb vor sich hin gammeln zu lassen (oder gar einfach unter dem Bett zu entsorgen). Wenn Sie auf dem Zimmer gegessen haben, stellen Sie das Geschirr mit dem Tablett auf den Flur und sagen dem Roomservice Bescheid. Unordnung ist an sich kein Problem; wenn Sie in Ihrem Chaos nicht gestört werden wollen, sollten Sie während Ihres Aufenthaltes einfach permanent das Do-not-disturb-Zeichen an die Tür hängen. Falls Sie allerdings möchten, dass das Zimmermädchen zwischendurch mal Klarschiff macht, dann sollten Sie vorher wenigstens ansatzweise aufgeräumt haben (dreckige Unterhosen einsammeln, Jacken in den Schrank hängen etc.).

Die Leute in den Zimmern nebenan, gegenüber und unter Ihnen freuen sich übrigens, wenn sie so wenig wie möglich von Ihnen hören. Sprechen Sie auf dem Gang leise (vor allem nachts und frühmorgens), lachen Sie nicht lauthals, schließen Sie die Tür vorsichtig, lassen Sie keine schweren und harten Gegenstände auf den Boden fallen und machen Sie unter der Dusche nicht einen auf Pavarotti.

Umgang mit dem Hotelpersonal

Manchen Leuten fällt es schwer, die Balance zwischen selbstverständlicher Inanspruchnahme von Dienstleistungen und Gönnerhaftigheit zu halten. Je vornehmer das Haus, desto weniger Mitarbeit wird von Ihnen erwartet. Wenn im Landgasthof die Birne der Nachttischlampe durchbrennt, sollten Sie sich beim Portier eine neue abholen, im gehobenen Business- oder Grandhotel reicht dagegen ein Anruf an der Rezeption, der Rest wird erledigt.

Wenn der Haustechniker auf das Zimmer kommt, müssen Sie sich übrigens nicht groß in Schale werfen, es ist völlig okay, ihn im Bademantel oder nur mit einem Handtuch bekleidet zu empfangen. Je exklusiver das Haus, desto versierter ist das Personal im Umgang mit ungewöhnlichen Situationen. Solange Sie höflich sind und nicht offensiv das Schamgefühl der Mitarbeiter verletzen, wird man Sie dort deshalb in jedem erdenklichen Outfit mit gleichbleibend freundlicher Sachlichkeit behandeln, egal ob Sie Smoking, Boxershorts oder Schlafanzug tragen. Zurückhaltung ist allerdings beim weiblichen Personal angesagt, die Grenze zur sexuellen Belästigung darf auf keinen Fall auch nur tangiert werden.

Rezeption, Concierge und Co. – wer macht was?

Im Minihotel irgendwo in der Pampa gibt der Portier die Schlüssel raus, serviert Bier oder macht Kaffee, weckt den Gast morgens auf und zeigt ihm den Weg auf dem Stadtplan. In größeren Häusern gibt es für jede dieser Aufgaben spezielle Mitarbeiter, die Sie direkt oder über die Rezeption erreichen können. Die zweite wichtige Anlaufstelle ist der Concierge, er kümmert sich um alles, was außerhalb des Hotels passiert, also zum Beispiel um Restauranttipps und Tischreservierungen, Eintrittskarten jeglicher Art, Mietwagen, Chauffeurservice, Blumen, Geschenke, Shopping etc.

Für das Wohlbefinden im Hotel sorgen der Zimmerservice und die Hausdame, der eine versorgt den Gast mit Speis und Trank (möglichst rund um die Uhr), die andere ist für den perfekten Zustand des Zimmers verantwortlich und kann auch bei der Kleider- und Wäschepflege behilflich sein. Mit zweideutigen Wünschen brauchen Sie ihr und ihren Mitarbeiterinnen aber gar nicht erst zu kommen, hier hört der Zuständigkeitsbereich nämlich auf. Wenn Sie außerhalb Ihres Zimmers Hilfe brauchen, wenden Sie sich möglichst an einen Mitarbeiter in Serviceuniform, zum Beispiel einen Pagen oder Kellner. Das Zimmermädchen, das gerade am Saubermachen ist, oder der Koch, der sich auf den Gang verirrt hat, eignen sich weniger als Ansprechpartner.

Trinkgeld

Manche Leute geben aus Geiz ungern Trinkgeld, andere lehnen das Verteilen von Münzen oder Scheinen als gönnerhafte Geste ab. Das Hotelpersonal freut sich jedoch immer über eine kleine Aufmerksamkeit, denn das Salär ist schmal, und die Handgelder sind steuerfrei. Bleibt die Frage, wie viel angemessen ist. Leute mit altem Geld und Adlige lieben es, verschwindend kleine Beträge zu vergeben, denn äußerste Sparsamkeit gilt in diesen Kreisen als Tugend. Solche Mätzchen nachzuahmen, um sich einen vornehmen Anstrich zu geben, ist genauso überflüssig wie das Umsichwerfen mit unangemessen hohen Trinkgeldern (obwohl das Personal sie niemals ablehnen würde). Wenn Sie die goldene Mitte suchen, sollten Sie sich auf das eigene Gefühl verlassen, also das geben, was man selbst nicht als Witz empfinden würde: Fünf Cent fürs Parken des Autos sind lächerlich, über einen Euro wird dagegen niemand die Nase rümpfen, besser wären aber zwei Euro. Alles, was mit größerem Zeit- und Kraftaufwand verbunden ist, sollte mit einem 5-Euro-Schein oder mehr belohnt werden.

Bei mehrtägigen Aufenthalten bewährt sich die Methode, gleich zu Anfang größere Trinkgelder zu geben, das erhöht erfahrungsgemäß die Aufmerksamkeit des Personals. Bedenken Sie dabei aber, dass die Leute oft im Schichtdienst arbeiten und Sie am nächsten Tag jemand anders antreffen könnten. Im Gastronomiebereich des Hauses gilt wie im normalen Restaurant die bewährte 10-bis-15-Prozent-Regel. Wenn Sie die Zeche auf Ihr Zimmer buchen lassen, sollten Sie das Trinkgeld beim Unterschreiben des Belegs in bar geben, sonst geht die Bedienung leer aus.

Abreise

Räumen Sie am Abreisetag rechtzeitig das Zimmer oder sagen Sie Bescheid, dass Sie etwas länger brauchen. Wenn Sie dem Zimmermädchen einen Obolus geben möchten, dann hinterlassen Sie am besten eine kleine Dankesnote mit dem Geld. Aus Angst, des Diebstahls verdächtigt zu werden, traut sich das Reinigungspersonal nämlich manchmal nicht, herrenlose Münzen oder Scheine einzustecken.

Verzichten Sie unbedingt darauf, irgendetwas aus dem Zimmer mitzunehmen, Ausnahme sind Gebrauchs- und Verbrauchsgegenstände wie Schreibblöcke, Bleistifte, die kleinen Shampooflaschen aus dem Bad oder die Gratispraline vom Kopfkissen. Seien Sie auch ehrlich mit Ihrem Konsum aus der Minibar, Schummler werden nämlich leicht enttarnt, da in manchen Hotels die Entnahme durch Lichtschranken oder andere trickreiche Mechanismen registriert wird. Sind Ihnen die Getränke aus dem kleinen Kühlschrank zu teuer, sollten Sie sich für längere Aufenthalte lieber etwas aus dem Supermarkt mitbringen. Gehen Sie aber bitte ein bisschen diskret vor, wenn Sie die Flaschen oder Dosen aufs Zimmer tragen. Eigenverpflegung ist zwar nicht verboten, wird aber naturgemäß nicht gern gesehen.

Grenzerfahrungen: 7 Regeln für Auslandstrips

Auf Auslandsreisen treten wir nicht nur als Individuum auf, sondern immer auch als Vertreter unseres Landes. Wer sich danebenbenimmt, schadet gleichzeitig dem persönlichen Ruf und dem Ansehen der Nation. Etikette-Profis wollen beides vermeiden, deshalb führen sie sich vor der Grenzüberschreitung unsere sieben Regeln für Auslandstrips zu Gemüte.

Regel 1: Informieren Sie sich

Viele Peinlichkeiten entstehen dadurch, dass wir vor der Reise unsere Hausaufgaben nicht gemacht haben. Zum Grundwissen über jedes Land gehören Fakten wie geographische Lage (erübrigt sich, wenn Sie mit dem Auto anreisen), politisches System (zum Beispiel konstitutionelle Monarchie oder Republik), Landessprache und ihre Bezeichnung (Belgier sprechen Flämisch und nicht Niederländisch), vorherrschende Religion (ein Hindu möchte ungern für einen Moslem gehalten werden), historische Feindschaften und Freundschaften (die Türken sind zum Beispiel schlecht auf Griechenland zu sprechen, während die Briten eine «special relation» zu den USA pflegen), Sitten und Gebräuche (zum Beispiel bei Tisch, in der Familie oder im Geschäftsleben) und natürlich das Verhältnis zwischen dem besuchten Land und Deutschland. In Europa hat praktisch jedes Land unter unserer Besatzung gelitten, der älteren Generation ist das durchaus noch in Erinnerung.

Regel 2: Sprechen Sie die Sprache

Wie bitte? Ich soll Finnisch lernen, weil ich demnächst drei Monate in die Zentrale nach Helsinki abgestellt werde? Das wäre natürlich erstens zu viel verlangt und zweitens selbst bei intensivstem Training kaum zu schaffen. Hilfreich ist es aber schon, sich über die Sprache zu informieren, ein paar Grundvokabeln zu lernen (danke, bitte, ja, nein, hallo, tschüs) und die Regeln der Anrede zu studieren (benutzt man zum Beispiel den Vor- oder den Nachnamen?). In jedem Land ist man erfreut und gerührt, wenn ein Besucher sich wenigstens diese kleine Mühe gemacht hat. Darüber hinaus lässt sich mit der Anwendung (oder Reaktivierung) des in der Schule Gelernten einiges erreichen. Englisch funktioniert in den anglophonen Ländern, hilft aber auch fast überall sonst weiter. Mit Französisch können Sie sich in vielen Ländern Afrikas hervorragend verständigen, Spanisch ist der Schlüssel zu weiten Teilen Mittel- und Südamerikas, und wenn Sie Russisch sprechen, öffnen sich Ihnen Osteuropa und große Teile Asiens.

Regel 3: Respektieren Sie die Religion

Wer gut präpariert ist, kennt die vorherrschenden Glaubensrichtungen des besuchten Landes. Das Wissen um die Religion verhindert aber noch nicht den Tritt ins Fettnäpfchen. Sprechen Sie von sich aus am besten gar nicht über theologische Dinge. Falls das Thema von den Gastgebern angeschnitten wird, müssen Sie jede Art von Witzen und Respektlosigkeiten vermeiden. Sollten die Gastgeber ihre eigene Religion selbstironisch oder gar kritisch kommentieren, dürfen Sie auf keinen Fall in die gleiche Kerbe hauen, solche Bemerkungen können nämlich auch als Testballon dienen. Versuchen Sie auch niemals, sich durch abfällige Bemerkungen über Religionen, die von der Mehrheitsreligion des Landes abweichen, lieb Kind zu machen, denn vielleicht gehört Ihr Gegenüber eben einer solchen Minderheit an. Israelis beispielsweise sind nicht allesamt Juden, es gibt dort auch Moslems und Christen; kritische Bemerkungen über den Islam (oder den Papst) könnten also nach hinten losgehen.

Wenn Sie religiöse Stätten betreten, sollten Sie sich anständig benehmen (Handy ausstellen, leise sprechen, nicht laut lachen, Betende nicht angaffen, Heiligtümer mit Respekt betrachten) und passend kleiden (also nicht in sandverklebten Badeshorts, Muskelshirt und Flipflops eine Kirche betreten). Wenn Schuheausziehen angesagt ist, sollten Sie vorzeigbare Strümpfe tragen und keine Spekulationen darüber anstellen, ob nach der Besichtigung Ihre teuren Treter noch da sein werden. Erkundigen Sie sich, ob Kopfbedeckungen Pflicht sind (wie zum Beispiel für die männlichen Besucher einer

Synagoge) oder im Gegenteil abgenommen werden müssen (wie in einer christlichen Kirche). Nicht fotografieren, wenn Schilder es groß und breit verbieten, auch nicht heimlich. Generell nie Leute knipsen oder filmen, ohne vorher zu fragen.

Regel 4: Verzichten Sie auf Kritik

Mag ja sein, dass Sie den Kommunismus für überholt halten, Ihrem Geschäftspartner in Peking sollten Sie das aber nicht auf die Nase binden. Zustimmen wird er Ihnen wohl kaum, zu widersprechen verbietet ihm das Gastrecht, und ändern kann er ohnehin nichts – mit einem Wort, Sie bringen ihn nur unnötig in Verlegenheit.

Das Kritikverbot erstreckt sich auch auf Dinge des Alltags. Sparen Sie sich alle Witze, Bemerkungen und Kommentare, die in irgendeiner Weise Mängel oder Schwachpunkte des Gastlandes zum Thema haben. Der kaputte Duschkopf im Hotel, der tote Kakerlak in der Badewanne, das Schlagloch auf der Straße, der Stromausfall letzte Nacht: Für Sie lustige Anekdoten, für Ihre Gastgeber große Peinlichkeiten.

Regel 5: Beachten Sie die Lebensumstände

Das Alltagsleben in anderen Ländern kann sich sehr von dem unsrigen unterscheiden. Manches, was uns ärmlich, schäbig oder primitiv erscheint, ist für die Bewohner des Landes normal oder sogar bereits ein Zeichen von Wohlstand und Fortschritt. Lebensumstände sind extrem relativ und immer aus der Sicht des Landes zu betrachten. Mag sein, dass Sie ohne Fußbodenheizung, Wäschetrockner und Wasserbett nicht leben können, Milliarden Menschen müssen es. Behalten Sie das immer im Hinterkopf, wenn Sie mit Ihren Gastgebern reden, vor allem bei privaten Unterhaltungen. Geschichten über Probleme mit der neuen Einbauküche sind vielleicht ein gutes Partygespräch in Mitteleuropa, in anderen Weltgegenden sind sie schlicht der Hohn. Auch Klagen über unser Gesundheitssystem klingen in vielen Ländern wie die pure Dekadenz, also Vorsicht beim Smalltalk.

Regel 6: Deutschland ist nicht der Nabel der Welt

Verabschieden Sie sich beim Überschreiten der Grenze von der Vorstellung, dass Deutschland das schönste, modernste und am besten funktionierende Land der Welt ist. Im Gegenteil, akzeptieren Sie die Tatsache, dass unsere

Mitbewohner in der Welt-WG vieles genauso gut machen wie wir und manches sogar viel besser – auch und gerade in kleinen Ländern. Treten Sie dort niemals mit der Arroganz auf, die uns zum Beispiel an manchen reisenden Amerikanern nervt, wenn sie in das aus ihrer Sicht kleine Europa kommen.

Was den Umgang mit unseren europäischen Nachbarn anbelangt: Verfallen Sie als Deutscher nicht gleich in übermäßige Selbstkritik, denn so schlecht ist es bei uns nun auch wieder nicht. Seien Sie selbstbewusst, aber niemals selbstgefällig.

Regel 7: Seien Sie offen

Eine Reise ist die beste Gelegenheit, etwaige Vorurteile einem gründlichen Realitäts-Check zu unterziehen. Sagen die Spanier wirklich immer «mañana», statt mal etwas sofort zu erledigen? Denkt der Franzose nur an «l'amour»? Sind alle Italiener gut gekleidet? Ist das Essen in England schlecht? Laufen Amerikaner immer nur in T-Shirt und Jeans herum? Wohnen Japaner in Häusern mit Papierwänden? Reiseführer und Medien verbreiten oft einen Haufen Halb- und Unwahrheiten über andere Länder und deren Bewohner, die Deutschen werden zum Beispiel gern als ein Volk derber Biertrinker und Wurstesser dargestellt, die am liebsten Wagner und Volksmusik hören und nur für ihre Arbeit leben. Das stimmt genauso wenig wie die üblichen Klischees, die man bei uns über den Rest der Welt verbreitet. Machen Sie sich deshalb lieber Ihr eigenes Bild.

Anhang

Autorinnen und Autoren

Christiane Bongertz ist Kommunikationswissenschaftlerin, Autorin und Journalistin. Schon vor ihrem Studienabschluss 1997 arbeitete sie als Redakteurin für die Frauenzeitschrift Allegra, dort kümmerte sie sich unter anderem um die Themen Männer und Sex. Sie lebt seit Jahren in Köln, und wenn sie nicht gerade Ratgeber verfasst, schreibt sie für zahlreiche große Magazine und Zeitungen. Von ihr sind bereits mehrere Guides bei rororo erschienen, davon zwei in der Men's-Health-Reihe.

Bernhard Roetzel Buchautor und Journalist, hat Design studiert und war Werbetexter, bevor er sich den Themen Mode, Stil und Lebensart zuwandte. Er schreibt regelmäßig für Magazine und Fachzeitschriften, und wenn er nicht recherchiert oder schreibt, hält er Seminare und Vorträge. Er lebt auf dem Lande in der Nähe von Köln.

Kirsten Segler (geb. Thieme) ist Diplombiologin und seit einigen Jahren Redakteurin beim Magazin Men's Health, dort Spezialistin für Gesundheit und Ernährung. Sie lebt in der Nähe von Hamburg.

Thorsten Tschirner war für ca. zwölf Jahre im Fitness-Bereich als Cheftrainer, Personaltrainer und Journalist tätig, zuletzt Redakteur eines der erfogreichsten deutschen Fitness-Magazine. Seine Kenntnisse und Erfahrungen setzt er regelmäßig als freier Autor sowohl für Zeitschriften als auch für Bücher um. Momentan ist er für die Entwicklung des Wellness- und Fitness-Angebotes eines führenden Reiseanbieters verantwortlich.

Dr. Christine Wolters war wissenschaftliche Mitarbeiterin im Bereich Marketing der Universität Hamburg. Parallel zu ihrer akademischen Karriere arbeitete sie als Beraterin für Unternehmenskommunikation. Als freie Autorin hat sie sich erfolgreich auf die Themen Fitness und Ernährung spezialisiert.

Astrid Wronsky studierte Germanistik und Modedesign, Ausbildung und Praxis als Körpertherapeutin und Fitness-Trainerin. In ihrer späteren Tätigkeit als Make-up-Artist/Hairstylist beriet sie jahrelang Models und Prominente. Heute bringt sie ihre langjährige und vielfältige Erfahrung mit Körper und Seele als freie Journalistin und Produzentin für die Themen Beauty und Fitness bei führenden Zeitschriften ein.

Die Bücher

Wollen Sie viel mehr über die in diesem Buch präsentierten Themen wissen? Greifen Sie einfach zu folgenden Titeln:

Astrid Wronsky: Du siehst gut aus! Der Pflege-Guide für Männer (rororo 60848; € 9,90)

Zahnbürste, Seife, Rasierapparat – damit kommt Mann im Badezimmer nicht mehr aus. Ein gepflegter Body ist angesagt, doch keine Panik. Wer optisch Punkte machen will, braucht weder in teuren Parfümerien einzukaufen noch stundenlang vor dem Spiegel zu stehen. Wie so oft führen bereits kleine Tricks zum Erfolg. Astrid Wronsky, erfahrene Fachfrau in Sachen Beauty und Wellness, zeigt Ihnen, wie Sie Lust am eigenen Körper entdecken und Ihre Attraktivität deutlich steigern können. Mit einem Vorwort von Reinhold Beckmann.

Bernhard Roetzel: Mann, benimm dich! (rororo 61519; € 9,90)

Vergessen Sie den Knigge, hier ist der Benimm-Guide für den modernen Mann von heute! Denn gutes Benehmen ist mehr als nur hin und wieder der Angebeteten einen Blumenstrauß mitzubringen oder zu wissen, wie man kunstvoll Austern isst oder in welcher Reihenfolge man Besteck und Weingläser im Restaurant benutzt. Ein angenehmes Auftreten, die passende Kleidung, das richtige Verhalten bei der Arbeit oder beim Date, das zeichnet guten Stil aus und macht jeden Mann zu einem gern gesehenen Kollegen, Partner oder Gast.

Thorsten Tschirner/Christine Wolters: Das Bauchmuskelbuch (rororo 61499; € 9,90)

Waschbrett statt Wampe! Die Bauchmuskulatur ist zum Gradmesser männlicher Fitness geworden, und ein durchtrainierter, flacher Bauch steht für Kraft, Erfolg und Gesundheit. Wer «in shape» sein will, muss dafür sorgen, dass durch das richtige Training die Muskelpakete am Bauch zum Sixpack werden, er sollte durch richtig dosiertes Ausdauertraining überschüssiges Fett verbrennen und mit einem optimalen Ernährungsprogramm für Gesundheit und eine perfekte Ausstrahlung sorgen. Dieses Konzept sichert jedem Mann den sportlichen Auftritt und zeigt individuelle Wege im Kampf gegen die Problemzone des Mannes.

Kirsten Thieme (Segler): Weg mit der Wampe!
Der Guide für eine schlanke Ernährung (rororo 61374; € 9,90)

Kein Diätbuch, sondern der praktische Guide für die richtige Männerernährung, für Männer mit und ohne Gewichtsprobleme. Neue Erkenntnisse der Ernährungswissenschaft, kompakt und praktisch umsetzbar dargestellt – von der Eigenanalyse über Kochmuffeltipps, Psychotricks, Regeln für den Restaurantbesuch und den Fastfood-Verzehr und vieles mehr. Mit vielen einfachen und leckeren Rezepten. Und keine Angst: Die Fett-macht-fett-These hat ausgedient, essen Sie also, was Ihnen schmeckt, und werden Sie trotzdem nicht dick, bewegen Sie sich, zumindest ein wenig, und Sie werden sich pudelwohl fühlen und gut aussehen.

Christiane Bongertz: Das Flirt-Buch für Männer (rororo 61500; € 9,90)

Warum flirten? Viele Männer wissen darauf nur zwei Antworten: Erstens um die Frau ihres Lebens zu finden, zweitens um vielleicht Sex zu haben. Aber hier liegt der Denkfehler, denn wer Flirten als nur Mittel zum Zweck ansieht, verpasst viel. Der Weg ist das Ziel. Dieses Buch zeigt, wie Flirten richtig Spaß macht, wie es wirklich geht, und vor allen Dingen, was Mann unbedingt unterlassen muss.

Christiane Bongertz: Mach's noch einmal, Schatz! (rororo 61373; € 9,90)

«Mach's noch einmal, Schatz!», dieser Satz ist der Beweis, dass jene Frau, die neben Ihnen auf dem Laken liegt, den Sex mit Ihnen grandios fand. Dieser Satz kann aber auch Panik auslösen, nämlich dann, wenn Mann nicht weiß, wie das gehen soll. Wenn Sie also wissen wollen, was Frauen im Bett oder woanders mögen, und vor allem auch, was Sie lieber lassen sollten, gibt Ihnen dieser umfassende Sex-Guide mit vielen Verführtricks und den besten Sextipps vom Quickie bis zur erotischen Langstrecke alles an die Hand, damit Sie den Satz oft und gerne hören.

Bernhard Roetzel: Der Style-Guide. Moderatgeber für Männer
(rororo 61323; € 9,90)

Mann und Mode – das war die längste Zeit ein Widerspruch. Wer heute mithalten will, muss vom Styling genauso Ahnung haben wie von DVD-Playern, Autos, Cocktails, Geld oder Fußball. Hier finden Sie Tipps und Antworten, die Sie von den Schlaubergern im Büro oder Ihrer Frau nie zu hören kriegen würden. Wie kombiniere ich Farben und Muster? Woran erkenne ich Qualität? Wie viel muss ich ausgeben? Wo kaufe ich am besten ein? All das und noch viel mehr erfahren Sie im topaktuellen Moderatgeber von Deutschlands bekanntestem Fashion-Experten.

Bildquellen

Beier/Rowohlt 101, 106–165, 242–280 | **Belvest** 34, 41 | **d'Avenza** 48, 49, 50, 73 | **Digital Vision** 167, 234 | **Emanuel Berg** 63, 65 | **EyeWire** 287 | **Gerda Raichle** 68, 69, 70, 75, 84–88,103 | **Helsen (Crues)** 52 | **Hemley** 72 | **Hilton** 45 | **image dj** 7 | **Image Source AG** 197, 223, 261, 288, 289, 293, 299, 300, 307, 309, 315, 317 | **imageDj** 30, 319, 320 | **Kiton** 73 | **PhotoDisc®** 177, 187, 208 | **Santoni (Babie)** 89 | **Santoni (Celsi)** 83, 93, 95, 98 | **Woolrich** 36, 39